U0245884

五十医案学经典

主　编　杜义斌

副主编　杜欣烨

编　委　罗艾琳　牛　瑶　张玉兵　晏梦玲

　　　　徐明红　吴孝乐　范玉琴　段启航

　　　　杨新倩　寸卓业　曹　颖

人民卫生出版社

·北京·

图书在版编目（CIP）数据

五十医案学经典 / 杜义斌主编 . —北京：人民卫生出版社，2024.8

ISBN 978-7-117-35905-4

Ⅰ.①五… Ⅱ.①杜… Ⅲ.①医案–汇编–中国–现代 Ⅳ.①R249.7

中国国家版本馆 CIP 数据核字（2024）第 025270 号

人卫智网	www.ipmph.com	医学教育、学术、考试、健康，购书智慧智能综合服务平台
人卫官网	www.pmph.com	人卫官方资讯发布平台

五十医案学经典
Wushi Yi'an Xue Jingdian

主　　编：杜义斌
出版发行：人民卫生出版社（中继线 010-59780011）
地　　址：北京市朝阳区潘家园南里 19 号
邮　　编：100021
E - mail：pmph @ pmph.com
购书热线：010-59787592　010-59787584　010-65264830
印　　刷：北京汇林印务有限公司
经　　销：新华书店
开　　本：787 × 1092　1/16　印张：14　插页：4
字　　数：314 千字
版　　次：2024 年 8 月第 1 版
印　　次：2024 年 9 月第 1 次印刷
标准书号：ISBN 978-7-117-35905-4
定　　价：78.00 元

打击盗版举报电话：010-59787491　E-mail：WQ @ pmph.com
质量问题联系电话：010-59787234　E-mail：zhiliang @ pmph.com
数字融合服务电话：4001118166　　E-mail：zengzhi @ pmph.com

主编简介

杜义斌,医学硕士、主任医师、教授,硕士研究生导师、博士研究生导师。为第四批全国中医临床优秀人才、第五批全国老中医药专家学术经验工作继承人,当选第七批全国老中医药专家学术经验继承工作指导老师,荣获全国第四届"白求恩式好医生"、云南省有突出贡献优秀专业技术人才、云南省"万人计划"名医、云南省名中医、云南省优秀医疗卫生人员等称号,为首届云南省中医药学科带头人、国家中医药管理局"十二五"老年病重点中医专科学科带头人、国家中医药管理局"十二五"老年病重点学科学科带头人、国家中医老年病区域诊疗中心学科带头人、云南省中医药学会中医老年病专业委员会常务副主任委员。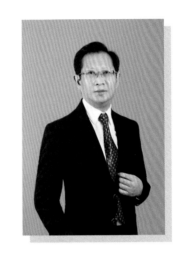

先后拜省级名中医龙祖宏教授、严继林教授,国医大师熊继柏教授、张震教授、吕仁和教授、伍炳彩教授,以及首都国医名师刘景源教授为师并跟师学习。

从事医疗、教学和科研工作 30 余年,擅长诊治中医内科疾病。主持云南省自然科学基金项目 3 项,发表科研论文 50 余篇,主编专著 4 部。

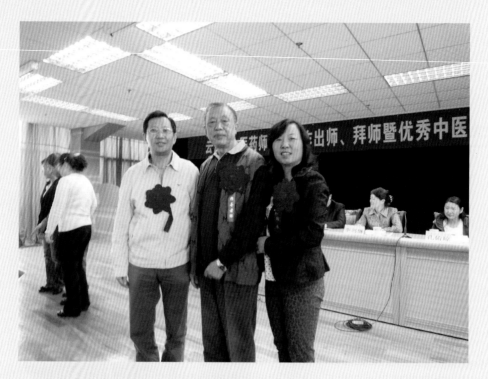

▲ 1. 拜省级名中医龙祖宏教授为师学习

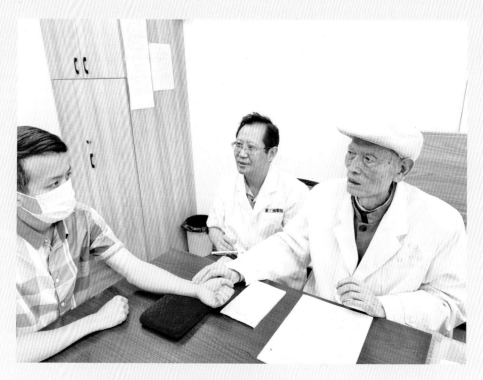

▲ 2. 拜省级名中医严继林教授为师,跟师学习

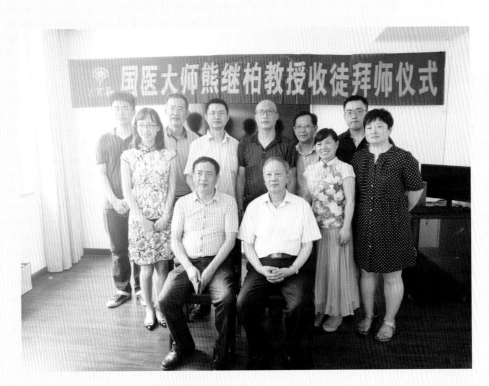

▲ 3. 拜国医大师熊继柏教授为师学习

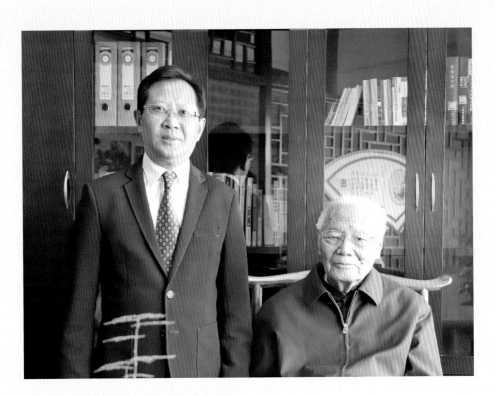

▲ 4. 拜国医大师张震教授为师学习

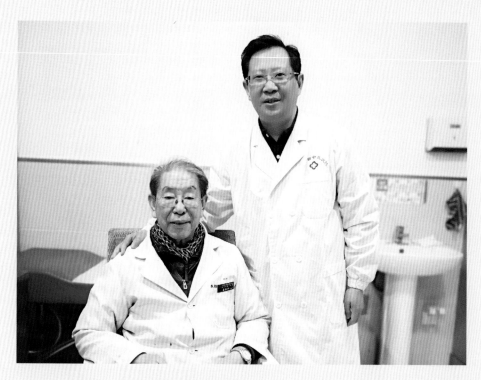

▲ 5. 拜国医大师吕仁和教授为师学习

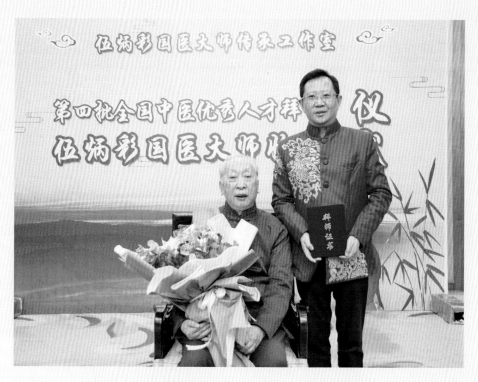

▲ 6. 拜国医大师伍炳彩教授为师学习

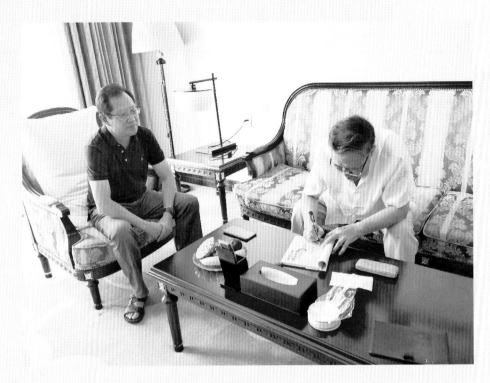

▲ 7. 拜首都国医名师刘景源教授为师学习

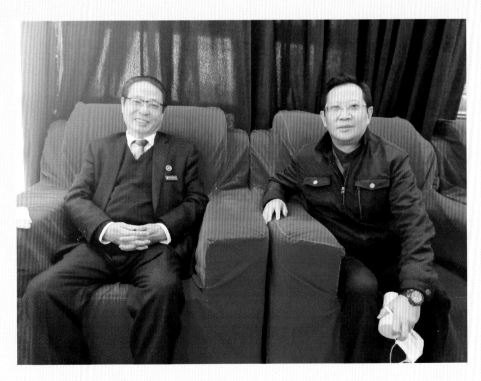

▲ 8. 向国医大师孙光荣教授请教

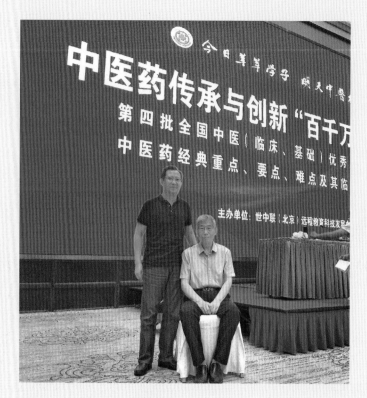

▲ 9. 向郝万山教授请教

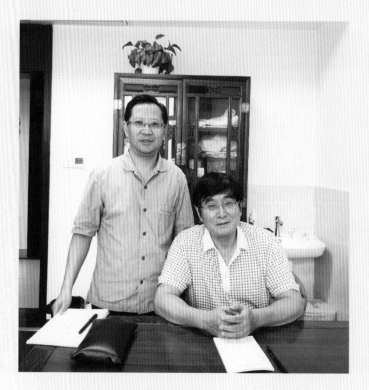

▲ 10. 跟随彭坚教授门诊学习

自　序

　　毛泽东主席曾经指示："中国医药学是一个伟大的宝库、应当努力发掘,加以提高。"习近平总书记也明确提出："中医药学凝聚着深邃的哲学智慧和中华民族几千年的健康养生理念及实践经验,是中国古代科学的瑰宝,也是打开中华文明宝库的钥匙。"我有幸投身中医药这一伟大事业,屈指算来已逾三十载。自1986年我从云南西部边陲小镇考入云南中医学院(现为云南中医药大学)中医系以来,即抱定"一定要做一个好医生"的朴素信念前行。我读大学时,正值国家改革开放之初,"下海"之风盛行,"一切向钱看"思潮泛滥。回望来时的路,直面过信念之困惑,经历过生活之艰难,面对过未来之焦虑,体验过读书之苦乐,始终能不忘初心。我赞同王庆其教授的观点"为医者不读书,不打好基础,必成庸医,最终误人性命",遂"躲进小楼成一统,管他冬夏与春秋",以认真读书、刻苦学习为要务。五年的大学本科让我养成了精勤不倦、苦心钻研的治学态度,形成了勤于思考、长于类比、喜欢归纳、善于总结的良好思维特质,为我以后的成长打下了坚实的专业基础。

　　成为临床医生后,真正体验到了"及治病三年,才知天下无方可用"的困窘,感悟到解决临床实际问题所需要的知识与技能远非大学五年刻苦学习就可以具备的。遂一刻不敢放纵自我,沉浸于探求新知识的天地中,静心苦学,跟随名师。工作中跟随我院吴佩衡先生之子吴生元教授(全国名中医)、孟如教授(全国名中医)、苏盛世教授(云南省名中医)、尹亚君教授(云南省名中医)抄方学习。上述诸师为人谦逊厚道,治学不尚浮华,临证胆大心细,对中医事业的热爱与专注的品格和精神使我深受教育。鉴于三级医院的医疗环境和从业压力,工作的前十余年重点在学习西医学临床知识和基本技能,提高应对急危重症的能力。2000年我到中山医科大学进修学习,得到了我国著名肾脏病专家叶任高教授的悉心指导,接触到了西医学最前沿的医疗技术和理念,目睹了西医学的强大实力和日新月异。一年的进修医师身份让我从观念、行为、习惯、知识、技能诸方面有脱胎换骨之感,临床能力大幅提高。虽然这也是在实践"一定要做一个好医生"的初心,但总觉得前路迷茫!

　　进入新世纪,我虽然年近不惑,但振兴中医,传承创新的信念之火一刻未曾熄灭。随着国家对中医药事业的重视和加大投入,各种中医人才培养项目如雨后春笋,给中医人带来希望和机会,催人奋进。我深感机会的难得和时间的宝贵,更深知"机会只会照顾有准备的人"，遂一刻不敢放松对自己的要求，一刻不敢浪费宝贵时光。诊疗、教学和科研之余重拾"四大经典"等中医典籍学而习之，积极应考各级人才培养项目。近十年来，先是入选了首届"云南省中医药学科带头人"培养项目，完成三年的培养任务并于2016年通过了云南省卫生和计划生育委员会的考核。接着考取了第五批全国名老中医药专家学术经验继承工作继承人，有幸师承云南省脾胃病专家龙祖宏教授。随后又考取了云南中医学院师承硕士研究生。三年后这两个项目均顺利通过了国家考试毕业。2017年我参加第四批全国中医优秀临床研修人才（下简称"优才"）中医经典和中医临床入学统考，取得了全国第十名的优异成绩。在优才这个新的集体里，汇集了来自全国最优秀的中青年中医，国医大师孙光荣教授是我们的班主任。孙老的慈爱、睿智、宽容、坚韧的品格极大地感染和激励着同学们为振兴中医努力学习；周围的青年才俊使我感慨中医代有人才，后生可畏。为我们授课的老师都是全国中医之翘楚，是过去只能品读他们大作的著名专家、国医大师们。三年中当面聆听了近100位中医大家的成才之道、毕生感悟、临床心得。得以领悟名师的学术思想和临证精华，拓宽了学术视野，强化了中医临床思维。三年项目培养期重点学习了以四大经典为代表的中医典籍和各家学说。由于自己已经具备近三十年的临床经历，知识与思想遂得以在苦读经典中析疑、深思和升华，确实感悟到"临床使中医经典彰显出生命与活力，中医经典让临床激发出智慧与灵感"。三年中我拜师并跟诊了国医大师熊继柏教授、国医大师吕仁和教授、张震教授、伍炳彩教授，首都国医名师刘景源教授，以及省级名中医严继林教授，学习领略了不同学术特点、不同诊疗风格、不同地域环境下各位老师的学术思想和临证精华，感受了大师们坚定的中医信念、高度的中医自信、崇高的为民情怀、高尚的医德、渊博的学识、精湛的临床技能、显著的临床疗效，让我更加坚定了中医自信，强化了中医思维，拓宽了临床视野，提高了学术水平，增长了临床技能，同时也看到了差距，明白了今后努力的方向。2021年10月，我通过了国家中医药管理局组织的各项考核顺利毕业。可以毫不夸张地说，三年的"优才"项目培养，让我有机会登临中医之巅峰，领略中医之大美、体验中医之神奇，更加坚定了追寻中医梦的信念。

对于科班出身的多数人而言，要学好中医，首要的本领是会读书。读书是全面、系统、深入学习掌握数千年中医理论与临证精华的最快捷路径，是医者知识结构"精""博"并举的必由之路。读书太少不能成其博，不会读书不能达其精。多读书、会读书才能在专业道路上行稳致远，厚积薄发。中医学是一门实践学科，读书学习的最终目的是提高临床疗效，解决临床问题。"看得好病"是对一个医生最基本和本质的要求。我认为中医能够生存的唯一理由就是中医能治好病。"闭门觅句非诗法，只是征行自有诗"，要成为一个高水平的中医，必须多临床，勤实践。我们要在临床中运用所学，检验理论，促进转化，总结经验，升华提高。要重视"悟性"的培养，遇到临床难题要学会思考，反复揣摩，广征医籍，善于探索。

临床带教是我的重要工作，目前带教有从博士研究生到本科生共七个层次的学生。如何引导这些学生树立中医自信，习读中医经典，培养中医思维，掌握四诊技能，善于思辨总结也是我常常思考的问题。我希望学生们不仅学习我的临床经验、处方用药习惯,还希望他们通过跟师临床能够体会到中医经典理论对临床的巨大指导价值,自觉学习中医理论知识和各家学说精华,构建起理论与临床联系的桥梁;更希望学生们具备独立思考的能力,培养出纯正的中医思维,具备用中医理论指导分析和解决临床难题的能力。我想通过我的带教,让学生们把我诊治疾病时运用的指导理论、辨证思路、诊疗技能、处方用药几个重点环节理解通透,形成思维自觉,今后他们走上临床将能轻松跨越中医理论与临床的鸿沟,能很快适应从一个医学生到临床医生的转变,并且为成为不拘一格的中医后起之秀储备下巨大的成长动能。然而由于临床诊疗工作的繁忙以及保护患者隐私的要求,现场带教时很难将上述问题讲授清楚。

以医案讲授的形式可以最大程度地真实还原诊疗活动的症状特点、四诊技巧、辨证思路、方药取舍、治疗结局,通过后期的加工完善更可以突出展示诊疗活动的理论背景、识证要点、辨证方法、方药对比运用等知识点,有助于学生全方位、深层次学习和掌握老师的中医学术思想和临证经验。我的老师国医大师熊继柏教授擅长讲授医案,他临诊问疾,善于抓住主症,思路清晰,辨证准确,因证立法,因法处方,随症加减,理法方药,丝丝入扣。其博览医籍,融会贯通,用理论指导临证,从不开无汤头之处方。他讲授的临证医案,简明扼要,章法清晰,能够把指导辨证的中医经典理论、辨证思路和方药来源娓娓道来,启迪学生思路,令人印象深刻,实为医者师者的楷模。"读经典、跟名师、做临床"是我在中医"优才"培养期间的三大任务,自己和老师的医案整理与分析即是"优才"的主要考核指标之一。医案虽然表现的是个体化诊疗行为的记录,但通过医者后期再创作,补充完善,达成了中医师四诊、诊断、辨证、治疗、体会、感悟与总结的全景式展现,实现了中医临床与理论的完美结合。"最喜小中能见大,还需弦外有余音。"我把自己近年诊治过临床疗效显著的医案和部分跟诊老师医案汇合,凡50案,按照熊继柏教授医案讲学的模式进行再创作。将这些医案诊疗过程中所关联的某个中医理论、学术观点、辨证思路、方药特色、经验教训、学习体会和思考感悟结合以四大经典为主的中医历代著作所述进行系统化、规范化深入论述。争取每个医案重点讨论1~3个中医理论问题、临床观点或学术争鸣。在创作的过程中,我发现这些疗效显著的医案总是自觉或不自觉地印证了经典中医理论的某些观点,或契合了后世中医某一理论的创新点,或遵循名家临证经验、方药认识。所以我放弃了原来只选取中医四大经典理论作为说理依据的初衷,凡中医学历史上优秀的理论成果,历代中医理论创新和名医经验都是我选取的对象。全书50例医案中涉及阐述《黄帝内经》经典理论和原创思维17案,解读《伤寒论》条文方证12案,学用《金匮要略》处方2案,运用温病学知识6案,涉猎金元四大家理论3案,展现云南"四大名医"临证特色3案,深入探讨历代名方方义和运用技巧12案,涉及了伤寒、温病、寒凉、补土、火神5个学术流派,介绍了吴佩衡、戴丽三、姚贞白、裘沛然、李士懋、熊继柏、吕仁和、刘渡舟、王洪图、郝万山、刘景源、龙祖宏、严继林、关幼波、王庆其、黄煌、王新陆、余国俊、张存悌、高建忠、王幸福等二十余位近现代名家的学术思想和诊疗特色。所引用的诸家学术思想和经验总结,凡能找到出处均于文中标明,同时书后附有主要的参考书籍,个别未能指明出处者,望同道海涵。在此对原资料创作者表示感谢和敬意。

中医药的传承创新离不开中医药从业者的拼搏奋斗。我只是中医药沧海之一粟,尽管水平与能力有限,但未敢忘记自己治病救人、传道授业的职责。"太上立德,其次立功,其次立言",我相信立足岗位,恪尽职守亦可以成就不朽之事。"落红不是无情物,化作春泥更护花"。我不揣愚笨,僭越自己的能力,勉力而为。利用医疗、教学、科研之余的零碎时间,历时4载,才将此书完稿。我坚持自己完成初稿,既是为了能在创作中再学习提高,也是为了能忠实还原我的思辨过程,更是为了保证本书质量。我将真实性作为医案入选的最重要标准,确保每一例医案真实无假,力争为读者献上一本真材实料、素材鲜活、内容翔实、体会独到、中医特色突出的专业书籍。在本书的编撰过程中,我的弟子罗艾琳、牛瑶、张玉兵、晏梦玲、徐明红、吴孝乐、范玉琴、段启航、杨新倩、寸卓业、曹颖参与了书稿的校对工作,在此一并表示感谢。

由于本人学识水平有限,谬误之处在所难免,敬请医界前辈和同道专家不吝教正,实为感荷!

2022 年 6 月 4 日

目 录

一、皮肤热如火炙案

—— "病有发热恶寒者,发于阳也;无热恶寒者,发于阴也。"

刘某某,女,43 岁。

2016 年 9 月 19 日,一诊。

主诉:皮肤烘热如火炙 3 个月。

现病史:3 个月前无明显诱因出现全身皮肤灼热如火炙,背部尤甚,畏风,受风则身冷,穿衣盖被稍多又咳嗽,伴夜间烘热,每夜均发作 2～3 次,头颈疼痛,伴有口干苦,咽痛,不欲饮水,纳少,胃脘痛,泛酸,乏力,站立稍久则感头昏,眠差,身无汗出,二便及月经正常,舌尖红,舌体淡红、舌胖大,舌苔薄白腻而泛黄色,脉右浮紧,左细紧。

体格检查:BP90/60mmHg,余无异常。

实验室检查:无。

西医诊断:皮肤灼热查因。

中医诊断:发热。

证型:脾虚湿滞、外感风邪。

治法:健脾除湿、祛风解表。

方药:升阳散火汤化裁。

党参 10g、柴胡 10g、防风 10g、羌活 10g、升麻 10g、甘草 5g、白芍 10g、葛根 20g,2 剂,水煎服,每剂药服 1 天,每天服 3 次。

2016 年 9 月 21 日,二诊。诉服上方诸症未见减轻。

2 剂药毫无寸效,必然辨证有误!斟酌再三,此乃太阳少阳太阴合病,处小柴胡汤加四味羌活汤,祛少阳风邪,清胆腑郁热,健脾燥湿,祛风散寒。

柴胡 20g、黄芩 10g、法半夏 15g、党参 10g、炙甘草 5g、生姜 10g、苍术 15g、羌活 15g、川芎 15g、葛根 20g、藿香 10g、石菖蒲 10g,3 剂,水煎服,每剂服 2 天,每天服 3 次。

2016 年 9 月 28 日,三诊。诉夜间皮肤灼热、身烘热、畏风恶寒、头痛、口干苦症明显减轻,胃已不痛,纳增,失眠改善。刻下仍头重、头昏、乏力,口干不欲饮水,舌红,舌体胖大,苔少,脉细弦数。似乎上方有辛燥伤阴之象,加知母、生地、鳖甲,再服 5 剂,水煎服,每剂服 2 天,每天服 3 次。

2016 年 11 月 2 日,因他病就诊,诉上次皮肤灼热、烘热、头昏、乏力诸症服完三诊方均消失,至今未复发。

按：中医论治"发热"，以区分外感与内伤为要，历代医籍皆遵此原则。古代医家论发热者以张介宾较全面，《景岳全书·杂证谟·寒热·论诸热证治》论述："凡热病之作，亦自有内外之辨。如感风寒而传化为热，或因时气而火盛为热，此皆外来之热，即伤寒、瘟疫、时毒、痄疮之属也。至若内生之热，则有因饮食而致者，有因劳倦而致者，有因酒色而致者，有因七情而致者，有因药饵而致者，有因过暖而致者，有因阴虚而致者，有偶感而致者，有积累而致者。虽其所因不同，而病候无过表里，故在外者但当察经络之深浅，在内者但当察脏腑之阴阳，凡此诸证，在各门具有方论者，兹不再赘。且热即火也，故治热之法，即当于《火证门》通融用之。其有未尽之义，仍列于后。治热之法：凡微热之气，宜凉以和之；大热之气，宜寒以制之；郁热在经络者，宜疏之发之；结热在脏腑者，宜通之利之；阴虚之热者，宜壮水以平之；无根之热者，宜益火以培之。此其中有宜降者，所谓高者抑之也；有宜散者，所谓下者举之也；有相类者，所谓逆者正治也；有相反者，所谓从者反治也。治热之法，不过如此，而鲜有得其善者，岂亦由学力之未至乎？五脏之热证有可据者，如肺气上通于鼻，而下主于皮毛；心气上通于舌，而下主于血脉；脾气上通于口，而下主于四肢；胃气上通于头面牙龈，而下主于肌肉；肝气上通于目，而下主于筋节；肾气上通于喉耳，而下主于二阴。而六腑之气，亦可因表里以察之，此皆病在形体也。凡有诸中者必形诸外，故必有热证可据，方可以热论治，医中关系，惟此为最。"

我认为论治发热首辨表里，伴表证属寒者多从六经辨证论治，伴表证属热者多从卫气营血辨证论治，无表证者多从脏腑辨证论治。认证之关键在于详查伴随症及舌脉以区别外感或内伤。本案一诊从脏腑辨证疗效未显，二诊从六经辨证施治见功。本案为年轻女性，以夜间烘热，皮肤烧灼感等自觉症状为主诉，伴有恶风寒，头痛，无汗，脉浮紧等症，遵仲景"病有发热恶寒者，发于阳也；无热恶寒者，发于阴也"之旨，当属外感发热。《刘渡舟伤寒论讲稿》对这句话做过细致的论述：这一条是辨阴阳寒热的。《金匮玉函经》把这一条放在太阳病前面，作为《伤寒论》六经辨证的一个总纲。《伤寒溯源集》也这样排列，因为这一条是讲大纲的。六经辨证实际上就是阴阳辨证，由三阴三阳构成，以阴阳两纲统摄六经。阴阳不是抽象的东西，反映在六经为病上就是寒热。这一条简明扼要地抓住了六经的阴阳寒热纲领。"病有发热恶寒者，发于阳也"，患者既有发热，又有恶寒，就是阳证，也就是阳经的证候。也可以说发于阳就是发于太阳。太阳病的表证就是发热恶寒，恶寒是阳气被邪气所伤，发热反映阳气抗邪有力。依此类推，阳明病有蒸蒸发热，少阳病有往来寒热，三阳经病皆以发热为主证，所以才叫阳经病。"无热恶寒，发于阴也"，阳虚而有寒邪，阳气不能积极地和邪气做斗争，所以就没有发热，只有恶寒，这个病发于阴经。少阴病有恶寒身蜷、手足厥逆。原文中没有提出相应的治法，《外台秘要》给予了补充："夫病发热而恶寒者发于阳，发于阳者宜攻其外"，要攻它的表邪；"无热而恶寒者发于阴，发于阴者宜温其内"，当用温热药温其内，"发外宜桂枝汤，温里宜四逆汤"。本案虽无体温增高的发热，以烘热、皮肤烧灼感等自觉发热为特征，仍属中医之发热范畴。我认为《伤寒论》第54条可以佐证："病人脏无他病，时发热，自汗出，而不愈者，此卫气不和也。先其时发汗则愈，宜桂枝汤。"这一条论述的发热是由于卫气不和，营气与卫气处于分离状态，卫气向外浮越引起。也被张仲景称为"发热"。这类疾患在临床上并不少见,尤以神经官能症患者、更年期妇女、老年患者更为多见,均属于中医范畴的发热。

一诊见到患者烘热、肌肤灼热、倦怠等症,感觉与李东垣"阴火"症类似,为气虚湿阻,阳遏化火证,处以东垣升阳散火汤化裁未效,才静下心来思考辨识。该患者症状较杂乱,然仔细辨别,可分为三个症状群。①烘热、恶寒阵作,口干苦,纳少,胃脘疼不适,头昏,此与《伤寒论》第96条"往来寒热,胸胁苦满,嘿嘿不欲饮食",第263条"少阳之为病,口苦、咽干、目眩也"所述一致,为六经病之少阳证;②恶寒、畏风、头项痛、无汗、脉浮紧,和《伤寒论》第1条"太阳之为病,脉浮,头项强痛而恶寒"、第3条"太阳病,或已发热,或未发热,必恶寒,体痛,呕逆,脉阴阳俱紧者,名为伤寒"所述一致,为太阳伤寒证;③纳少、胃痛、乏力肢倦、舌胖大,苔腻,与第273条"太阴之为病,腹满而吐,食不下,自利益甚,时腹自痛……"相似,为太阴脾虚寒湿证。总而言之,通过从患者脉证中厘清3条主线,得到六经证候为"少阳太阳太阴合病"证。法当疏散少阳风邪,清泄少阳郁热,表解太阳风寒,健脾散寒除湿为治,我用小柴胡汤加减。或问,《伤寒论》中治疗太阳少阳合病的方剂是柴胡桂枝汤,为何去桂枝汤不用?《伤寒论》中治疗太阳少阳太阴合病的方剂是柴胡桂枝干姜汤,为何去干姜不用?我是这样认识的,柴胡桂枝汤见于第146条:"伤寒六七日,发热,微恶寒,支节烦疼,微呕,心下支结,外证未去者,柴胡桂枝汤主之。"由小柴胡汤合桂枝汤各半量而组成。伤寒六七日,一般为表证欲解之期,如不解,则有传变之势,今发热,微恶寒,肢节烦疼,知太阳证未罢,风寒犹留连于表;微呕与心下支结并见,是邪犯少阳,胆热犯胃,经气不利。从条文叙述可知为太阳表证未解,进而邪犯少阳,实为太阳少阳并病,治宜太阳、少阳两解之法。故以桂枝汤调和营卫,解肌发表,小柴胡汤和解少阳,通达表里。因太、少之证俱微,故各取原量之半合剂。临床凡见太阳、少阳合病、并病之证,皆可应用。本案虽为太阳伤寒表实证,但同时伴见少阳半表半里证和脾虚寒湿证,在治疗上,太阳证未解,自当解表,犹恐犯少阳禁汗之例,邪入少阳,则须和解,不宜用峻汗解表的麻黄汤,按理可用调和营卫的桂枝汤,但特殊的是本案患者同时伴见口干、口苦、咽痛、苔黄腻等明显的湿热脉症。按照《伤寒论》桂枝汤的禁忌证"若酒客病,不可与桂枝汤,得汤则呕,以酒客不喜甘故也。"则不宜再选桂枝汤。我以羌活、葛根、藿香、川芎代替麻黄、桂枝外解太阳风寒。柴胡桂枝干姜汤见于《伤寒论》第147条,原文为:"伤寒五六日,已发汗而复下之,胸胁满微结,小便不利,渴而不呕,但头汗出,往来寒热心烦者,此为未解也,柴胡桂枝干姜汤主之。"该方被认为是治疗少阳兼水饮的方剂。据刘渡舟教授的弟子回忆,刘老探索该方证多年,方阐明其奥妙,并应用于临床实践,取得了神奇疗效,形成独到的经验。刘老在其《伤寒论十四讲》中云:"用本方和解少阳兼治脾寒,与大柴胡汤和解少阳兼治胃实相互发明,可见少阳为病影响脾胃时,需分寒热虚实不同而治之。"胸胁满微结,但头汗出,口渴,往来寒热,心烦诸证,均为病在少阳,少阳枢机不利,胆热郁于上所致;小便不利之因,一则少阳枢机不利,影响气化,二则脾阳不足,津液转输不及所致;而不呕则是少阳之邪转入太阴,未影响胃腑之故。仲景虽未明言大便情况,便溏之证在所难免,不言者,病变虽涉太阴,未必影响大便,故曰有"阴证机转"也。此与太阳病提纲证未言"发热"意义相同。刘老应用本方,则以口苦、便溏为主证。既然是少阳兼太阴之证,有一个少阳主证,作为病在少阳的证据,又有一个太阴主证,作为病在太阴的证据。刘老判断病在少阳,以口苦为准。这也是他临床应用柴胡类方的主要依据。刘老曾经说过,火之味苦,然他经之火甚少口苦,惟肝胆之火,则多见口苦,故口苦反映少阳的邪热有现实意义。所以张仲景把口苦作为《伤寒论》少阳病提纲证的第一症。便溏之症,是判断太阴病的主要依据,《伤寒论》太阴病提纲为:"太阴之为病,腹满而吐,食不下,自利益甚,时腹自痛,若下之,必胸下结硬。"突出了下利为重。所以刘渡舟教授认为,阳明主阖,其大便秘结为实证,太阴主开,其大便作泻而为虚证。在临床上,不论什么病,及其时间多久,凡见到腹胀满而又下利益甚者,应首先考虑太阴虚寒为病。刘老对于便溏之症,理解得极其灵活,腹泻如水,或为溏泻,甚至大便不成形者,均视作便溏而使用本方。学者应以病机为准,灵活掌握,莫拘一证之有无,方能学好中医。本案按理应该用干姜,但我认为患者脾虚寒不重,且湿热证突出,故弃用干姜加入苍术健脾,燥太阴寒湿。以上是按照《伤寒论》的理论解释用药思路。实际上,使用柴胡桂枝汤、柴胡桂枝干姜汤也不是不可以,只是对于该患者,表证以恶寒、项痛、头昏症为主要表现,我习惯用羌活、葛根、川芎以代替麻黄、桂枝解表,增强散寒除湿、祛风舒筋之力;又因湿热证突出,我习惯用苍术弃用干姜,其实用干姜也应该是可以的。这些变化仅限于我个人的想法和用药习惯。一、二诊用药偏于辛温芳燥,三诊患者口渴、口干、舌红、苔少加重,是津液一时不足所致,所以我加知母、生地、鳖甲以养阴生津。我还在思考,除了可以使用柴胡桂枝干姜汤,如果用小柴胡汤合理中汤合大青龙汤应该也会见效的。

考"升阳散火汤"出自李东垣的《内外伤辨惑论》,由生甘草二钱,防风二钱五分,炙甘草三钱,升麻、葛根、独活、白芍药、羌活、人参以上各五钱,柴胡八钱组成,治胃虚过食冷物,抑遏阳气,火郁脾土而致发热倦怠,或骨蒸劳热,扪之烙手者,或血虚肌肤灼热,或潮热。病机为脾虚湿阻,清气不升,湿气下流,抑遏阳气,郁而化火,或虚阳浮越。是为健脾化湿、升举清阳、温敛浮阳而设,治疗的是内伤杂证。为何患者一诊服升阳散火汤未效?反思本案当为"阳证"病发于阳,虽有脾虚湿困见证,主要矛盾在阳、在表而非在阴、在里,虽无体温升高但是严格来说属中医"外感发热",从六经病辨证论治当属正途。一诊未效是因阴阳未明,表里不分之误。

二、乏力肢倦、关节疼痛案

——《素问·汤液醪醴论》"五脏阳以竭也"的临床意义

白某,女,51 岁。

2017 年 8 月 7 日,一诊。

主诉:反复关节疼痛、乏力肢倦 3 年,加重 2 个月。

现病史:3 年前无明显诱因感乏力肢倦,全身关节疼痛,症状时轻时重,总体上逐渐加重。3 年来虽服药不辍仍反复发作,自入夏以来近 2 个月上述症状突然转剧,右侧半边身体尤甚,右膝、右肩关节疼痛,甚至卧床翻身困难,难以起坐。身体畏风,受凉后诸症加重,头昏,眠差,脱发,大便偏稀,纳可,口和,舌边红,苔薄白泛黄,脉浮细软数。细察患者形体中等,面色如常,表情焦虑,语音正常。

体格检查:言语流利,四肢活动无障碍,四肢肌肉无萎缩,生理反射存在,病理反射未引出。

实验室检查:甲状腺功能、肝肾功能、血电解质、抗核抗体谱、类风湿因子、抗环瓜氨酸抗体、抗角蛋白抗体均无异常。

西医诊断:肢体无力,关节疼痛待查。

中医诊断:痹证。

证型:风寒湿阻、邪遏卫阳、郁久化热。

治法:祛风解表、散寒除湿、清热利湿。

方药:羌活胜湿汤合麻黄连翘赤小豆汤合二陈汤。

> 麻黄 10g、连翘 10g、赤小豆 20g、生桑白皮 15g、大枣 10g、羌活 15g、独活 15g、防风 10g、川芎 10g、炙甘草 5g、陈皮 10g、法半夏 15g、茯苓 15g、藿香 10g,5 剂,水煎服,每剂服 2 天,日服 3 次。

2017 年 8 月 21 日,二诊。诉上次中药服完一剂即感全身轻快,5 剂药服完,乏力肢倦症及右侧半身、右肩膝疼痛明显减轻,头已不昏,脱发减少,睡眠好转。仍大便溏,口和,舌暗红,苔薄白,脉弦细数。原方继服 10 剂。

2017 年 9 月 3 日,三诊。诸症基本消失,精神好,睡眠好,舌暗红,苔薄白,脉弦细,要求巩固治疗,二诊方加减。

> 麻黄 5g、连翘 10g、赤小豆 20g、生桑白皮 15g、大枣 10g、羌活 10g、独活 10g、防风 10g、川芎 10g、炙甘草 5g、陈皮 10g、法半夏 15g、茯苓 15g、白术 15g、枳壳 15g,5 剂,水煎服,每剂服 2 天,日服 3 次。

按： 乏力肢倦一症，见于多种外感与内伤杂病，且为老年虚弱症的常见临床表现。证之临床，以虚证为多，医者多施以补益之品，常见参、芪、龟、鹿、桂、附齐进，经年不辍者。然临床所见，实证亦不少，我常遇医者虚以实治者，迁延数年，当引起大家的警惕。虚实二证，病机虽判若云泥，但症有虚实难分者，令人莫衷一是，甚则辨实为虚，认虚为实者也不少见。绝不可仅以病程之长短，症状之轻重，年龄的长幼简单判别，为医者不可不细察。

症是证的外在表现，证是症的内在机制。症同而证或不同，如医者抓住证的本质，对证治症，则症皆可愈。该案以反复乏力肢倦，关节疼痛 3 年为主诉，伴有受凉加重，畏风便溏，头昏脱发，脉浮细软数等脉症特点，医者极易先入为主判为虚证、寒证、里证。询问患者 3 年的既往治疗经过，当地医生皆以中医温阳益气、健脾补肾、祛风除湿法治之，服药百十剂而疗效不彰。更有"火神派"医生给每日 100～200g 大剂量附片内服治疗逾月。

患者乏力肢倦、关节疼痛，受凉加重，畏风便溏，初看似气阳虚弱，然细察四诊，无论体态、面色、语音均非虚证，而脉有躁急之象。结合患者既往 3 年治疗经历和反应，也能提示非阳虚寒湿证可以解释。由此可见，医生诊病时的四诊基本功、综合判断能力及逆向思维的重要性。明代李中梓在《医宗必读》中曾言："大实有羸状，误补益疾，至虚有盛候，反泻含冤。"为医者当铭记之，笃行之！

《素问·生气通天论》说："阳气者，精则养神，柔则养筋。开阖不得，寒气从之。"告诫我们阳气旺盛则人精力充沛，阳气不足则精神萎靡，易受寒湿风邪侵犯，表现为全身虚弱，疲倦乏力，畏寒疼痛。然疲倦乏力和关节疼痛症并非阳虚的独有症状。除了阳气虚衰这个常见原因外，还有其他因素吗？《素问·汤液醪醴论》论述过"其有不从毫毛而生，五脏阳以竭也，津液充郭，其魄独居，孤精于内，气耗于外，形不可与衣相保，此四极急而动中，是气拒于内，而形施于外"的观点。本段经文虽是论述水肿病的病因病机的，但对我们正确理解阳气的生理功能很有启发。对《素问·汤液醪醴论》"五脏阳以竭"的理解有不同认识，揭示不同的临床意义。对于"五脏阳以竭"的认识，主要集中在对于"竭"字含义的理解。古今注家之中，将"竭"解作"尽"者不在少数。如马莳以"竭尽"释"竭"，谓："五脏阳气皆已竭尽，津液充溢皮肤，发为肿胀。"张介宾谓："五脏阳已竭，有阴无阳也。"吴昆云："五脏阳已竭，是三焦无阳也。"均认为"竭"为"竭尽"之义。近之《黄帝内经素问译释》将其译为"五脏的阳气衰竭"，《黄帝内经素问校释》译作"五脏的阳气衰"，亦承此说。其实结合原文来看，本句之"竭"字并非"竭尽"之谓，理由正如李今庸先生所说："如此文'五脏阳以竭'之义，果为气尽，则下文所论治法'开鬼门''洁净府'以汗之泄之则不可理解矣，以汗、泄则阳更伤也。"据李今庸先生说，此处"竭"字非"竭尽"之义而是"阻塞"之义，当读若"遏"。竭、遏二字俱偕"曷"声，可以通假。证之古书，此说甚是，即便是《素问》一书，以"竭"通"遏"亦非仅此一例，如《素问·举痛论》"阴气竭，阳气未入"之"竭"字亦当训为"阻遏""阻塞"而读若"遏"。所以，"五脏阳以竭"即言"五脏阳亦遏"，其阳气阻遏于内而不用，故水气泛滥于皮肤，造成"津液充郭"而病水肿。毫无疑问，以"遏"训"竭"，将"五脏阳以竭"理解为"阳气阻遏于内而不用"是合乎《黄帝内经》旨意的。而诸家以"衰竭""竭尽"释"竭"的说法虽不合经旨，但也可给我们一些有益的启示。临床上，五脏阳气衰竭，运化无权，不能化气行水,水液内停,泛溢为肿,十分常见,诸家之误或与此有关。虽是误注,却可提醒医者,阳气虚衰、气化不力是水肿的常见病机,温阳行水自然也是治疗水肿的常用之法。总体来说,"五脏阳已竭"是对内伤因素导致水肿的病机的高度概括。五脏阳气被阻,遏抑不布,不能正常温化水液,使津液停聚为水肿,表现为全身肿势急迫,且有水气内犯脏腑之征,如水邪射肺凌心出现的咳喘心悸等。由此可见,水之气化主要靠阳气,正如张介宾所说:"盖水之与气,虽为同类,但阳旺则气化而水即为精,阳衰则气不化而精即为水。故凡病水者,本即身中之血气,但其为邪为正,总在化与不化耳。"如为阳气被邪气所困,并不是真的阳虚。治疗时就要散邪,祛除邪气,则阳气自可恢复,履行其"精则养神,柔则养筋"的功能。该患者多年"被温补扶阳"而诸症无衰,可以反证非阳气虚,可能属"阳以竭"的类型。

那该患者阳气被什么邪气阻遏呢?患者见关节痛,畏风,属"痹证"范畴。《素问·痹论》有言:"风寒湿三气杂至,合而为痹也。其风气胜者为行痹,寒气胜者为痛痹,湿气胜者为著痹也。""五脏皆有合,病久而不去者,内舍于其合。……肌痹不已,复感于邪,内舍于脾……脾痹者,四支懈惰……"结合患者恶风、肢体疼痛、脉浮的特点,可以判定患者太阳经感受风寒湿之气;又结合舌边红,苔泛黄,脉濡而数等脉症和历用温补无效的病史,可知邪气非纯寒而有热,有从阳化热的机转。风寒湿邪困阻太阳,阻遏卫阳,卫阳失"温分肉"之职则畏风、困重;寒湿浸淫,筋脉收引,则拘急疼痛;营卫之气循行被扰,则影响睡眠;寒湿阻滞,阳气不得升降出入,失其养神之职,故感乏力肢倦;寒湿之气属阴,同气相求,感受寒凉则症状加重,也符合《素问·痹论》"凡痹之类,逢寒则虫,逢热则纵"之特征;湿邪内合于脏,脾运受损,湿浊不化则便溏、苔腻;湿气从阳化热,湿热郁遏,则见舌边红,苔泛黄、脉濡数之象。

麻黄连轺赤小豆汤见于《伤寒论》第262条"伤寒瘀热在里,身必黄,麻黄连轺赤小豆汤主之"。本方有麻黄、杏仁、生姜、连轺(以连翘代替),辛温和辛凉合用以宣散在表之邪,赤小豆、梓白皮(现多改用桑白皮),以清表里之湿毒。全方外能解表散风寒,内能利湿清热毒,乃"开鬼门,洁净府"兼备之法。临床多用于黄疸初起,荨麻疹或其他皮肤瘙痒症,是湿热兼表证的主治方。外感风寒湿邪兼内有湿热可用之。即便外无表证,只有湿热内蕴者,亦可投用本方,取麻黄开肺气的作用。本案虽非黄疸病,但其病机为风寒湿邪郁遏太阳兼有湿热,与麻黄连轺赤小豆汤病机相符,亦即所谓的"方机相应",故我选择该方为主治方。结合患者风寒湿阻遏,内外合邪,脾虚湿困的情况,故加上羌活胜湿汤合二陈汤除湿蠲痹,燥湿化痰,理气和中。因为表里兼顾,寒热同调,标本并治,故经方、时方相合,处方用药稍显繁杂。所幸患者服药的反馈证实了我辨证思考与处方用药的正确。

患者自此不惧舟车劳顿定期往返700km一直在我门诊治疗其他疾病,其疲乏无力、恶寒畏风、关节疼痛症一直未见复发。

三、眩晕耳鸣案

——"一病而治各不同，皆愈何也？"

白某，女，51岁。

2018年1月11日，一诊。

主诉：眩晕、耳鸣半月。

现病史：诉经我上次诊治后乏力倦怠，关节疼痛症均已消失。本月初感头昏，左耳鸣响，肢体倦怠。因自觉头昏、乏力等症与上次发病相似，故将4个月前治疗所开的麻黄连轺赤小豆汤合羌活胜湿汤合二陈汤处方自购5剂，服完眩晕、耳鸣症状未减，反而加重。不敢再耽搁，今日特乘飞机到昆明诊治。诉头昏眼花，左耳鸣如蝉，影响休息和工作，乏力肢倦，纳少脘痞，口和，腰膝酸软，眠差，二便调，舌淡红色暗，苔薄白，脉细。

体格检查：无异常。

实验室检查：无。

西医诊断：眩晕待查。

中医诊断：眩晕。

证型：脾肾亏虚、清阳不升、浊邪害清。

治法：益气健脾、补肾益精、化浊降逆。

方药：自拟方。

> 黄芪30g、党参30g、白术15g、苍术15g、茯苓15g、白豆蔻5g、陈皮5g、葛根20g、法半夏15g、厚朴10g、苏梗15g、黄芩10g、杜仲15g、狗脊15g、骨碎补15g、川芎15g、石菖蒲10g、藿香10g、荷叶10g、煅磁石30g，5剂，水煎服，1剂服2天，日服3次。

2018年1月22日，二诊。诉服上方后头昏已愈，左耳鸣减轻，乏力肢倦、纳少脘痞及腰膝酸软改善，舌脉同前，原方加枸杞继服。

> 黄芪30g、党参30g、白术15g、苍术15g、茯苓15g、白豆蔻5g、陈皮5g、葛根20g、法半夏15g、厚朴10g、苏梗15g、黄芩10g、杜仲15g、狗脊15g、骨碎补15g、川芎15g、石菖蒲10g、藿香10g、荷叶10g、煅磁石30g、枸杞20g，5剂，水煎服，1剂服2天，日服3次。

2018年2月4日，三诊。诉上诉症状均已消失，要求巩固治疗，带二诊方10剂继服。

按：该案与上案为同一患者，两次就医仅相隔4个月，虽主诉有别但其他症状也颇相似，故患者以为旧疾复发将上次药方再服5剂而未见效验，经再次诊治新拟处方两诊而愈，患者不知其故，深感中医之神奇，求教于我。

《素问·异法方宜论》有言:"黄帝问曰:医之治病也,一病而治各不同,皆愈何也? 岐伯对曰:地势使然也。"即告诉我们医生治病要了解地情、病情、人情,掌握正确的治疗方法。高明的医生,应胸有成法而胸无成见。根据患者的体质、病因、证候确定疾病性质,施以正确治疗,即《黄帝内经》所言"得病之情,知治之大体也",才能达到"故治所以异而病皆愈者"的效果。清代名医徐灵胎在《医学源流论》对此做过阐述:"天下有同此一病,而治此则效,治彼则不效,且不惟无效而反有大害者,何也? 则以病同而人异也。夫七情六淫之感不殊,而受感之人各殊。或气体有强弱,质性有阴阳,生长有南北,性情有刚柔,筋骨有坚脆,肢体有劳逸,年力有老少,奉养有膏粱藜藿之殊,心境有忧劳和乐之别,更加天时有寒暖之不同,受病有深浅之各异。一概施治,则病情虽中,而于人之气体,迥乎相反,则利害亦相反矣。故医者必细审其人之种种不同,而后轻重缓急、大小先后之法,因之而定。《内经》言之极详……故凡病者,皆当如是审察也。"

头昏与耳鸣,均为头面清窍之常疾,也常相伴而生。中医辨证有虚实不同,虚者补之,实者泻之,然更有牵涉数脏,虚实夹杂,虚实转化者,非单一治法可为,须"观其脉证,知犯何逆,随证治之"。中国传统哲学以阴阳理论解释天与地的形成,中医将中国文化阴阳哲学的思辨方法引入,作为阐述人体生理病理的说理工具。《素问·阴阳应象大论》篇中说:"故清阳为天,浊阴为地。地气上为云,天气下为雨;雨出地气,云出天气。故清阳出上窍,浊阴出下窍;清阳发腠理,浊阴走五脏;清阳实四肢,浊阴归六腑。"人体头面部可比喻为天,是清阳之气上升之处。清阳出上窍,实四肢,五官产生视、嗅、味、听等生理功能,人才会头目清爽,耳聪目明,肢体灵活强健有力;浊阴应该下行,不能积聚于体内,否则可蒙蔽清窍,阻滞气机,甚至阴阳反作,上蒙官窍,感觉头目昏瞀,胸闷脘痞。精微如何上注头目,滋养全身,浊阴如何下行,排出体外,《素问·经脉别论》做了进一步解释:"饮入于胃,游溢精气,上输于脾;脾气散精,上归于肺;通调水道,下输膀胱。水精四布,五经并行,合于四时五脏阴阳,《揆度》以为常也。"指出了清阳与浊阴输布运行的正常与否,脾胃起到了决定性的作用,这一点李东垣认识得非常深刻,他指出耳鸣耳聋的根本病因是"五脏皆禀气于脾胃,以达于九窍;烦劳伤中,使清阳之气不能上升,故耳鸣耳聋、内障目昏也。"《脾胃论》里有一句话叫"脾胃虚则九窍不通"。脾作为后天之本,是主运化水湿的,主升清阳。水谷所化生的精微之气被脾升举至上焦,滋养心肺,并由心肺布达九窍、四肢以及皮肤。清阳之气出于头面官窍,九窍就会通利。反之,当脾虚失健,导致清阳不升,湿浊不化时,就有可能九窍不通。因此,人体官窍有问题了,我们不要忘了想一想是不是脾胃出了问题。故《素问·通评虚实论》也说:"头痛耳鸣,九窍不利,肠胃之所生也。"李东垣独创专治耳鸣耳聋之"益气聪明汤",取其"益气"为补益中气;"聪明"为使视听灵敏、聪颖智慧之意。此方载于《东垣试效方》,组成为:黄芪半两,炙甘草半两,芍药一钱,黄柏一钱(酒制,锉,炒黄),人参半两,升麻三钱,葛根三钱,蔓荆子一钱半。具有补中益气、助升清阳、聪耳明目的功效。主治中气不足,清阳不升,症见目内生障,视物昏花、耳鸣耳聋等症。方中黄芪、人参温补脾阳,意在治本,为君药;葛根、升麻、蔓荆子鼓舞清阳,上行头目;白芍养血平肝;黄柏清热泻火、补肾生水,为佐药;炙甘草以和脾胃而调和诸药,为使药。诸药合用,使得中气得补,清阳得升,肝肾受益,脾胃调和,耳目聪明,故名为益气聪明汤。

中医理论认为,肾主耳,耳为肾之窍,为肾之官。《素问·阴阳应象大论》说:"肾主耳,……在窍为耳。"《灵枢·五阅五使》说"耳者,肾之官也"指出了耳与肾之间的所属关系。在生理上,肾藏精,肾之精气上通于耳,肾精充沛,耳窍得以濡养,则听力聪敏,能闻五音《灵枢·脉度》说:"肾气通于耳,肾和则耳能闻五音矣。"病理上,肾精亏损,耳窍失于濡养,则可致耳鸣耳聋。《灵枢·决气》说:"精脱者,耳聋……脑髓消,胫酸,耳数鸣。"肾主藏精而生髓,髓充于骨而汇于脑,若肾亏精髓不足,髓海空虚,不能上荣于耳,则可致耳鸣眩晕。如《灵枢·海论》说:"髓海不足,则脑转耳鸣。"临床上,肾虚多表现为耳鸣、耳聋、眩晕、耳内胀塞等病症。耳病与肾脏虚损的关系如《黄帝内经》云:"髓海不足,则脑转耳鸣,胫酸眩冒,目无所见,懈怠安卧。"指出了人体官窍、精明之府功能的正常与否与肾所主的髓海盈亏关系密切。《灵枢·师传》说:"肾者主为外,使之远听,视耳好恶,以知其性。"以耳的听觉功能的灵敏与否,来判断肾脏的盛衰。《济生方·耳门》说"夫耳者,肾之候。"又如《证治准绳·杂病》说:"耳聋面颊黑者,为精脱肾虚。"因为肾脏的病变多反映于耳,历代医家常通过察耳来判断肾脏的某些病变。从肾虚论治耳病是现代中医的重要共识,常有补益肾气,滋肾填精,滋阴降火,温肾利水、滋肾活血等治法。

本案患者因自觉与去年某些症状相似自行用过去的处方内服无效,是地情、人情相同但是病情不同,故非但无益反觉服药后病症加重。上一次就诊以实证表证为主,寒湿遏表,兼夹湿热脾虚,为邪气盛;本次是虚证里证为重,主要为正气虚,表现出脾失健运,髓海空虚,清阳不升,浊邪害清的病机,主要责之脾、肾两脏。我效东垣之法,施以益气健脾,补肾益精,化浊降逆治法,显效迅速。遵循的是"得病之情,知治之大体也"即"同病异治"的原则,达到的是"一病而治各不同,治所以异而病皆愈"的效果。

四、肺癌咳喘、咯血案

——治疗恶性肿瘤病须处理好正邪关系,养正徐图

黄某某,男,71 岁。

2018 年 6 月 28 日,一诊。

主诉:咳嗽、气喘、咯血 3 个月。

现病史:3 个月前出现咳嗽、气喘、咯血,当地医院行肺 CT 检查诊断为"肺癌",行手术及化疗治疗后 1 个月,咳喘、咯血无明显好转。现仍咳嗽,气喘,胸痛,胸闷,咯血呈鲜红色,声音嘶哑,痰多色白,质稍稠,纳眠尚可,二便调,舌淡红,苔薄黄,脉细滑。

体格检查:双肺呼吸音粗,左下肺可闻及湿啰音。

实验室检查:左肺少量胸腔积液。

西医诊断:肺癌切除、化疗术后。

中医诊断:肺积。

证型:痰毒内蕴、肺脾气虚。

治法:化痰解毒、补肺健脾。

方药:玄贝甘桔汤合葶苈大枣泻肺汤合六君子汤加减。

> 玄参 10g、浙贝 30g、桔梗 10g、葶苈子 10g、白花蛇舌草 15g、栀子炭 10g、藕节 15g、党参 15g、陈皮 10g、法半夏 10g、茯苓 30g、大枣 6g,30 剂,每剂药服 1 天,每天服 3 次。

2018 年 7 月 27 日,二诊。咯血已止,咳嗽、气喘、胸痛、胸闷均减轻,声音嘶哑同前,纳眠可、二便调。舌苔薄黄,脉细滑。药已见效,减藕节加诃子继续治疗。

> 玄参 10g、浙贝 30g、桔梗 10g、白花蛇舌草 15g、葶苈子 10g、栀子炭 10g、党参 15g、陈皮 10g、法半夏 10g、茯苓 30g、诃子 10g、大枣 6g,30 剂,每剂药服 1 天,每天服 3 次。

按:中医诊病首先区分虚、实、寒、热。疾病可为单一性质证候,更多是寒热虚实兼夹证型的复杂疾病,必须辨别清楚,才能精准施治,选方用药。此案为我跟随国医大师熊继柏教授门诊抄方时记录的医案。熊老师现在诊治的患者中有大量的恶性肿瘤患者,虽然病情较重,病症复杂,但是老师辨证精准,疗效卓著,给患者和家属带来生的希望,患者们笃信老师的医术,故能坚持长期中医治疗。老师从来不排斥西医学的肿瘤治疗手段,他告诉每一位患者吃中药的同时应该听从肿瘤专科医生的建议接受西医手术、放化疗治疗,实行中西医结合。熊老师这种思想开放包容,完全以维护患者的利益为第一目标。跟诊期间我看到了大量的晚期肿瘤患者在中医配合治疗下多年维持稳定,部分患者完全恢复健康的案例。老师

认为该患者舌苔薄黄,脉滑,提示有实热证,为热毒内聚。此热毒是癌毒,来源于手术和放化疗攻破癌块后溃散到体内的余邪,必须予以重视;声嘶、脉细预示为虚证,为手术化疗伤正,气阴两伤之象;痰多而喘提示痰浊内蕴,痰饮上逆。三者合论即热毒痰饮正虚。本案治疗一要化痰蠲饮、二要补虚扶正、三需解毒清热。老师以六君子汤合玄贝甘桔汤补益肺脾气阴,化痰散结泄浊。六君子汤于此有补土生金之义。玄贝甘桔汤为熊继柏国医大师治疗恶性实体肿瘤的基础方,方中浙贝母多用至30g以上。合用葶苈大枣泻肺汤似乎不易理解,该方记载于《金匮要略》:"肺痈,喘不得卧,葶苈大枣泻肺汤主之","肺痈胸满胀,一身面目浮肿,鼻塞清涕出,不闻香臭酸辛,咳逆上气,喘鸣迫塞,葶苈大枣泻肺汤主之"。除用于治疗肺痈症,也用于痰饮病治疗:"支饮不得息,葶苈大枣泻肺汤主之。"肺痈为肺叶生疮破溃,症见胸痛、咯吐腥臭脓痰甚至咯血的疾病,病机为热毒壅肺,痰瘀互结,血败肉腐,与肺癌(肺积)之气郁、痰结、毒聚、血瘀、肉腐的病机和临床表现有相似之处,熊老师于此用之,有异病同治之妙。我跟随老师门诊发现,恶性肿瘤疾病经过手术放化疗后,极易出现癌毒溃散,呈热毒内炽表现,症见口苦口干、咳血便血、口腔溃疡、咽喉疼痛、便秘尿黄、舌苔黄燥等症。如有上述见症,熊老师处方中多选用1~2味清热解毒类药物清解癌毒,如白花蛇舌草、半枝莲等,与方中党参相伍尚有扶正祛邪之意。方中大剂量茯苓是治疗胸腔积液的考虑。熊老师治病用药多为中小剂量,极少用温燥之品以防耗津伤阴,亦慎用苦寒之药以免伤中损阳。处方用药均为扶正与祛邪同用,这种用药风格与国医大师裘沛然教授的观点不谋而合。裘老说过:我治肿瘤患者,来诊时或经手术治疗后气血亏虚,或迭经放疗、化疗后脏腑阴阳俱损,或不能用手术及放化疗者,求治于我。此类病者症情虽不同、原发病各异,但皆虚实兼夹,元气式微。此时如急于攻邪治瘤,用大量活血化瘀、软坚散结、清热解毒之类,必将雪上加霜,元气一损再损,加速死亡。我的经验是"正之不存,邪将焉祛",必先扶助元气,先留人再治病。采取养正徐图法、培补脾肾法等,缓缓调治,待胃气来复,元气振奋,形神渐泰之际,逐步在扶正的基础上,佐以祛邪消瘤诸方药,标本兼顾,从而使不少肿瘤患者减轻了痛苦,延长了生命。熊继柏国医大师治疗肿瘤除辨证内服汤剂外,还会给患者开具散剂配合服用,其基础用药多为:牛黄、西洋参、熊胆粉、冬虫夏草、三七等,亦为扶正祛邪并用。治疗用药起手30剂,每月就诊一次,汤剂散剂同服,攻补兼施,符合"养正徐图"的原则。

裘沛然教授曾论述养正徐图法,他说该法是应用调养扶助正气,使正气得充而祛邪有力的一种方法。在病程迁延的某些疾患、因正气偏虚,一时制邪无力,而治疗又急切难图者,无论外感或内伤,均可采用本法。举例而言,如肿瘤疾患,是对人类健康及生命威胁最大的一种疾病,现时采用的抗癌药物及手术、放疗等,有一定疗效。可是,上述治法,对某些肿瘤,虽能取效于一时,但是最后往往导致预后不良。但如采用中药治疗或中西医结合施治,则其效果就有所提高。据裘老个人临床体会和观察,中医治疗肿瘤疾病所采用的方法,主要是"养正徐图法"。如应用参、芪、归、地、术、枸杞、麦冬等药大补气血,脾虚加山药、茯苓等,肾虚加肉苁蓉、巴戟天等,略加消肿软坚、活血解毒之品,如苡仁、牡蛎、白花蛇舌草、莪术、半枝莲之类作为辅助,常能改善症状,延长存活时间,少数患者,竟可使病情向愈。对于内伤杂病,养正徐图法的重要意义不言而喻。就外感热病而言,清代名医叶天士亦擅用本法治疗,其特色是着眼于"甘""汗"二字。甘是指药,汗是指法。温病的卫气营血辨证中就有三个层次与"甘""汗"关系密切。叶氏《温热论》言:"在卫汗之可也,到气方可清气,入营犹可透热转气。"其中在卫宣汗,可毋庸论。"到气方可清气",则似与汗无涉,而如果全面领会其精神实质,也就不难理解。叶天士曾反复指出:"若其邪始终在气分流连者,可冀其战汗透邪,法宜益胃,令邪与汗并,热达腠开。""因其仍在气分,犹可望其战汗之门户。"可见在气分祛邪的出路,还是"清热透表"而从汗解。据此,则"入营犹可透热转气"的含义,也就迎刃而解了。以上是说明叶天士治温病对"汗"的重视。而汗是与正气不可分割的,汗为津液所化,是人体正气的组成部分。故凡胃中津液亏乏,气机不能布津作汗,致邪失外达之机,则始终流连气分而缠绵不解。叶天士使用战汗的方法,关键是"法宜益胃",即倡用甘药增益胃津,使津液徐充而邪随汗出,他多次提出"甘守津还""甘寒轻剂养之""甘凉濡润之品",用以生津扶正徐祛病邪。可见叶天士所擅用的甘药与汗法,实际上就是养正徐图法。

对于晚期和重症患者,中医治疗肿瘤病要处理好正邪关系,不能只见病不见人。服药后力争先解决1~2个问题,能使患者痛苦有所减轻,或自觉舒适,至少不能增加新的痛苦,才能给患者和家属以希望,树立战胜疾病的信心,久久为功,假以时日,多有效验。

五、肺癌咳嗽案

——颠倒散，脏病治腑的临床实践

王某某，男，68岁。

2018年7月28日，一诊。

主诉：干咳3个月，CT发现肺占位1周。

现病史：3个月前无明显诱因干咳，1周前在某省级综合医院检查后诊断为"肺癌"。现伴见干咳、胸闷、气喘、胸痛、便溏，无咯血。舌紫红，舌苔薄黄，脉滑数。

体格检查：双肺呼吸音清晰，未闻及干湿啰音。

实验室检查：增强CT示肺占位病变，恶性肿瘤可能性大。

西医诊断：肺癌。

中医诊断：肺积。

证型：热毒蕴肺、痰瘀互结。

治法：清热解毒、化痰活血、开结泄浊。

方药：桑贝小陷胸汤、止嗽散合颠倒散。

黄连5g、炒瓜蒌皮6g、法半夏10g、桑白皮15g、浙贝30g、桔梗10g、炙紫菀10g、百部10g、白前10g、陈皮10g、白花蛇舌草15g、郁金10g、广木香6g、大黄2g、滑石5g、皂角刺9g、甘草6g，30剂，水煎服，每剂药服1天，每天服3次。

散剂：牛黄、西洋参、炮穿山甲[1]、冬虫夏草等量打粉内服，每次3g，每天服2次。

嘱患者同时在肿瘤专科治疗。

2018年9月4日，二诊。咳嗽、胸闷、气喘、胸痛均明显减轻，大便溏。无痰，无咯血，舌紫红，舌苔薄白，脉细数。汤剂和散剂原方继服各30剂。

按：患者以咳嗽为主症，经曰：肺令人咳。西医学影像学检查也提示肺部病变。患者肺部肿块，舌色紫红暗为血行瘀滞之象；舌苔黄，脉滑数为内伏热毒，故为瘀毒阻肺。瘀毒影响肺宣发肃降功能故咳嗽气喘，影响肺通调水道功能，水液输布障碍故积液成痰。痰与瘀相合，日久成积而变生癌肿。对肺积病的治疗是国医大师熊继柏教授的一大特色，多以清热解毒、化痰活血、散结消肿的祛邪法则配合益气健脾，润肺养阴的扶正法则正邪并治，本案亦不例外。用方是熊老师常用的桑贝小陷胸汤以化痰清热、解毒散结；因咳嗽症状明显故合止嗽散以止咳化痰；用颠倒散通腑利尿，开结泄浊；加三七活血化瘀。三方合用，针对病机，相得

---

[1] 穿山甲：2020年6月，我国将穿山甲所有种调升为国家一级保护野生动物，2020年版《中国药典》未收载穿山甲，现多用其他中药代替其入药。

益彰。本案患者病程短,体质好,正气足,未显虚证,故开始治疗以祛邪为主,未予扶正。

小陷胸汤记载于《伤寒论》第138条:"小结胸病,正在心下,按之则痛,脉浮滑者,小陷胸汤主之。"组成为黄连一两、半夏半升,瓜蒌实大者一枚。本方原治伤寒表证误下,邪热内陷,与痰浊结于心下的小结胸病。痰热互结心下或胸膈,气郁不通,故胃脘或心胸痞闷,按之则痛,治宜清热涤痰,宽胸散结。方中瓜蒌实甘寒,清热涤痰,宽胸散结,用时先煮,意在"以缓治上"而通胸膈之痹。臣以黄连苦寒泄热除痞,半夏辛温化痰散结,两者合用,一苦一辛,体现辛开苦降之法。半夏与瓜蒌相伍,润燥相得,是为清热化痰、散结开痞的常用组合。小陷胸汤与大陷胸汤虽皆主治热实结胸,但病因、病位、病情、病势不尽相同,具体而言病邪有痰热、水热之异,病证有轻重、缓急之别,处方有大、小陷胸之分。大陷胸汤证为水热互结心下,病位较广,上涉胸咽,下至少腹,旁及两胁。人体整个胸、腹包含其中,病情较重,病势较急,可见心下痛,按之石硬,甚则从心下至少腹硬满而痛不可近,脉象沉紧,故用大黄、芒硝与甘遂配伍,泻热逐水破结。本方证为痰热互结胸、膈,病位局限于心下、胸膈,病症相对较轻,病势较缓,仅见胸闷、胸痛、气喘、舌苔薄黄、脉滑数,按之濡软而有疼痛,不按不痛,故用瓜蒌与黄连、半夏相伍,清热涤痰散结消痞。熊老师治疗肺部恶性肿瘤,重视痰热瘀毒在疾病起病、转归中的关键作用,凡见胸闷、胸痛伴见痰黄、口苦、苔黄(腻)少津,舌红赤,脉弦、滑、细兼有数疾之象者,一概辨为热毒痰瘀蕴肺证,多用小陷胸汤,常加桑白皮、浙贝母、白花蛇舌草加强清肺热,散痰结之力。

止嗽散记载于清代程国彭所著《医学心悟》卷三。其组成为:桔梗(炒)、荆芥、紫菀(蒸)、百部(蒸)、白前(蒸)各1kg,甘草(炒)360g,陈皮500g,共为末,每服9g,食后及临卧用开水调下。如初感风寒,生姜汤调下。其能止嗽化痰,宣肺解表,治诸般咳嗽,是偏温性的"广谱止咳化痰中药"。熊老师对《医学心悟》的学术思想和处方评价颇高,对全书的方剂均能背诵,熟练运用,老师用本方于此,我揣摩是去性取用之意。

颠倒散使用相对少见。通过查阅资料知道,颠倒散有两个处方,一个记载于《医宗金鉴》卷六十五,由大黄四两(120g)、硫黄四两(120g)组成。上药研为细末,共合一处,再研匀,以凉开水、石灰水或茶叶水调敷,或以药末直接撒布患处;也可以适量药末加水冲洗患处,每日1~3次。功效为清热解毒,凉血散瘀,主治酒糟鼻,肺风粉刺,白屑风,面鼻疙瘩,赤肿疼痛,是中医的经典外用名方。本案熊继柏国医大师使用的颠倒散是记载于《古今医鉴》卷八的另一个处方,组成为大黄9g、滑石9g、皂角9g。如大便不通,再加大黄9g,如小便不通,再加滑石9g,如大小便俱不通,大黄、滑石俱加。服法为研末,空腹时用温酒调服。主治诸脏腑实热导致的小便不通,或大便不通,或大小便俱不通。本案虽无大小便不通症,但老师认为肺积病非一日而生,其病机为气郁、痰结、血瘀,日久化热酿毒成积。中医治疗须使内积之热毒痰瘀去有出路。《灵枢·本输》说"肺合大肠,大肠者,传道之腑",提出了肺与大肠相表里观点。《素问·经脉别论》说:"饮入于胃,游溢精气,上输于脾;脾气散精,上归于肺;通调水道,下输膀胱。水精四布,五经并行。"阐述了肺为水上之源,肺气的宣发和肃降对体内水液的输布、运行和排泄起着控制和调节的作用。同样,体内水液的输布、运行和排泄异常,水津滞留则使肺气郁闭,肺的宣发肃降功能也会受累,加重水饮痰浊。临床可以通过调治大小便恢复肺宣降气机与通调水道的功能,同时使郁结在肺脏之邪从二便排出,此亦中医

"脏病治腑"理论的实践运用。故而,熊老师治疗肺部恶性肿瘤,对于存在气郁、痰结、水停、血瘀征象者,常选用通腑活血,清热利尿,化痰开结的颠倒散配合治疗,并不囿于二便闭结与否。

说到"脏病治腑",我也顺便做了一下复习。孙爱萍、朱光教授曾作过专论指出:人体虽有脏腑之分,但是脏腑的功能并不是孤立的。《素问·五脏别论》指出:脏是"藏精气而不泻",也就是说五脏是贮藏精气的,具有化生和贮藏精、气、血、津液的功能。腑是"传化物而不藏",具有受纳和腐熟水谷、传化和排泄糟粕的功能。它们在生理活动和病理变化方面,存在着特殊相合关系,这种关系是根据阴阳相合的原理,以五脏为阴,六腑为阳,阴阳相互联系,相互输应,使脏气行于腑,腑精归于脏,保持着机体升降出入的动态平衡。六腑的"传化物"是一个动态过程,表现为时出时入、时实时虚,不断地进行着纳谷、磨谷、泌排胆汁、泌别清浊、排泄大便、贮排尿液等功能。由此可知,六腑功能的基本特点可概括为"通",故而有"六腑以通为用"之说。这些作用是人体新陈代谢的重要内容,也是保障五脏行使正常功能的重要基础。否则,腑不司职,失于畅通,脏病由之而生。基于上述认识,脏病治腑的理论并不难理解。关于此理论及临床运用,历代医家有不少论述。《伤寒论》中太阴病、少阴病、厥阴病皆有脏病还腑的论述,如《伤寒论》第293条热移膀胱证,原文这样说:"少阴病,八九日,一身手足尽热者,以热在膀胱,必便血也。"说的是寒盛伤阳的少阴病,而不是正衰为主的少阴病。寒盛伤阳的少阴病,以邪盛为主,由于真阳未衰,当正气蓄积力量抗邪时,每有阳气来复的机转,假如阳复阴退,如第287条所述:"少阴病,脉紧,至七八日,自下利,脉暴微,手足反温,脉紧反去者,为欲解也,虽烦下利,必自愈。"病证或可自愈成为少阴自愈证;假如少阴阳复太过,阳盛则热,少阴寒邪又会从阳化热,病证则会由阴转阳,由寒变热,于是邪气转出太阳,由脏还腑,就会出现一身手足尽热的阳证。少阴外出太阳,并不是外出太阳之表,而是热移太阳膀胱之腑,热伤血络,则见尿血之证。由于太阳、少阴脏腑相连,经脉相互络属,构成了阴阳相合,表里相连的关系,故其病变常互相影响。当少阴阳气不足时,太阳之邪可以内入少阴,而见少阴阳衰阴盛证;当少阴阳气来复后,少阴之邪又可以化热而外出太阳,出现肾邪外合膀胱的尿血证。这些都是太阳、少阴相表里的明证。柯韵伯指出治疗当清解膀胱之热,轻则猪苓汤,重则黄连阿胶汤。第320条:"少阴病,得之二三日,口燥咽干者,急下之,宜大承气汤。"第321条:"少阴病,自利清水,色纯青,心下必痛,口干燥者,急下之,宜大承气汤。"第322条:"少阴病,六七日,腹胀不大便者,急下之,宜大承气汤。"少阴三急下证中,少阴病因阴液耗伤,继发阳明燥实内结,治予通腑急下,亦为脏病治腑的临床实践。张子和作为攻下派的代表,力倡"邪去正安"说,每用吐、下通腑而屡起沉疴。温病学家王孟英在《温热经纬》中指出"温热病之大便不闭为易治者,以脏热移腑,邪有下行之路,所谓腑气通则脏气安也"。周学海更是在《读医随笔》中径言"五脏有邪,治在六腑"。肺合大肠,肺的经脉和大肠的经脉互相络属,故肺与大肠构成了表里关系。在生理功能上肺司呼吸、主肃降、行气于腑。因肺主气,其位最高,为五脏之华盖,肺气降则六腑腑气皆通,能传化糟粕,实现"大肠者,传道之官,变化出焉"的功能。大肠主传导、主津,有赖肺气下降。正如《素问·通评虚实论》所言:"五脏不平,六腑闭塞之所生也。"五脏功能正常与否影响六腑的功能,最典型的现象莫如《素问·五脏别论》所说:"魄门亦为五脏使",是指魄门(肛门)的启闭功能受五脏之气的调节,而其启闭正常与否又影响着脏腑气机的升降。《素问·阴阳应象大论》曰:"清阳出上窍,浊阴出下窍。"肺气肃降,则大便正常。若大肠热结,腑气不通,也能影响肺气的肃降,而产生胸满,喘咳等症。如在临床上由于发热、咳嗽造成肺失肃降,津液不能下达,而出现大便干燥甚至困难,用通腑泄热之法则热自退,咳嗽自愈。如肺气虚弱,无力推动,宣降失司,上窍不通,下窍不利,则可出现"气虚便秘",也就是肺虚的疾患,又能影响大肠的功能;反之大肠实热也可使肺气不降而作喘,下窍不通,上窍则不利。另外,脏腑表里关系,往往是一脏与数腑相联系。如脾与胃相表里,又与大肠,小肠相关;肝与胆相表里,又与膀胱相联系。人体各脏腑组织密切联系构成了一个统一的整体。脏与腑的生理病理联系,为我们在临床上从整体把握病情,辨证施治,提供了理论依据,如胆病入肝,胃病及脾,膀胱病传肾,肺病及大肠,心病移小肠,肾病转膀胱均为脏腑关联的常见病症。

《素问·阴阳应象大论》说:"从阴引阳,从阳引阴,以右治左,以左治右";《灵枢·终始》说:"病在上者下取之,病在下者高取之,病在头者取之足,病在腰者取之腘。"这些充满哲学思维的论述对指导我们临床实践,具有普遍的意义。例如肝病治胆,以利胆为主;脾病治胃,以开胃为主;肾病治膀胱,以利尿为主;心肺病变,用通利二便的方法进行治疗。在临床上如见有顽痰壅肺,或肺气膹郁,可用通大便的方法,礞石滚痰丸就是为此病而设,本方药峻力猛,必须遇大便秘结、舌苔黄厚而腻、脉滑数有力之实热证,才可应用,为典型脏病治腑之方;暑邪入心或心热内移于小肠,可用导赤散治疗。《医宗金鉴·删补名医方论》曰:"导赤者,导心经之热从小肠而出,以心与小肠相表里也。然所见口糜舌疮,小便黄赤,茎中作痛,热淋下利等证,皆心热移于小肠之证,故不用黄连直接泻心,而用生地滋肾凉心,木通通利小便,佐以甘草梢,取其泻下之热,茎中之痛可除,心经之热可导也。"四药合用,利水而不伤阴,泻火而不伐胃,滋阴而不敛邪,虽有清心之效,但侧重引导心火下行使从小便而出,心色赤,故取名"导赤散",亦为脏病治腑之法。脏病治腑这种中医治法富含辩证法思想,蕴含在众多方剂中,可以治疗多种常见疾病,也适用于某些痼疾、重症。

治腑贵在"通",通腑则有广义、狭义之分,广义者指对六腑或某些奇恒之腑如脉、脑等采取的各种疏导方法,如利胆、降胃、通大肠、利膀胱及活血化瘀、醒脑通窍等。狭义者则单指通利大肠,此又称之为泻下、攻下、通下法。《医门法律》在谈治疗肺痈时说:"清一分肺热,即存一分肺气,而清热必须涤其壅塞,分杀其势于大肠,令秽浊脓血日渐下移为妙。"这些方法目前在治疗各种肺炎、支气管哮喘、肺脓肿、肺癌及新型冠状病毒感染时也多有运用。脏病治腑,主法为通,通腑的基本作用是清除杂质,疏通体内气机,推陈致新,净化体内环境,从而有利于脏腑各司其职。因此,在辨证论治的前提下,运用脏病治腑法时,可遵循以下规律辨证论治,适其所用脏病以通腑。其适应证应该具备的条件是实证且病势较急,或本虚标实而正虚不甚,有腑气不通表现,如大便干结、小便不利等。但在临床应用时,还不要忘记"有者求之,无者求之"的诊疗思路,密切观察病情变化,充分预测病变趋势,有时在并无腑气不通的情况下,只要疾病为脏实且急,正气未衰,也可径用通腑,以挫其邪势,防其骤变,因势利导,给邪出路。通腑为祛邪之法,所祛之邪有痰、饮、水、湿、瘀、热、火、毒、食等,通腑时应根据病邪的性质、病势的变化,按照《素问·阴阳应象大论》指出的"其高者,因而越之;其下者,引而竭之;中满者,泻之于内""因其重而减之""因其轻而扬之"等法则,因势利导,导邪外出。其间固应考虑脏腑之间的相合表里关系,但不得机械对号,拘泥照搬。如精神分裂症、重症肝炎、尿毒症等疾病均有通大肠腑来治疗的报道,而心衰水肿、肺炎、胸膜炎、急性胃肠炎、黄疸性肝炎、肝硬化腹水等疾病也每有利膀胱腑来治疗的实例,且都取得了较好的效果。就实际情况看,临床应用较多的"通腑"就是通大肠、利膀胱,可认为通利二便是导邪外出最为便捷的方法。值得注意的是,运用该法时也要把握主次,分清标本。通腑治脏,仅能作为一种辅助治法,因其病本在脏。尽管有时通腑的治疗作用非常明显,如大肠通则热退神清、膀胱利则湿除水消,但实际上并未解决病理产物产生的根本问题。因此不能盲目夸大通腑的治疗作用,治疗重点还是应放在调理病脏上,此乃为治本之法。另外,通腑是一种攻邪治法,过用、久用难免伤正,比如通大肠之法,有较明显的伤津耗液损气之弊,对于一些危重急症用之应慎,以防生变。即便适用通腑,也宜适可而止、中病而止,切不可一见其效,孟浪穷追。

总之,脏病治腑的意义并非单指一种治疗方法,更重要的是提示了一种治疗思路:当脏病有邪,祛之不应或效不如意时,可转而求治于腑,畅其通路,以期邪祛正安,腑通脏平;邪留阴分,可以通过治疗使伏藏于阴分之邪转从阳分而出,也可谓阴病治阳;内陷于里之邪可以通过治疗从内逐层外移,从表透发,也属脏病治腑理论的发挥。对该理论的理解和运用有造诣的医家当推清代的叶天士和当代的云南名医戴丽三先生。叶天士在《叶香岩外感温热篇》中指出:"再论气病有不传血分,而邪留三焦,亦如伤寒中少阳病也。彼则和解表里之半,此则分消上下之势,随证变法,如近时杏、朴、苓等类,或如温胆汤之走泄。因其仍在气分,犹可望其战汗之门户,转疟之机括。""若其邪始终在气分流连者,可冀其战汗透邪。法宜益胃,令邪与汗并,热达腠开,邪从汗出。解后胃气空虚,当肤冷一昼夜,待气还自温暖如常矣。""大凡看法,卫之后方言气,营之后方言血。在卫汗之可也;到气才可清气;入营犹可透热转气,如犀角、元参、羚羊角等物;入血就恐耗血动血,直须凉血散血,加生地、丹皮、阿胶、赤芍等物。否则,前后不循缓急之法,虑其动手便错,反致慌张矣。"戴丽三先生在《戴丽三医疗经验选》中论述的"转阳法"都是脏病治腑理论的拓展与实践运用。所以脏病治腑理论既有充分的中医理论依据,又蕴含着丰富的哲理,有较高的科学性,有很强的临床实践价值,我们应该进一步加以整理、认识和发扬,以便更好地指导临床实践。

六、痿证案
——对《素问·痿论》治痿三原则的学习理解

彭某某,男,10 岁。

2018 年 3 月 21 日,一诊。

主诉:双下肢痿软无力 3 年。

现病史:3 年前出现双下肢痿软无力,足跟疼痛,病情逐渐加重,竟至双足痿软,肌肉萎缩,不能行走。在长沙各综合性医院多次住院,均诊断为"肌源性损害",原因不明,多方治疗无效。刻下症见汗多臊臭,口苦,尿黄,舌淡红,舌苔薄黄腻,脉细。

体格检查:发育正常,双下肢肌肉萎缩。

实验室检查:电生理检查:肌源性损害。

西医诊断:肌源性损害待查。

中医诊断:痿证。

证型:湿热气虚、肾气未充。

治法:清热化湿、益气补肾。

方药:加味二妙散加黄芪、龟板、怀牛膝、续断。

> 黄芪 30g、苍术 6g、黄柏 8g、薏苡仁 20g、萆薢 10g、秦艽 10g、当归 6g、汉防己 6g、木瓜 20g、炒龟板 30g、怀牛膝 20g、续断 20g,30 剂,每剂药服 1 天,每天服 3 次。

2018 年 4 月 24 日,二诊。服药有效,感觉下肢力量增加,口苦消失。仍尿黄,舌淡红,舌苔薄白腻,脉细。效不更方,继服上方 30 剂,每剂药服 1 天,每天服 3 次。

2018 年 5 月 23 日,三诊。已经可以自由行走,但步伐欠稳,下肢肌肉力量稍弱。尿清,舌淡红,舌苔薄白,脉细。原方加炒鹿筋继续治疗。

> 黄芪 30g、苍术 6g、黄柏 8g、薏苡仁 20g、萆薢 10g、秦艽 10g、当归 6g、汉防己 6g、木瓜 20g、炒龟板 30g、怀牛膝 20、续断 20、炒鹿筋 20g,60 剂,每剂药服 1 天,每天服 3 次。

2018 年 8 月 28 日,四诊。已经可以自由行走,步伐稳健轻盈,下肢力量如常。下肢萎缩的肌肉已经丰满。舌淡红,舌苔薄白,脉细。嘱停药观察。

按:该患儿西医诊断不明,仅提示"肌源性损害",西医学治疗似乎失去了方向,患者始求治于中医。中医诊断治疗则不受西医诊断明确与否的影响,以四诊为基础辨证施治。《黄帝内经》是中医理论的奠基之作,内含很多中医的原创思维,对后世的影响巨大。其对痿证的论述十分详细,除《素问·痿论》专篇进行专论外,散在各篇尚有部分论述,对中医认识痿病的病因、病机和诊治影响颇深。《黄帝内经》痿证的概念,主要包括两个方面:一是作为病名之痿;二是作为症状之痿。前者容易理解,多以"痿""痿疾"等出现;后者多与筋、脉、肉、骨、足等相连而用,除指肢体无力,或筋脉拘急,活动不利,或两者同时并存外,还指脏器的痿废不用。

对痿证病因的认识,《黄帝内经》作如下分析。

(1)外感因素:风、寒、暑、湿、燥、火等六淫皆可致痿。①寒湿致痿。《灵枢·九宫八风》云:"犯其雨湿之地则为痿。"《素问·六元正纪大论》说:"太阳司天之政……民病寒湿,发肌肉痿,足痿不收。"②湿邪致痿。《素问·生气通天论》论述:"因于湿,首如裹,湿热不攘,大筋緛短,小筋弛长,緛短为拘,弛长为痿。"《素问·痿论》论述:"有渐于湿,以水为事,若有所留,居处相湿,肌肉濡渍,痹而不仁,发为肉痿。故《下经》曰:肉痿者,得之湿地也。"③燥邪致痿。《素问·五常政大论》论述:"阳明司天,燥气下临……筋痿不能久立。"④风邪致痿。《素问·五常政大论》论述:"厥阴司天,风气下临……体重肌肉萎。"⑤热邪致痿。《素问·痿论》论述:"逢大热而渴……发为骨痿。"⑥岁火不及之复气致痿。《素问·气交变大论》论述:"岁火不及,寒乃大行……复则埃郁,大雨且至,黑气乃辱,病鹜溏腹满,食饮不下,寒中肠鸣,泄注腹痛,暴挛痿痹,足不任身。"总之,《黄帝内经》认为外感六淫皆可致痿。

(2)情志因素:认为情志不遂、情志过激或惊恐伤肾均可形成痿证。《素问·疏五过论》论述:"始富后贫,虽不伤邪,皮焦筋屈,痿躄为挛。"《灵枢·本神》论述:"恐惧而不解则伤精,精伤则骨酸痿厥。"《素问·痿论》论述:"思想无穷,所愿不得,意淫于外,入房太甚,宗筋弛纵,发为筋痿。"

(3)饮食偏嗜:指出长期饮食偏嗜膏粱厚味可致痿证。《素问·通评虚实论》论述:"凡治消瘅、仆击、偏枯、痿厥、气满发逆,肥贵人则高梁之疾也。"

(4)劳倦所伤:劳倦内伤和房劳过度可导致痿证。《素问·痿论》论述:"有所远行劳倦,逢大热而渴,渴则阳气内伐,内伐则热舍于肾,肾者水脏也,今水不胜火,则骨枯而髓虚,故足不任身,发为骨痿。"以及"入房太甚,宗筋弛纵,发为筋痿"等。

对痿证的病机的认识,《黄帝内经》作如下分析。

(1)肺热叶焦。《素问·痿论》篇指出:"五脏因肺热叶焦,发为痿躄。"开宗明义地表明了"五脏痿"的主要病机。而造成"肺热叶焦"的机制是"有所失亡,所求不得,则发肺鸣,鸣则肺热叶焦"。肺为五脏之华盖,主宣发与肃降,"肺者,脏之长也"。肺热则气血津液布达失职,使五脏失养,五体失用,而发痿证。

(2)肝血不足,阴液亏虚。由于"思想无穷,所愿不得,意淫于外,入房太甚"耗伤肝阴肝血,肝失涵养致"肝气热""宗筋弛纵""筋急而挛",发为筋痿。"悲哀太甚,则胞络绝,胞络绝则阳气内动",阳气内动则耗血、散血、动血,致"大经空虚,发为脉痹,传为脉痿"。

(3)湿热浸淫。为居处潮湿之地,或外感湿邪,或长期淋雨涉水者,致"肌肉濡渍"。或湿邪蕴积,日久化热,致"脾气热,则胃干而渴",均可致"痹而不仁,发为肉痿"。

(4)肾精亏虚。因"有所远行劳倦,逢大热而渴,渴则阳气内伐,内伐则热舍于肾",耗伤肾之阴精而致"肾气热","水不胜火,则骨枯而髓虚,故足不任身,发为骨痿"。

（5）脾胃虚弱：《素问·太阴阳明论》论述："脾病而四肢不用何也？岐伯曰：四肢皆禀气于胃，而不得至经，必因于脾，乃得禀也。今脾病不能为胃行其津液，四肢不得禀水谷气，气日以衰，脉道不利，筋骨肌肉皆无气以生，故不用焉。"《素问·痿论》亦云："阳明者，五脏六腑之海，主润宗筋，宗筋主束骨而利机关也……阳明总宗筋之会。"《素问·经脉别论》曰："食气入胃，散精于肝，淫气于筋。"明示筋脉肌肉，四肢百骸，皆赖脾、胃之水谷精微以滋养。若阳明虚弱，气血化生不足，宗筋失养，弛纵不收，发生痿疾。

（6）带脉受损，约束失司。《素问·痿论》曰："冲脉者，经脉之海也，主渗灌溪谷，与阳明合于宗筋，阳明总宗筋之会，会于气街，皆属于带脉，而络于督脉……带脉不引，故足痿不用也"。明言痿躄的发生是因带脉受损，失其约束诸经的功能，筋脉缓纵所致。论中涉及奇经的督、冲、带三脉，阐述了奇经与痿证发生的关系，开后世从奇经论治痿证之先河。

《素问·痿论》提出痿证的三大治法，被后世称为"治痿三原则"，即"治痿独取阳明""各补其荥而通其俞"以及"各以其时受月"。这些方法本意是指导针刺治疗的原则，但现在已广泛地用于指导临床的组方与用药。分别论述如下：

（1）《素问·痿论》曰："论言治痿独取阳明何也？……故阳明虚则宗筋纵，带脉不引，故足痿不用也"。熊继柏教授指出：关于"治痿独取阳明"的理论，今人论及痿证的治疗，均引用此话，以致很多人误以为治疗痿证"独"用治阳明一法即可，实则大错。历代医家中亦有犯此错者，如张志聪、陈士铎等。张介宾指出，文中"论言"二字是指《灵枢·根结》所言："太阳为关，阳明为阖，少阳为枢。故关折则肉节渎而暴病起矣，故暴病者取之太阳……阖折则气无所止息而痿疾起矣，故痿疾者取之阳明……枢折即骨繇而不安于地，故骨繇者取之少阳。"从上文可知，治痿独取阳明是指针刺取穴而言，是以太阳、阳明、少阳三经比较而言，如暴病者取之太阳而不取阳明、少阳；痿疾者取之阳明而不取太阳、少阳；并非所有痿证只取阳明。后世学者拓展深化"治痿独取阳明"的内涵与外延，认为应从以下几个方面来理解：①清胃火以肃肺气之热；②滋胃津以润五脏气之燥；③祛湿热以防下损肝肾；④补运脾胃以资气血之源；⑤胃为六腑之一，传化物而不藏，以通降为顺，故"治痿独取阳明"还应包括通泻胃腑之热。

（2）各补其荥而通其俞。经脉具有运行气血，联络脏腑，沟通表里、内外之功能。针刺通过补益荥穴、流畅俞穴，达到补虚、泻实的目的，从而使经脉气血运行由逆转顺，畅达无碍，则痿证向愈。这句话对临床用药的指导意义是提示医生治疗痿证，调补阴阳、气血时，要注意补通结合，攻补相伍。

（3）各以其时受月。根据痿证的分类不同，在其相应之脏所主的时令，进行针刺治疗，从而达到祛除痿证之目的。五脏所主的时令不同，其最佳治疗时机也不同。这种因病、因时治疗的方法，提示我们治疗痿证在遣方用药时要注意"因人治宜""因时制宜"的原则，临床才能取得较好的疗效。

熊继柏教授曾讲过，《医宗金鉴》主要论述了两种痿证，一为肝肾阴虚致痿，其特点除两足痿废不用外，尚有足心发热，或两腿时烦热，舌苔薄黄，脉细数。主方为虎潜丸。二为湿热致痿，其特点是两腿痿弱，并有酸重感，甚则两足浮肿，舌苔黄而腻。主方是加味二妙散。熊老师认为加味二妙散也可治疗湿热痹证,效果很好,治痹证时不用龟板,治痿证时需加龟板。熊老常用的治痿方还有五痿汤、振颓汤、加味金刚丸等。五痿汤出自《医学心悟》,其理论源自"治痿独取阳明",其基本方为四君子汤,主治脾胃虚弱,再加黄柏、麦冬、薏苡仁,针对五脏气热。此方针对《黄帝内经》所谓"阳明虚则宗筋纵,带脉不引,故足痿不用"效果很好;振颓汤是张锡纯的,其效果不如五痿汤,临床少用;加味金刚丸是古人的经验方,是在原《保命集》金刚丸(萆薢、肉苁蓉、菟丝子、杜仲)基础上加巴戟天、天麻、僵蚕、全蝎、木瓜、乌贼骨、马钱子等而成。熊老师说他很少用乌贼骨,马钱子有剧毒也不用,此方不用马钱子效果也很好,能强筋骨、祛风湿、通经络,可治中风、脊髓灰质炎及风湿病等所致的瘫痪,特别是兼有痉挛、麻木或关节变形的长期瘫痪症。

本案患儿下肢无力、自汗、脉细提示气虚;汗臊臭,口苦,尿黄,苔薄黄腻,为湿热蕴蒸。故为湿热夹气虚证。气虚致痿,多可理喻,而湿热致痿,似有疑虑!熊继柏教授指出,筋脉拘挛弛废,可因气虚不用或阴血亏虚,筋脉失养所致,治疗以益气养血,柔筋通络为法。然《素问·生气通天论》有论"湿热不攘,大筋缛短,小筋弛长,缛短为拘,弛长为痿",指出痿证也可因湿热走窜经络,灼伤津血,阻碍气血,筋脉弛废所致,此当以化湿清热为治。本案临床表现既有气虚见症又有湿热见症,属湿热夹气虚复合证型,治宜攻补兼施,清热化湿,补气养筋为法,符合治痿三原则之"各补其荥而通其俞"的治疗原则。结合本案为儿童,年不满二八。《素问·上古天真论》曾论述男子生长发育的规律:"丈夫八岁,肾气实,发长齿更;二八,肾气盛,天癸至,精气溢泻,阴阳和,故能有子;三八,肾气平均,筋骨劲强,故真牙生而长极;四八,筋骨隆盛,肌肉满壮;五八,肾气衰,发堕齿槁;六八,阳气衰竭于上,面焦,发鬓颁白;七八,肝气衰,筋不能动。八八,天癸竭,精少,肾脏衰,形体皆极,则齿发去。"可知病儿肾气不盛,天癸未至,筋骨不强,肌肉不壮,故熊老师加入补肾强筋壮骨的炒龟板、怀牛膝、续断、鹿筋以补肝肾,强筋骨,符合《黄帝内经》治痿三原则之"各以其时受月"的精神。处方时需要注意的是,本案的二妙散为《医宗金鉴》的方剂,由苍术、黄柏组成,而非朱丹溪的四妙散。

七、脑鸣案

——"湿与温合,蒸郁而蒙蔽于上,清窍为之壅塞,浊邪害清也"

邓某某,女,30岁。

2018年8月28日,一诊。

主诉:脑鸣3年,加重半年。

现病史:3年前开始出现脑中鸣响,初时未予重视,后脑鸣持续不减,今年初加重,听力及视力均有下降,到综合性医院住院检查诊断为"神经性耳聋",输液服药治疗效果不佳。医生均告知属"肾虚",曾服过六味地黄丸、金匮肾气丸、补中益气丸、银杏叶片等中成药。

现症见:自觉脑中鸣响,视物模糊,肢体困倦,咯少量黄白痰,白带多,月经量少,口和,纳尚可,二便调,舌淡红,苔薄黄腻,脉细滑数。

既往史:"子宫肌瘤、盆腔积液"史。

体格检查:无异常。

实验室检查:头颅CT:无异常。

西医诊断:神经性耳聋。

中医诊断:脑鸣。

证型:痰热上扰、蒙蔽清窍。

治法:清化热痰、开窍利湿。

方药:菖蒲黄芩温胆汤。

> 石菖蒲30g、黄芩15g、天麻20g、陈皮10g、法半夏10g、茯苓15g、枳实10g、竹茹10g、甘草6g,7剂,免煎颗粒,每剂药服1天,每天服3次。

2018年9月6日,二诊。脑中鸣响明显减轻,听力及视力均有恢复,痰白,白带减少,舌淡红,苔薄白,脉细滑数。原方去石菖蒲继服。

> 黄芩15g、天麻20g、陈皮10g、法半夏10g、茯苓15g、枳实10g、竹茹10g、甘草6g,20剂,免煎颗粒,每剂药服1天,每天服3次。

2018年9月30日,三诊。脑中鸣响已基本消失,听力及视力均明显恢复,无咳嗽咯痰,白带正常,月经量少,舌淡红,苔薄白,脉细滑数。予知柏地黄丸口服治疗2周。

按:中医认为,脑居颅内,由髓汇集而成。《灵枢·海论》说:"脑为髓之海。"脑是人体生命之大主,为元神之府,主持人体的精神活动(包括意识、思维、记忆、情感等),掌握着人体的视觉、听觉等。《灵枢·口问》曰:"上气不足,脑为之不满,耳为之苦鸣,头为之苦倾,目为之眩。""上",也可理解为指人体上部的头、脑。当气血不足,清阳不升,不能营养于脑髓之时,便会产生耳鸣、目眩,甚至"目无所见"之症。显然,目之视,耳之听,皆为脑所主宰,皆源于脑髓的充盈与否。故而本案之脑响耳鸣,视力下降症病位多责之于脑。脑鸣较耳鸣少见,但病性则一,中医辨证有虚实之分。《灵枢·海论》有论"髓海不足,则脑转耳鸣,胫酸眩冒,目无所见,懈怠安卧"。故对脑鸣耳鸣症,《黄帝内经》多以精虚、髓海不足立论。而后世医家特别是李东垣则特别重视气虚因素(请参考其他医案论述)。故现代论治脑转耳鸣均以虚证论治为主,主要为"上气不足"和"髓海不足"两类。对于《灵枢·口问》提出的"上气不足",金寿山教授认为是临床上常见的一种证候,它是与中气不足、下气不足相对而言,都属气虚的表现。在继承《黄帝内经》和后世李东垣、薛立斋等各医家学术思想的基础上,结合他多年临床经验,指出必须具备以下几点,才能诊断为上气不足证。

1. 气虚　疲乏是最主要的表现。多数患者诉说容易疲劳,不能坚持长时间的脑力或体力劳动,劳累后头晕头昏等症状加重。有些患者终日乏力,呵欠频频,总想躺下。有些患者气短,面色不华,舌淡胖,脉软弱无力。部分病例兼有脾胃虚弱而纳少、便溏。

2. 清阳不升　头目上窍失养,见头晕、耳鸣、耳聋、眼花、视力减退等症。其中头晕最常见,多数表现为头脑不清醒,昏昏沉沉,反应慢,思维较迟钝,注意力不易集中,记忆力差。有的患者则感到周围物体在晃动,如坐舟车,甚者觉天旋地转,墙倒屋倾,闭目不敢动弹。部分病例兼肝阳上亢,头胀、头痛、脉弦,或兼痰浊上扰,而见苔腻、呕吐等。

3. 上气不足证与髓海不足证的鉴别　髓海不足者的某些症状与清阳不升相似,区别主要有以下三点:①肾主骨生髓,故髓海不足之根源在于肾亏,见症以下元不足为主,如腰膝酸软、行走不便等;上气不足证没有这些症状。②髓海为有形之质,其盈亏变化缓慢,当出现髓海不足症状时,多为持续性;而气属无形,变动不止,故上气不足之证临床表现时轻时重,或为阵发。③有形之髓海不足难以骤填,故收效甚慢;无形之上气不足可以速补,故收效较快。

本案病历三载,初看类似虚证,但仔细辨识并无典型肾精肝血亏虚之脉症,可以排除髓海失养因虚致病的因素。《素问·生气通天论》中有"因于湿,首如裹"的记载。杨上善曾释为:用水湿头而以物裹人;王冰亦谓:反湿其首,若湿物裹之。从二家的注释来看,显然他们都是以"因于湿首,如裹"断句。至元代朱丹溪《格致余论·生气通天论病因章句辨》始定为"因于湿,首如裹"为句。朱氏解释说:首为诸阳之会……浊气熏蒸,清道不通,沉重而不爽利,似乎有物蒙冒之。自此而后,多遵此说。包括今天的全国高等医药院校教材《内经讲义》,也以"形容头部沉重,如被物裹一样"来解释。上述观点差异并不妨碍中医学对湿邪容易影响头目官窍感知功能的认识。对于湿热证的因机证治,温病学派尤有心得,论述最详。认为湿热之邪侵犯上焦,主要病位为头面清窍、咽喉、肺及心包。叶天士在《温热论》中明确指出:"湿与温合,蒸郁而蒙蔽于上,清窍为之壅塞,浊邪害清也。"认为湿为阴邪,重浊黏腻,热为阳邪,其性炎上,湿热相搏,热蒸湿动,蒸腾弥漫,蒙蔽于上,壅塞清窍,而出现头昏目胀、眼欲闭、耳鸣耳聋、鼻塞等症状，即叶氏所说"浊邪害清"。

　　本案并无气虚之乏力气短，肾虚之腰膝酸软，肝胆火热上攻之烦躁易怒、口苦胁痛等典型脉症。痰黄、舌苔黄、脉细数为火热见症，身困、白带多、盆腔积液、苔腻、脉滑为痰饮之象，故而本案是一个相对简单的痰热内蕴，浊邪害清证型。按照痰热上蒙施治，只需清热化痰，开窍化浊即可。用方菖蒲黄芩温胆汤，其实就是温胆汤加石菖蒲、黄芩、天麻。方中黄芩温胆汤行清热豁痰化湿之职，菖蒲、天麻有开窍化浊祛风之能，并无一味益气、补肾、活血之"补药"或"改善供血药"。治病求本，此之谓也！二诊药已中的，效不更方，去菖蒲是防其久服辛香燥烈，走窜耗气伤阴。三诊诸症大减，因患者有月经量少之症，考虑痰热日久必有伤阴耗血的改变，给知柏地黄丸继续利湿清热，同时滋阴凉血，是不忘叶天士治疗湿热证需警惕"炉烟虽熄，灰中有火"之训。

　　在八法之中，无论医者还是病家最易接受和包容的大约就是补法，故民间谚语说"大黄救人无功，人参杀人无过。"本案的教训之一是既往被医者误诊为虚证而施以补法多年而不自醒。补法虽得到广泛的使用，但并不是一种简单的中医治疗方法，需要医生掌握很高的临床技能才能准确运用。攻补治法的选择完全由疾病的病机决定。清代著名医家程国彭对补法的解释简单明了："补者，补其虚也"，并引《黄帝内经》"虚者补之"加以说明。马有度教授在《医学心悟点评》中说：程氏非常重视补法，认为"天真荣卫之气渐绝，而亏损成矣，虽欲补之，将何及矣"。强调无论气虚、血虚、阴虚、阳虚，均应当补则补，不可贻误；更不能误将"大虚之证，内实不足，外似有余"或"阴虚火亢，气逆上冲"所表现出来的"脉浮大而涩，面赤火炎，身浮头眩，烦躁不宁"或"不得眠"等症视为实证之候，用苦寒泻火之类祛邪，而犯虚虚实实之戒，所谓"至虚有盛候，反泻含冤者"。但程国彭同时指出，实证不能用补法，即便是本体素虚者，若"客邪初至，病势方张"，也不宜轻易用补法，"若骤补之，未免闭门留寇"；更要注意甄别"大实之证，积热在中"而表现出"脉反细涩，神昏体倦"等虚寒之象，以免"误投补剂"，同样犯虚虚实实之戒，所谓"大实有羸状，误补益疾者"是也。程氏强调补法在运用时要注意三个要领：一要分气血，辨寒热。气虚者用四君子汤，血虚者用四物汤。程氏认为，少火生气，壮火食气，主张补气时兼补火，以助气生；而湿热之邪，易耗伤正气，当清热除湿，湿热除则气不伤，正气得以顾护，亦为补气。血热之证宜补血行血以清之，用四生丸、六味汤；血寒之证宜温经养血以和之，用理中汤加当归。但对失血过多，病势急迫者，无论寒热，皆当急补。二要识开阖，知缓急。程氏认为，"天地之理，有阖必有开；用药之机，有补必有泻"。主张在"补"的同时用行气导湿之药，畅通气机，祛邪外出，以避补益之品壅塞留邪之弊，此乃识开阖；根据病势之缓急、正邪之偏重、体质之虚实而分别采取峻补、缓补和平补之法，此乃知缓急。三要视五脏属性施补。程氏把根据五脏属性的不同而采取相应的补法称为正补之法，如"损其肺者，益其气""损其心者，和其荣卫"等，即为正补；把根据五脏之生克而补其母的方法称为相生而补之法，如肺虚者补脾，是因为脾土生肺金，子虚则补其母，即为相生而补。在五脏之中，程氏特别重视补肾和补脾，强调"根本之说"。肾为先天之本，脾为后天之本。程氏认为，"若先天祖气，荡然无存，虽有灵芝，亦难续命";脾作为后天之本,"尤当培养,不可忽视",所谓"安谷则昌,绝谷则危""粥浆入胃,则虚者活"。程氏很看重补益脾肾,并指出"脾肾两脏,皆为根本,不可偏废",应视二脏亏虚的不同,分别采取补脾、补肾或脾肾并补之法。程氏还是当今人们崇尚的医养结合理念之先行者和倡导者。其还引谚语"药补不如食补",提出"食补不如精补,精补不如神补",是针对人们喜用补法的正确引导。在食、药的基础上,加上身心调摄,是更加全面的治养结合的养生之道。

八、肾病综合征案

——"阳胜则身热……能冬不能夏。阴胜则身寒……能夏不能冬。此阴阳更胜之变,病之形能也。"

戴某某,男,40 岁。

2018 年 8 月 3 日,一诊。

主诉:乏力困倦 8 年。

现病史:自述患"肾病综合征"10 年。发病时曾在综合医院用糖皮质激素等免疫抑制剂正规治疗 1 年,停药后病情复发,此后未再系统治疗。8 年前始感乏力肢倦,精神萎靡不振,胸闷思睡,关节酸软无力,每逢夏天加重,冬季则诸症减轻,伴下肢水肿,尿黄口臭,纳可便调,口和,舌淡红,苔薄黄,脉细。

体格检查:双下肢中度水肿。

实验室检查:尿蛋白(+++)。

西医诊断:肾病综合征。

中医诊断:水肿。

证型:湿热气虚。

治法:补气健脾、清利湿热。

方药:李氏清暑益气汤。

> 西洋参 10g、黄芪 30g、炒白术 10g、黄芩 10g、当归 6g、陈皮 10g、升麻 8g、麦冬 20g、五味子 6g、苍术 5g、黄柏 10g、葛根 30g、泽泻 10g、甘草 6g,20 剂,每剂药服 1 天,每天服 3 次。

2018 年 8 月 28 日,二诊:乏力肢倦,胸闷、思睡、水肿症状均明显改善,舌脉同前,尿蛋白(+),原方减黄芩剂量继服。

> 西洋参 10g、黄芪 30g、炒白术 10g、黄芩 5g、当归 6g、陈皮 10g、升麻 8g、麦冬 20g、五味子 6g、苍术 5g、黄柏 10g、葛根 30g、泽泻 10g、甘草 6g,30 剂,每剂药服 1 天,每天服 3 次。

2018 年 9 月 26 日,三诊:乏力肢倦基本消除,双下肢已无水肿,舌淡红,苔薄白,脉细。复查尿蛋白阴性,二诊方继服 30 剂。

按:该患者自述临床表现有一个明显的特点是"每逢夏天加重,冬季则诸症减轻",症状改变与季节的变化有关。这让我想起《素问·阴阳应象大论》的一段原文:"阳胜则身热,腠理闭,喘粗为之俯仰,汗不出而热,齿干以烦冤,腹满死,能冬不能夏。阴胜则身寒,汗出身常清,数栗而寒,寒则厥,厥则腹满死,能夏不能冬。此阴阳更胜之变,病之形能也。"翻译过来是说:"阳胜之病,身体就会发热,腠理紧闭,喘息急迫,俯仰反侧汗不出,热不散,牙齿干燥,心里烦闷,若再有腹部胀满的感觉,就是死症。经得起冬天,而经不起夏天。阴胜之病,身体就会恶寒,出汗,身上时常觉冷,屡屡寒战夹杂作冷,最后就会出现手足厥冷的现象,再感腹部胀满,就是死症。经得起夏天,而经不起冬天。这就是阴阳偏胜,失去平衡,所引起的疾病临床表现。"该患者明显属于"能冬不能夏"的状态,当属阳热亢盛之人。患者以乏力、舌淡红、脉细为脉证,可知为典型气虚证,与"阳热亢盛"完全不符,难道《黄帝内经》说错了吗?读中医经典重要的是掌握其精神实质和普遍规律,不能死于句下。《黄帝内经》这一段话仅告诉我们人体阴阳盛衰能产生复杂的病理改变,也即阳胜之病,由于阳热亢盛,症见身热、腠理闭、汗不出而热、喘粗为之俯仰,同时阳热盛必伤阴,又有齿干、烦满等表现,病机为阳盛阴虚。冬为阴胜之时,遇冬则得阴气之助,尚能耐受,或易于治愈,预后好;遇夏则阳热更胜,阴津耗损,故不能耐受,或难愈,预后不良。如《类经·阴阳类》云:"阴竭者,得冬之助,犹可支持,遇夏之热,不能耐受矣。"阴胜之病,阴寒偏盛,症见身寒、数栗而寒,厥甚四肢逆冷;阴寒隆盛必伤阳气,又可有身常清、汗出等表现,病机为阴胜阳虚。遇夏则得阳之助,尚可耐受,或易愈,预后良好;遇冬则阴寒隆盛,阳气衰微,则难愈,或预后不良,如《类经·阴阳类》云:"阳衰者,喜暖恶寒,故能夏不能冬也。"这说明病证之预后、转归,与季节气候,四时阴阳的消长密切相关,强调了四时阴阳消长的规律对疾病预后的重要影响。本段经文取法于自然界阴阳相互制约的规律,揭示阴阳更胜之不同病机、病证及其对预后的影响,具有现实的临床意义。如根据阳胜之病耐冬不耐夏、阴胜之病耐夏不耐冬的规律,阐明病症的发生、发展以及预后与四时阴阳消长的互动关系,反映了《黄帝内经》天人相应的整体观思想,提示临床辨证论治的过程中,可以根据时令气候的规律预测病症的发展变化趋势,把握其预后和转归。同时,采取"因时制宜"的治疗原则,指导遣方用药,顺时调摄。此外,本段经文还提到阳胜、阴胜之甚者均可出现"腹满"病候,且提示病情危重,究其原因,阴阳偏盛至极,脏腑气机阻绝不通所致的腹满重症。阳盛之极,里热炽盛,脾胃阴液耗竭,脏腑气机阻绝可出现腹满;阴盛之极,脾胃阳气衰败,脏腑气机阻绝也可出现腹满。"腹满"一症是由于脾胃之气衰败,反映出脾胃不仅是气血生化之源而且还是脏腑气机升降之枢,在人体五脏六腑中地位独特。

该患者"能冬不能夏"的原因为何?究其原因,患者本为气虚湿热之人,暑为长夏主气,暑邪具有炎热、升散、兼湿特性,有耗气、助热、增湿的特点,故而气虚湿热之人夏季乏力肢倦症状更加明显,这符合《素问·阴阳应象大论》中"寒伤形,热伤气"的描述。胸为诸阳之汇,阳气下陷,胸阳不振,故见胸闷。《素问·生气通天论》论及:"阳气者,精则养神,柔则养精",阳气不足则精神委顿思睡。暑邪致病,多夹湿邪为患,碍气伤津,故而患者伴见口臭、尿黄、苔黄。湿热病性也是造成患者病情缠绵难愈,症状时轻时重的根本原因。

对于暑湿伤人的气虚湿热证，李东垣研究颇深，他在《内外伤辨惑论·暑伤胃气论》中指出虚人感暑之气，症见四肢困倦，精神短少，懒于动作，胸满气促，身热而烦，大便溏而频，小便黄而少，不思饮食，自汗，体重，舌淡，舌有齿痕，苔腻口黏，脉虚大或洪缓诸脉症与本案相似。东垣受《素问·举痛论》"余知百病生于气也。怒则气上，喜则气缓，悲则气消，恐则气下，寒则气收，炅则气泄，惊则气乱，劳则气耗，思则气结。九气不同，何病之生？……炅则腠理开，荣卫通，汗大泄，故气泄"的启发，以《黄帝内经》"气虚身热，得之伤暑"立论，并指出"时当长夏，湿热大胜"，创"清暑益气汤"（黄芪五分，苍术一钱五分，升麻一钱，人参、白术、橘皮、神曲、泽泻各五分，炙甘草、黄柏、当归、麦门冬、青皮、葛根各三分，五味子九个。用法：上药㕮咀，都作一服，水二大盏，煎至一盏，去渣，大温服，食远）。其立方以补中益气汤去柴胡易葛根，合生脉散，补气升阳，两补气阴。病发于暑天土令，而非春季木令，故不用行少阳经之柴胡，而代以行阳明经之葛根，且葛根有"益阳生津"之用；复用二妙散加泽泻、青皮、神曲行其滞气，清利其湿热，苍术、黄柏针对湿热而设，神曲、青皮消食快气，针对"心下膨痞"而设。《脾胃论》中有："湿气大胜，主食不消化，故食减，不知谷味，加炒曲以消之。"麦门冬、五味子合人参为生脉散，针对暑伤气阴而设。《脾胃论》中有："复加五味子、麦门冬、人参泻火，益肺气，助秋损也。此三伏中长夏正旺之时药也。"全方堪称药证相符，无懈可击。该方创立后得到了后世医家的广泛赞誉。如张路玉谓：《金匮要略》太阳中暍，"发热恶寒，身重疼痛"条，本无方治，故"东垣特立清暑益气汤，足补仲景之未逮"；赵献可在《医贯》中说："伤暑而苦头痛，发躁恶热，扪之肌肤大热，必大渴引饮，汗大泄，齿燥，无气以动，乃为暑伤气，苍术白虎主之。若人元气不足，用前药不应，惟清暑益气汤或补中益气汤为当。大抵夏月阳气浮于外，阴气伏于内。若人饮食劳倦，内伤中气，或酷暑劳役，外伤阳气者多患之。法当调补元气为主，而佐以解暑。"吴鞠通亦认为"细按此证，恰可与清暑益气汤"。当然，有医家持不同意见，如徐灵胎在《医贯砭》中说："自汗多而气上，反用升、柴；热气未清，反用参、术。与尔何仇，必欲杀？……暑气未清而补，即补暑矣。夏月服补而卒死者，我见亦多矣。皆此等邪说杀之也！……杂出不伦，古人制方之义至此而尽。医道之一厄也。"事实上，李东垣的清暑益气汤主要治疗内伤病而不是外感病，治疗主要针对正气而不是邪气。徐灵胎并未能透彻理解李氏清暑益气汤制方之意，不理解针对气虚湿热，气阴两伤的复杂病机。一方之中完全可以健脾胃、补中气、升清阳、泻阴火、滋阴津多法合用。

须明白清暑益气汤有两方，一者为本案李氏清暑益气汤，功效为益气升阳，除湿祛风，清热养阴，用于气虚湿热，兼有阴津不足，正虚而邪不盛的病症；另一方为清代王孟英所撰的王氏清暑益气汤（西洋参、石斛、麦冬、黄连、竹叶、荷梗、知母、甘草、西瓜翠衣、粳米），方用西洋参、麦冬、石斛养阴益元，甘草、粳米养胃和中，荷梗、知母、黄连清暑泄热，竹叶、西瓜翠衣清心利尿，功效清暑益气，养阴生津，用于暑热耗伤气阴，邪少虚多的中暑病症。王孟英《温热经纬》曾批评东垣此方"有清暑之名，而无清暑之实"，而另立王氏清暑益气汤"清暑热而益元气"。何绍奇先生在《读书析疑与临证得失》中认为：这两个同名方，立方用意不同,各有不同的适应证,完全可以并行不悖。东垣方适用于元气不足之体,感受暑湿,或气虚湿热内盛而感受暑热者,或脾肺气虚湿盛之人兼感微暑,或体虚因避暑而袭凉饮冷,内伤脾胃,酿生湿热者。若津涸火炽,体实,脉盛者此方不可与之,盖津涸有火之质,甘温、升阳、燥湿之品皆非所宜也。孟英方适用于阴虚之体,感受暑热,热伤气阴,而症见脉虚、气短、倦怠、烦渴、多汗、舌红者。两方名同而治有别,医者应当明了于心,择善而用之。

九、皮疹红斑案

——复习《素问·至真要大论》九条火热病机及潜阳封髓丹的应用

陈某某,女,71岁。

2017年12月10日,一诊。

主诉:全身皮肤散发红色斑疹、瘙痒2个月,加重3天。

现病史:2个月前,无明显诱因全身皮肤散发红色斑疹、瘙痒,近3天加重。颧部、鼻周出现大片红色斑片状皮疹,感面部烘热,背部、四肢散发红斑,食海鲜、韭菜等"发物"瘙痒会加重,口干不欲饮水,大便偏干,畏风足冷,夜尿频,纳可,舌淡红色暗,舌体胖,中有裂痕,舌苔少,脉弦。要求中医治疗。

体格检查:颧部、鼻周大片红色斑片状皮疹,全身背部、四肢散发红斑。

实验室检查:无。

西医诊断:皮肤过敏?

中医诊断:皮肤斑疹。

证型:血虚生风、热毒内生、阳虚火浮。

治法:养血祛风、凉血解毒、温阳引火。

方药:荆防银荞四物汤合潜阳封髓丹加味。

> 荆芥10g、防风30g、麻黄10g、杏仁10g、金银花15g、牛蒡子30g、生地30g、熟地30g、当归10g、赤芍15g、黄柏30g、砂仁5g、肉桂10g、制附片(免煎颗粒)15g,4剂,水煎服,每剂服2天,每天服3次。

制附片颗粒每天7.5g,分3次兑入汤液中服下。

2017年12月28日来电话告知,上方服1剂痒止疹减,服完3剂皮疹完全消散,面部烘热、口干便干、畏风肢冷症消失,夜尿减少,4剂服完诸症悉平。

按:《素问·阴阳应象大论》言:"善诊者,察色按脉,先别阴阳。"临床病症,阴阳分列,判若水火者有之,然阴阳相杂,似是而非者亦不少。门诊面对后一类患者,要在有限的时间内辨识清八纲属性,阴阳盛衰,非精于临床、善于学习、勤于思考者恐难为之。

辨识阴阳为辨证识机之关键,《黄帝内经》首开辨识病机之先河。本案患者斑疹色红赤、烘热、口干、便干,当属火与热。《素问·至真要大论》论述的十九条病机,其中属热的有四条,分别为"诸病有声,鼓之如鼓,皆属于热""诸胀腹大,皆属于热""诸转反戾,水液混浊,皆属于热""诸呕吐酸,暴注下迫,皆属于热"。"诸病有声,鼓之如鼓,皆属于热"是指肠鸣有声,叩之如鼓的病症。其病机为饮食过饱,肥甘无节,中脘传化迟滞,引起胃肠壅积生热而致腹胀如鼓。但是单凭腹胀如鼓一症还不能断言为热,一般多伴有大便不爽,矢气恶臭,口舌干燥,脉数有力等症,不可不审。"诸胀腹大,皆属于热"泛指多种胀满腹大之症,一般见于因嗜酒肥甘,湿热郁结于中,而致腹满的病症。如《灵枢·本神》的"脾气……实则腹胀,经溲不利",《素问·脉要精微论》的"胃脉实则胀"都属此类。然《素问·异法方宜论》之"脏寒生满病"则不属此例,此外《灵枢·水胀》有"寒气客于皮肤之间,鏊鏊然不坚,腹大,身尽肿,皮厚"的记载,此腹胀因寒所致也不属于热。所以因热而胀仅是腹胀原因之一。"诸转反戾,水液浑浊,皆属于热"指多种转侧不利,脊背反张以及身曲不能直立,排出水液浑浊的病症,大都与热邪有关,此为燥热伤津,筋失所养则出现抽搐挛急诸症,又因热邪灼津使小便、涕唾、痰液等排泄物黄赤浑浊,兼有灼热之感。但有因伤食或中气不足而致小便浑浊者,则不属于热。"诸呕吐酸,暴注下迫,皆属于热"指多种呕吐酸水,或突然发生的泻下,同时伴有里急后重的病症,大都与热邪有关。此处呕吐吞酸是因肝郁化热,横逆犯胃引起。暴注下迫亦多为火热侵迫大肠所致,多伴有心中烦热,渴欲饮冷,呕出物酸而有腐味,肛门急迫,大便泻下深黄,或夹黏液,肛门灼热,腹中急痛等症。中医理论认为热进一步发展易化为火,《素问·至真要大论》十九条病机中属"火"的条文有五条:"诸热瞀瘛,皆属于火""诸禁鼓栗,如丧神守,皆属于火""诸逆冲上,皆属于火""诸躁狂越,皆属于火""诸病胕肿,疼酸惊骇,皆属于火"。"诸热瞀瘛,皆属于火"是说多种因热而致神志昏乱,肢体抽搐的病症大都与火有关。如在发热、暑温等热病的发热过程中,因火邪伤及心神则神志不清。同时热病中的火热之邪常耗伤津液,若损及下焦肝肾则见抽搐痉挛之症。故临床中发热、神昏、抽搐的患者属火邪的居多;"诸禁鼓栗,如丧神守,皆属于火",禁,指口噤不开。鼓栗,鼓颔战栗,形容恶寒之甚。如丧神守,指寒战等一些躯体动作不能控制,犹如神明不能主持。意为多种口噤不开,鼓颔战栗而自身不能控制之症大多属于火邪所致,是由于火热过盛,闭遏于内,阳气被遏而不外达之真热假寒之象;"诸逆冲上,皆属于火",火性炎上,若火邪内盛势必上冲,冲于肺则喘咳,冲于胃则呕哕,冲于肝则气逆,冲于脾则气满。凡此种种,皆因火邪引起脏气冲逆而病,故《类经·疾病类》中说:"火性炎上,故诸逆冲上,皆属于火"。但不是所有的冲逆尽属于火,临床当有虚实寒热之辨,不可概言为火;"诸躁狂越,皆属于火",指躁动不安,狂乱失常而言,产生的原因是温热之邪扰乱心神而烦躁不安或邪火内燔,炼液成痰,痰火互结,心窍被蒙,也可躁狂。所以一般的躁狂证多属火邪而致。但临床有阴躁之候,是阴盛格阳,真寒假热之例,则不属于实火;"诸病胕肿,疼酸惊骇,皆属于火",胕既可理解为足背,也可视为通腐,指多种溃烂,足肿胀,疼痛酸楚,惊骇不宁的病症,大都与火有关。本条是指火郁化毒引起的足部红肿热痛,惊骇的病症,属湿毒流火之类。但火邪引起的全身浮肿较少见。学习理解《黄帝内经》病机辨识的精神实质,对我们临床辨识病机的真谛具有十分重要的意义。

该病患全身散发红色斑疹,瘙痒,烘热,当从火热立论,但患者并未伴见明显的全身热毒炽盛症状,反见病情迁延2个月不愈,时轻时重,口干饮少,舌淡红,苔少见症,提示并非单一实热证,而兼阴血不足,是血虚伴生热毒也!此外,更见畏风足冷,夜尿频数,舌淡红暗,舌体胖大等阳气亏虚症状,可见该患为阴阳两虚,邪实正虚,寒热错杂的复杂病证。针对复杂病机,必须用复合治法,选用复方合剂,才能理、法、方、药丝丝入扣。本案用自拟荆防银蒡四物汤合潜阳封髓丹化裁,清热毒,散风邪,凉血热,滋阴血,温肾阳,潜浮火,方证合拍,故而2个月之皮疾能有"一剂知,四剂已"之佳效。精准立法,准确治疗的前提是能正确辨识病因病机,尤其要辨明寒热、虚实和表里,此即《素问·至真要大论》言"必伏其所主,而先其所因"之意。临床实际工作中要精准识别复合病机并非易事,故而郑钦安感慨"医学一途,不难于用药,而难于识证,亦不难于识证,而难于识阴阳"。

本案选方用药之难和难以理解的是潜阳封髓丹的应用。该方为清代医家郑钦安极力推崇,由"封髓丹"与"潜阳丹"二方合剂而成。"封髓丹"最早见于元代《御药院方》一书,由黄柏、砂仁、甘草三药组成,有"纳气归肾"的作用,被认为多用于阴虚火旺诸证;"潜阳丹"出自郑氏《医理真传》,由砂仁、附子、龟板、甘草组成,亦有"纳气归肾"的作用,也用来治疗"虚火"证。传统的观点认为封髓丹与潜阳丹治疗的这种虚性火热证,多由肾虚产生,被郑氏称为"元气不纳""元气外越""真火沸腾""肾不纳气""气不归源""孤阳上浮"或者"虚火上冲"等等,意思都相似,指人体上部、外部(当然也包括下部)出现的一些虚性火热症,但一词多义,同义多词,令人迷茫!我初接触这里两个处方及学习其原文论述时也难以理解。经过多年的学习理解、实践体悟终有所得,临床运用也渐渐得心应手。我认为,要用中医理论指导解决临床难题没有必要引入玄妙幽深的边缘理论甚至为此自创新的名词或者新理论,只需运用中医界公认的中医经典理论或者说中医基础理论进行解读完全可以说理清楚,此可谓"大道至简"。要辨识清楚虚火的种类和来源,必须要明白肾为水火之脏,内藏元阴、元阳,因此虚火可以来自元阴,亦可由其对立的元阳产生。既可以是阴虚火旺,也可能是阳虚浮火(为了和李东垣的阴火区别,此处姑言之"浮火")。如果中焦脾胃亏虚,中州失其枢纽斡旋之职,会阻遏阴阳之气相交,气机怫郁,可以产生和加重虚火的僭越,更会妨碍虚火的复位。故而不论是封髓丹或是潜阳丹,均加有砂仁、甘草二药健中和胃,目的是修复虚火复元之道路。郑氏言砂仁有纳气归肾的功效,着实令人不解。从砂仁健胃和中,恢复水火的通道这一角度理解似乎更符合常理。从封髓丹处方黄柏、砂仁、甘草三药药性和配伍分析,并无养阴成分,郑氏说黄柏有泻火坚阴的功效似乎牵强。因此,我认为封髓丹仅有清热泻火之功而无滋阴之力,不管阳盛实热或是阴虚火旺均可运用,只不过后者须配合养血滋阴之药。潜阳丹中附子、龟板明显是为阴阳两虚而设,如调整两药的剂量则整个方剂的主治功效可以发生180度的偏移,故该方多用于阴阳两虚内生虚火和/或肾阳亏虚浮火内生之证。因本案阴血、阳气均不足,发于头面、皮肤之火热既有阴血亏虚,虚火上炎的因素,又有阳虚浮火的成分,故而将潜阳丹与封髓丹合并使用,治阴顾阳,"通阴助阳"。又因本案以阴血虚火炽为主,阳虚浮火为次,故附子、砂仁仅用小剂量,是从避免温热燥烈加重风热毒邪考虑。

对潜阳封髓丹的解读和应用经验我在其他医案中还有述及,读者可以前后互参。

十、口甜、口苦案

——《素问·调经论》"阳虚则外寒,阴虚则内热,阳盛则外热,阴盛则内寒"之正确理解。

刘某,男,65 岁。

2017 年 8 月 13 日,一诊。

主诉:口甜、口苦,腹胀 3 个月。

现病史:3 个月来口甜、口苦,腹胀,在综合医院消化内科行胃镜检查未发现严重器质性病变,服西药(具体药物不详)1 个月未效,伴大便稀溏,日解 3 次,纳可,不欲饮水,舌淡红,舌质暗,苔黄腻,脉弦紧数。

体格检查:无异常。

实验室检查:胃镜:非萎缩性胃炎。

西医诊断:味觉异常查因。

中医诊断:口甜、口苦症。

证型:脾虚气滞、湿蕴化热。

治法:健脾行气、燥湿清热。

方药:平胃散合半夏泻心汤加减。

> 苍术 15g、厚朴 15g、白豆蔻 5g、香橼 15g、苏梗 15g、陈皮 5g、法半夏 15g、藿香 10g、佩兰 10g、滑石 15g、黄连 10g、黄芩 10g、炮姜 5g、丁香 10g,3 剂,每剂药服 2 天,每天服 3 次。

2017 年 8 月 20 日,二诊。诉服上方后疗效不明显,腹胀反而有所加重。细查其舌苔仍黄腻,但舌面水滑。反思上方不效的原因,显然为辨证失准,治法偏颇。健脾行气,燥湿清热治疗后舌苔水滑,当为中阳不足,气滞湿蕴,水湿不化,郁热不消,改治法为温阳健脾,燥湿行气,方用附子理中汤合平胃散加减。

> 制附子(另包,开水先煎 3 小时)30g、炮姜 5g、丁香 5g、苍术 10g、白豆蔻 10g、陈皮 10g、法半夏 15g、厚朴 15g、苏梗 15g、蜘蛛香 15g、莱菔子 30g、白芍 15g、茵陈 10g、藿香 10g,3 剂,每剂药服 2 天,每天服 3 次。

2017 年 8 月 31 日,三诊。诉服二诊方后腹胀、口苦、口甜明显减轻,全身轻松,舌苔变为淡黄薄腻苔,脉弦紧数。药已中的,继服二诊方 3 剂,每剂药服 2 天,每天服 3 次。

2017 年 9 月 10 日,四诊。诉服三诊方后口苦、口甜、腹胀消失。舌淡红,质暗,苔白腻,脉弦紧。二诊方继服 3 剂巩固治疗。

按：中医常被人戏称为"慢郎中"。在我看来，中医之慢多为辨证不够精准，甚至辨证偏差所致。如果辨证准确，选方用药对证，常有"桴鼓"之效。再难治的疾病，也应该有正确的治疗方法，正如《灵枢·九针十二原》所言："疾虽久，犹可毕也。言不可治者，未得其术也。"本案一诊时看到口苦，舌苔黄腻，先入为主地认为脾虚湿热为患，给黄连、黄芩清热燥湿，虽然也配合炮姜、苍术、白豆蔻等温中、燥湿、畅气之品，但是 3 剂并未显效，反增腹胀加重。反思不效之因，忆及《素问·举痛论》述及"百病生于气也"。气的失常有"有余"与"不足"之别，气若有余，则化热生火，火热上犯则会口苦，如《灵枢·邪气脏腑病形》说："胆病者，善太息，口苦，呕宿汁。"《灵枢·四时气》云："邪在胆，逆在胃，胆液泄则口苦……"《素问·奇病论》说："病名曰胆瘅……此人者，数谋虑不决，故胆虚气上溢，而口为之苦。"可知肝胆火气上溢可见口苦。至于口甜，《素问·奇病论》有论及："帝曰：有病口甘者，病名为何？何以得之？岐伯曰：此五气之溢也，名曰脾瘅。夫五味入口，藏于胃，脾为之行其精气，津液在脾，故令人口甘也。此肥美之所发也，此人必数食甘美而多肥也。肥者令人内热，甘者令人中满，故其气上溢，转为消渴。治之以兰，除陈气也。"以上经文均明白无误地告诉后人，口苦是因胆气上逆，胆热上泛，口甘是因津液在脾，湿浊困阻，陈气郁积为患。为何一诊清热燥湿，行气健脾反致病症加重？多年的临床经验告诉我，对于非顽症痼疾的常见病、多发病甚至急性病症，如果辨证选方准确，一般中药 3 剂以内即可见症状改善，如症状不减或反而加重，多为辨证失误。本案二诊再察其诸症舌脉，患者口甜口苦而不欲饮水，舌淡红而质暗，大便稀溏日排 3 次，舌苔虽黄而舌面水津欲滴，显然是一派脾虚寒湿（饮）证。该案之脉证符合《伤寒论》太阴病提纲"太阴之为病，腹满而吐，食不下，自利益甚……下之，必胸下结硬"的描述，提示该案为太阴脾虚寒湿病证。

脾虚会生热吗？《黄帝内经》对此做了肯定的回答。人体阴阳的对立互根、消长平衡是维持正常生命活动的基本条件，这一"阴阳平衡"状态一旦遭到破坏，便会发生阴阳盛衰的病理变化。《素问·调经论》有论："阳虚则外寒，阴虚则内热，阳盛则外热，阴盛则内寒"，该理论阐述对临床有重要的指导意义。阴阳的偏盛偏衰，可表现为或寒或热、或虚或实的不同证候，此即通常所说的"阳盛则热""阴盛则寒""阳虚则寒""阴虚则热"之原因。现代中医所言的这四种病机虽然可致寒热虚实的不同证候，但现代中医对此的理解与《素问·调经论》所言"阳虚则外寒，阴虚则内热，阳盛则外热，阴盛则内寒"的含义是完全不同的。《中医经典百题精解丛书·内经》解释得很清楚："阳虚则外寒"在《素问·调经论》中是指外邪袭表产生表证恶寒症状之机制。寒邪侵犯人体，阻遏卫气，令卫气不能达于肌表，表卫不足，致使寒邪独留于体表而产生外寒。此"寒"并非虚寒，它是指阳气局部性不足，不能温煦肌腠，又感寒邪而出现的恶寒症状，治疗当辛温解表。而现代临床所说的阳虚则寒，是指人体阳气受损，温煦功能失常，脏腑器官得不到阳气的温养而出现的畏寒，同时兼见肌肤不温、精神萎靡不振、面色㿠白不华、口淡不渴、大便稀溏、小便清长、脉沉迟无力等阳气功能不足的一系列虚寒病证表现。其治疗当用"阴病治阳"，也即王冰所说的"益火之源，以消阴翳"的温阳益火法。"阴虚则内热"在《素问·调经论》中专指脾胃气虚所致发热症的机制。脾胃居于中焦,为气机升降之枢纽,如果劳倦太过,损及脾胃,升清降浊无力,谷气留而不行,郁久化热,熏蒸于胸中,则产生内热。此种内热,原因是脾气虚导致一系列病理改变产生发热,脾属阴为至阴之脏,脾虚故言为"阴虚",即李东垣所说的"气虚发热",也即王安道在《内伤余议》中所说的"气郁则成热耳"。现代所指的脾虚发热、气虚发热之论均源于本篇"阴虚则内热"。但现代所论的"阴虚则热",则指久病伤阴,阴虚不能制阳,使阳相对偏盛,临床会出现长期低热、五心烦热、午后潮热、骨蒸劳热、颧红盗汗、口干不思饮水或饮水不多、尿短赤、大便干、舌红少苔而干、脉象细数等症状。其治疗当用"阳病治阴",也即王冰所云"壮水之主,以制阳光"的滋阴降火之法。显然,《素问·调经论》所言"阴虚则内热"与现代中医所指"阴虚则热"是两种不同的病机。前者当用李东垣甘温除热法治之,甘温益气以退热,以益气为先;后者当按丹溪滋阴降火(或曰滋阴清热)法治之,甘寒养阴清虚热,以滋阴为本。"阳盛则外热"在《素问·调经论》中本指表证发热的机制。当外邪侵入机体,上焦肺气失宣,腠理闭塞,气机郁阻而不能向外发越,则卫气郁遏而致发热。此表证之发热,治疗上运用发汗解表即可。其中,若是寒邪所致发热者,宜麻黄汤、桂枝汤以辛温解表。若是温邪为之发热,当选桑菊饮、银翘散之属辛凉解表。现今临床上所说的"阳盛则热"多是指里实热证,即《素问·阴阳应象大论》"阳胜则热"的实热证之病机。包括外邪入里化热,或饮食、虫积、结石、气郁、痰湿、瘀血郁而化热等致使机体阳气偏盛之里实热证。此热证的病机关键在阳胜,所致之热为实热,所以,治疗宜在"实则泻之"的原则指导下,运用"热者寒之"之法治之。治疗时要选用黄芩、黄连、大黄、金银花、连翘、石膏、栀子等苦寒清热之品,直折火势。可见,"阳盛则外热"与"阳盛则热"有一定差异。"阴盛则内寒"在《素问·调经论》本指胸痹、心痛病的病机,病位仅局限于"胸中"。机制为寒气积于胸中,致使血脉凝涩不畅,久则损伤阳气,从而产生内寒。这种内寒虽属阳虚阴寒过盛所致,但它仅限于寒积胸中。对于此种"阴盛则内寒"所致的胸痹心痛病,临床上可用薤白、白酒、瓜蒌、半夏、桂枝之类,以温通胸阳、宣散阴寒之法治之。现代临床上所说的"阴盛则寒",泛指一切阴盛之寒证,即《素问·阴阳应象大论》"阴胜则寒"的实寒证。"阴胜则寒"是对实寒证病机的高度概括。当机体在阴邪作用下,由于阴邪偏盛,阳气不能正常发挥其温煦功用,则产生身凉、恶寒、肢冷等寒象表现。其病机之关键在"阴盛",所致之证为实寒证候,因此治疗当用"寒者热之"之法。"阴盛则内寒"与"阴胜则寒",两者病机有异同。相同的是均指阴盛制约阳气的温煦作用异常而生寒证,所致之证为寒属实,不同之处是所言病证范围有广狭之不同,无论机体之上下内外所有的实寒证,均可用"阴盛则寒"概之,而前者仅指"胸中"寒证,后者涵盖前者。上述阴阳虚实,内外寒热的含义尽管不尽相同,但均可在临床上得到印证,而且,这种以阴阳为纲领来分析内外寒热虚实的方法,给后世以极大启发,并为中医"八纲辨证"奠定了基础。对于上述病理改变的后果,《素问·调经论》有论"帝曰:阴虚生内热奈何? 岐伯曰:有所劳倦,形气衰少,谷气不盛,上焦不行,下脘不通,胃气热,热气熏胸中,故内热"。此处明确指出脾虚也能生内热。受此启发,李东垣发明了"阴火"论,他在《脾胃论·饮食劳倦所伤始为热中论》中指出:脾胃居于中焦,是升降运动的枢纽,升则上输心肺,降则下归肝肾。脾胃健运才能维持"清阳出上窍,浊阴出下窍;清阳发腠理,浊阴走五脏;清阳实四肢,浊阴归六腑"的正常升降运动。若脾胃虚弱,则"荣气下流而乘肝肾……使谷气不得升浮……阴火得以乘其土位",其中所言之"荣气"与"谷气"皆为脾胃化生之精气,"荣气下流",实指清阳下陷之意,结果导致相火离位上乘形成"阴火热中"证。脾胃气虚,气血生化不足,心失阴血滋养,也导致心火亢盛;同时,水谷精气化生不足,不能滋养肾精,引起肾阴不足,肝肾相火因而亢盛,此心火、肝肾相火的亢盛便是"阴火"的直接来源。为何"元气不足而心火独盛",李东垣解释道:"心火者,阴火也,起于下焦,其系于心,心不主令,相火代之,相火,下焦包络之火,元气之贼也。火与元气不两立,一胜则一负。"另外,脾虚生湿化热以及脾虚阳浮也是阴火产生的原因之一。总之,阴火始终以脾胃虚弱,脾气下陷,清阳不升,浊阴不降为病变之基础。李东垣虽然提出了阴火的概念,发明了补中益气大法,创立了补气健脾升阳诸方,广泛应用于临床各科的治疗且疗效显著,成为内伤杂病治疗的一代宗师,但是东垣的阴火学说晦涩难懂,甚至难以自圆其说,导致后世对阴火的理解和解读难以统一。争论的焦点在于阴火产生的机制和阴火的性质。我的理解是,阴火是在脾虚气陷基础上伴见的火热证,只要见到脾虚气陷伴火热证即可视为阴火,此火既可以是传统所言的虚火,也可以是实火。虚火可以是阴虚火旺,也可以是阳虚火浮;实火既可以是火热、也可以是湿热,还可以是燥热或热毒。阴火产生于多种原因,并无统一的病机,临床面对患者四诊合参即可见病知源。治疗阴火均需清热降火,都需要选择运用黄芩、黄连、升麻、石膏等清解药,只是有虚证背景的清解药用量要小,且需结合养阴、补血、扶阳、补气等法,有实证基础的清解药用量要大,还需根据火热兼夹的湿、燥、毒等邪气配合运用燥湿、利湿、祛风、解毒等法,"随其所得而攻之"。

本案虽见口苦、苔黄等火热之症,其实生于"不足之气",一诊的治疗方向并无大的错误,只是在治疗上低了一个层次,注意了气血而忽略了阴阳。故二诊及时而改弦更张,予温阳健脾,散寒燥湿的附子理中汤合平胃散加减6剂而愈。此治疗既符合李东垣治疗脾虚阴火之旨,亦遵仲景《伤寒论》第277条"自利不渴者,属太阴,以其脏有寒故也,当温之,宜服四逆辈"之教也。

十一、顽固性咳嗽案
——学用陈士铎之"引火汤"

寸某某,男,91岁。

2018年2月14日,一诊。

主述:咳嗽、咯痰反复20余年,再发加重1周。

现病史:20余年来咳嗽、咯痰反复发作,常年食欲不佳,便秘。1周前受凉咳嗽,昼夜均咳,咯痰,痰黄量多易咯,活动后喘促,腹胀纳呆,无汗,微恶寒,口和,便秘,舌暗红,苔薄白,脉浮数。无发热、呼吸困难症。

体格检查:体温36.6℃,双肺底可以闻及湿啰音。

实验室检查:肺CT:双下肺部感染。

　　　　　　　血常规正常。

西医诊断:肺部感染;

　　　　　　慢性阻塞性肺疾病急性加重期。

中医诊断:咳嗽。

证型:风寒束肺、痰浊内蕴、肺脾两虚。

治法:宣肺解表、化痰健脾。

方药:杏苏散合三拗汤加味。

建议患者住院治疗,患者和家属拒绝,要求门诊服中药治疗。

> 杏仁10g、陈皮6g、法半夏10g、前胡10g、桔梗10g、麻黄6g、甘草3g、紫菀10g、款冬花10g,6剂,水煎服,每天服3次,每剂药服1天。

2018年2月27日,二诊。自诉中药1周即服完,但咳嗽未减轻反而有所加重,故未继续就诊。自服抗生素一周咳嗽无减轻,痰多色黄,乏力肢倦,纳少口干,舌暗红、苔薄白、脉浮数。双肺底可闻及少量湿啰音,收住院,静脉注射抗生素,同时服清热化痰,宣肺止咳中药汤剂。

> 炙桑白皮20g、黄芩15g、麻黄10g、杏仁10g、桔梗10g、蝉蜕10g、白前10g、百部10g、炙紫菀15g、炙款冬花15g、炙瓜蒌皮15g、玄参15g、天花粉30g、荆芥10g、陈皮5g、法半夏10g,5剂,水煎服,每天服3次,每剂药服2天。

同时静脉注射三代头孢菌素抗感染。

2018年3月8日,三诊。听诊双肺湿啰音消失,但咳嗽未减轻,痰白夹黄量多,质稠难咯,纳少口渴,大便干,舌红,舌面开裂,苔薄黄,脉弦有力。考虑有伤阴之象,原方加麦冬20g,出院带药再服 1 周。

2018 年 3 月 16 日,四诊。门诊复诊诉咳嗽仍无减轻,咯黄痰,口干,舌红略绛,舌面出现细裂纹,舌尖、舌中少苔,舌根苔薄黄,脉弦。听诊双肺未闻及干湿啰音。细思此乃肺胃肾阴虚,虚热内生,痰热内蕴证,当以滋肾润肺益胃,清热化痰止咳为法。仿"引火汤"方意拟方如下:

> 熟地 30g、麦冬 30g、北沙参 30g、天冬 30g、百合 30g、天花粉 30g、桔梗 10g、炙紫菀 10g、炙款冬花 10g、炒僵蚕 10g、金荞麦 30g、瓜蒌皮 15g,免煎颗粒剂,7 剂,每天服 3 次,每剂药服 1 天。

2018 年 3 月 21 日,五诊。诉咳嗽基本消失,痰变稀白,痰量减少,大便已不干结,纳增,口仍干,舌淡红,舌面开裂,舌尖苔偏少,中后部薄白苔,脉弦数。药已中的,效不更方再服 7 付。

2018 年 4 月 29 日,六诊。诉咳嗽咯痰已愈,纳增,二便调,舌淡红,苔薄黄偏少,脉弦细,给沙参麦冬汤 14 剂滋阴润燥,清养肺胃善后。

按: 该案患者为高龄老人,一诊时见咳嗽、咯黄痰、痰易咯、便秘,伴见恶寒、无汗、腹胀、纳少,苔薄白,舌质暗红,脉浮数,结合患者年龄因素考虑痰浊内蕴,脾虚感寒,肺失宣肃,依证处予杏苏散合三拗汤加味方未效。二诊收入院输注抗生素,同时以清热化痰,宣肺止咳立法,处以自拟桑皮汤加味内服,肺部湿啰音虽消失但咳嗽症状不减。前两诊我自觉辨证无误但疗效不显,四诊出现舌红显绛,舌面开裂,舌苔偏少,明显为肺胃肾阴亏虚,虚火上炎,痰热内蕴,肺失宣降证,改用引火汤后 1 周咳嗽、咯痰症状很快见效,病症向愈。

咳嗽一症(病)临床多发,其病因有外感诱发,有内伤引起;有热证而咳,有寒证而嗽;有虚证为主,有实邪为患。故咳嗽病性可有表里寒热虚实之不同,甚者病性错杂相兼,难以辨识。故明代张三锡在《医学六要》中感慨:"百病唯咳嗽难医",清代著名医家徐灵胎也谓其研求咳嗽治法,四十余年而后稍能措手。可见咳嗽作为一常见病,虽为小恙,也令很多名医棘手。从外感咳嗽而言,六气皆可致病,如《素问·咳嗽》就说:"皮毛先受邪气,邪气以从其合也。"《素问·生气通天论》说:"秋伤于湿,上逆而咳。"《素问·风论》说:"肺风之状……时咳"《素问·刺热》说:"肺热病者……热争则喘咳。"《素问·气交变大论》说:"岁火太过,炎暑流行……少气咳喘……岁金太过,燥气流行……喘咳逆气。"《医学心悟》指出:"肺体属金,譬若钟然,钟非叩不鸣,风寒暑湿燥火六淫之邪,自外击之则鸣。"这说明六淫皆可伤肺而生咳嗽。同时《黄帝内经》认为六气并非均等致病,外寒内饮是咳嗽的主因。《素问·咳论》指出:"其寒饮食入胃,从肺脉上至于肺则肺寒,肺寒则外内合邪因而客之,则为肺咳。"《灵枢·百病始生》强调:"重寒伤肺。"《难经》亦指出:"形寒饮冷则伤肺。"总之,咳之起病,《黄帝内经》认为外寒(风寒)与内寒(饮)为最首要的原因。至于咳嗽的病位,《素问·咳论》首先指出"肺之令人咳",《素问·宣明五气》也说"肺为咳",《灵枢·九针论》再说"肺主咳",《素问·脏气法时论》说"肺病者,喘咳",明确指出咳嗽首责于肺的观点。但人体是一个有机的整体,生理上相互联系,病理上是相互影响的。故《素问·咳论》又指出:"五脏六腑皆令人咳,非独肺也。"不仅肺引起咳,五脏六腑皆会引起咳嗽。然其病位重点又在肺与胃,本篇同时指出咳嗽的机制为"此皆聚于胃,关于肺"。大意是五脏六腑的咳嗽,多是由于邪气壅聚在胃,关闭于肺所引起,说明肺胃为咳嗽之源。《素问·咳论》认为致咳的两个主要原因:"皮毛先受邪气""其寒饮食入胃",因肺外合皮毛,手太阴肺经又起于中焦,所以咳与肺胃关系密切。所以在咳嗽的同时,使人多鼻涕,多痰涎,而且会伴见面部浮肿,气逆作喘等症。高士宗说:"六腑以胃为本,五脏以肺为先,故承上文五脏六腑之咳而言。此皆聚于胃,而关于肺,聚于胃使人多涕唾而面浮肿,关于肺则气逆也。"该论述从中医整体理论对《内经》理论进行了精辟的解读,有效指导了中医临床对咳嗽的诊治。

由于肺易受内外病理因素的影响,有医家认为"肺为娇脏",娇是娇嫩之意,即是指肺脏清虚娇嫩而易受邪侵的特性。肺为清虚之体,且居高位,为诸脏之华盖,百脉之所朝,外合皮毛,开窍于鼻,与天气直接相通。六淫外邪侵犯人体,不论是从口鼻而入,还是侵犯皮毛,皆易于犯肺而致病。他脏之寒热病变,亦常波及于肺,以其不耐寒热,易于受邪。《临证指南医案》曾论肺:"其性恶寒、恶热、恶燥、恶湿,最畏火、风。邪著则失其清肃之令,遂痹塞不通爽矣。"

在《黄帝内经》重视外感因素的基础上,后世医家也强调咳嗽的内伤因素。《景岳全书》特别擅长咳嗽内伤病机的辨识,论述甚详也较客观,可供参考:"咳嗽一证,窃见诸家立论太繁,皆不得其要,多致后人临证莫知所从,所以治难得效。以余观之,则咳嗽之要,止惟二证。何为二证?一曰外感,一曰内伤而尽之矣。夫外感之咳,必由皮毛而入,盖皮毛为肺之合,而凡外邪袭之,则必先入于肺,久而不愈,则必自肺而传于五脏也;内伤之嗽,必起于阴分,盖肺属燥金,为水之母,阴损于下,则阳孤于上,水涸金枯,肺苦于燥,肺燥则痒,痒则咳不能已也。总之,咳证虽多,无非肺病,而肺之为病,亦无非此二者而已,但于二者之中当辨阴阳,当分虚实耳。……然外感之邪多有余,若实中有虚,则宜兼补以散之;内伤之病多不足,若虚中夹实,亦当兼清以润之。大都咳嗽之因,无出于此,于此求之,自得其本,得其本则治之无不应手,……内伤之咳,先因伤脏,故必由脏以及肺,此脏为本而肺为标也。凡治内伤者,使不知治脏而单治肺,则真阴何由以复?阴不复则咳终不愈。……外感有嗽,内伤亦有嗽,此一实一虚,治当有辨也。盖外感之嗽,必因偶受风寒,故或为寒热,或为气急,或为鼻塞声重,头痛吐痰,邪轻者,脉亦和缓,邪甚者,脉或弦洪微数。但其素无积劳虚损等证而陡病咳嗽者,即外感证也。若内伤之嗽,则其病来有渐,或因酒色,或因劳伤,必先有微嗽而日渐以甚,其证则或为夜热潮热,或为形容瘦减,或两颧常赤,或气短喉干,其脉,轻者亦必微数,重者必细数弦紧。盖外感之嗽其来暴,内伤之嗽其来徐;外感之嗽因于寒邪,内伤之嗽因于阴虚;外感之嗽可温可散,其治易,内伤之嗽宜补宜和,其治难。此固其辨也。然或其脉证素弱,而忽病外感者有之,或其形体素强,而病致内伤者亦有之,此中疑似,但于病因脉色中细加权察,自有声应可证。若或认之不真,而互谬其治,则吉凶攸系不浅也,最宜慎之。凡内伤之嗽,必皆本于阴分。何为阴分?五脏之精气是也。然五脏皆有精气,而又惟肾为元精之本,肺为元气之主,故五脏之气分受伤,则病必自上而下,由肺由脾以及于肾。五脏之精分受伤,则病必自下而上,由肾由脾以及于肺,肺肾俱病,则他脏不免矣。所以劳损之嗽,最为难治,正以其病在根本,而不易为力也。病在根本,尚堪治不求本乎? 故欲治上者,不在乎上而在乎下;欲治下者,不在乎下而在乎上。知气中有精,精中有气,斯可以言虚劳之嗽矣。……然内伤之嗽,则不独在肺。盖五脏之精皆藏于肾,而少阴肾脉从肾上贯肝膈,入肺中,循喉咙,夹舌本,所以肺金之虚,多由肾水之涸,正以子令母虚也。故凡治劳损咳嗽,必当以壮水滋阴为主,庶肺气得充,嗽可渐愈,宜一阴煎、左归饮、琼玉膏、左归丸、六味地黄丸之类择而用之。其有元阳下亏,生气不布,以致脾困于中,肺困于上,而为喘促,为痞满,为痰涎呕恶,为泄泻畏寒,凡脉见细弱,证见虚寒而咳嗽不已者,此等证候,皆不必治嗽,但补其阳而嗽自止,如右归饮、右归丸、八味地黄丸、大补元煎、六味回阳饮、理中汤、劫劳散之类皆当随宜速用,不得因循,以致汲深无及也。……内伤咳嗽,凡水亏于下,火炎于上,以致火烁肺金,而为干渴烦热,喉痛口疮,潮热便结,喜冷,尺寸滑数等症,则不得不兼清火,以存其水,宜四阴煎,或加减一阴煎、人参固本丸主之。此当与咳血证参酌,其治详见血证门。……内伤虚损之嗽,多不宜用燥药辛香动气等剂,如六安、二陈之类,皆不可轻用。惟甘润养阴,如乳酥、蜂蜜、百合、地黄、阿胶、麦冬、去皮胡桃肉之类,皆所宜也。外邪证多有误认为劳伤而遂成真劳者,此必其人气体柔弱,而医家望之已有成心,故见其发热,遂认为火,见其咳嗽,随认为劳,不明表里,率用滋阴降火等剂。不知寒邪既已在表,凉药不宜妄投。若外既有寒,而内又得寒,则表里合邪,必致邪留不解,延绵日甚。俗云:伤风不愈变成劳。夫伤风岂能变劳? 特以庸医误治而日加清削,则柔弱之人能堪几多清理。久而不愈,不至成劳不已也,此实医之所误耳。故医于此证,最当详察在表在里,及新邪久病等因,脉色形气等辨,辨得其真,则但以六安煎、金水六君煎,或柴陈煎之类,不数剂而可愈矣。医之不精,此其一也。……盖干咳嗽者,以肺中津液不足,枯涸而然,此明系内伤亏损,肺肾不交,气不生精,精不化气,所以干涩如此。但其有火无火,亦当辨治:若脏平无火者,止因肺虚,故必先补气,自能生精,宜五福饮之类主之;若脏气微寒者,非辛不润,故必先补阳,自可生阴,宜理阴煎或六君子汤之类主之;若兼内热有火者,须保真阴,故必先壮水,自能制火,宜一阴煎,或加减一阴煎兼贝母丸之类主之。若以此证而但知消痰开郁,将见气愈耗,水愈亏,未免为涸辙之鲋乎。"我认为,张介宾诊治咳嗽的以上论述对于指导临床医生的临证思维和鉴别诊断思路仍然具有重要的价值。

本案以外感受凉起病,伴见恶寒无汗,苔薄白,脉浮数,痰黄量多易咯,诸脉证提示属风寒束肺,痰浊内蕴,肺脾两虚证,然以此立论治疗咳嗽未见好转,又以清热化痰,宣肺止咳论治也毫无疗效,最后从滋养肺肾入手见效。可见临床症状似是而非,病机错综复杂,非教科书般一目了然。本案一诊、二诊辨证应该无方向性错误,既然服药无效必然辨证不准,应该是前三诊未发现具有本质意义的脉症,即张介宾所言之"独处藏奸"。本案一、二、三诊虽然辨证出了偏差,但并非没有价值,它为第四诊准确辨证提供了很好的参照坐标。本案从一诊的外伤咳嗽为主至四诊时偏向于内伤咳嗽,是我前期辨证不准,也与患者处耄耋之年,病证转化迅速有关。详细了解患者身体对治疗的反应会带给医者丰富的信息,足以让善于思考的医生对自己的诊疗过程进行总结和反思。做临床医生的一个可贵之处,就是要能圆机活法,能随时自我修正辨证思路。"肺为娇脏",既易受邪发病,又易受药物影响变化,若治疗得法,见效迅捷,稍有差池则迁延不愈或生变证。现在反思本案辨证思路的错误在于,患者初期确为外感发病,就诊时有外邪因素,但是忽略了患者为九十余岁的老人,常年咳嗽气喘,腹胀纳呆,肺脾肾已现亏虚,属景岳所说"然或其脉证素弱,而忽病外感者有之,或其形体素强,而病致内伤者亦有之,此中疑似,但于病因脉色中细加权察,自有声应可证。若或认之不真,而互谬其治,则吉凶攸系不浅也,最宜慎之。"患者虽由外感诱发,属虚多邪少之证,病偏于里,实为外感诱发之内伤咳嗽。景岳说:"内伤之嗽,必起于阴分,盖肺属燥金,为水之母,阴损于下,则阳孤于上,水涸金枯,肺苦于燥,肺燥则痒,痒则咳不能已也。"初期由于未能准确识别外感内伤之性质,一诊使用杏苏散合三拗汤治疗,用药燥烈升散,化热伤阴。此即景岳所说的"内伤虚损之嗽,多不宜用燥药辛香动气等剂,如六安、二陈之类,皆不可轻用。"二、三诊虽转为清热化痰为法,仍着眼于外感咳嗽,处方中虽有玄参、天花粉清肺滋润,但仍有麻黄、荆芥、陈皮、法半夏、白前等药继续温燥伤阴,故而很快显露出痰稠难咯、口渴、舌红显绛、舌面开裂、舌苔减少等肺胃肾阴虚真象,即景岳说的"然内伤之嗽,则不独在肺。盖五脏之精皆藏于肾,而少阴肾脉从肾上贯肝膈,入肺中,循喉咙,夹舌本,所以肺金之虚,多由肾水之涸,正以子令母虚也。故凡治劳损咳嗽,必当以壮水滋阴为主,庶肺气得充,嗽可渐愈,宜一阴煎、左归饮、琼玉膏、左归丸、六味地黄丸之类择而用之。"最后肺胃肾阴伤明显才促使我转化到正确的辨证思路上,虽亡羊补牢,为时未晚。

本案所用的"引火汤"源自清朝医家陈士铎的《辨证录》。引火汤由下列药物组成:熟地三两,巴戟天一两,茯苓五两,麦冬一两,北五味二钱。方以熟地为君,大补肾水,麦冬、五味为臣,重滋肺金,金水相资,水旺则虚火归位,不能僭越为患。原方主要用于"咽喉肿痛,日轻夜重,喉间成蛾,宛如阳症,但痛,咽喉干燥之至,饮水润之稍快,至水入腹而腹中又不适。如用泻火之药,不特杳无一验,且反增其重。"本案三诊时患者表现为舌红显绛,舌面细裂纹,舌苔减少,想到了肺胃肾阴伤的因素,及时调整治法为以滋肾润肺益胃为主,佐以清热化痰止咳见功。本案再次提示我们,《黄帝内经》《伤寒杂病论》等著作是中医经典,《景岳全书》《辨证录》等后世名家著作也是中医经典,我们都应该认真研读,切勿崇古薄今。

十二、慢性咽扁桃体炎案

—— "热病救阴犹易,通阳最难。救阴不在血,而在津与汗; 通阳不在温,而在利小便"

申某某,男,63 岁。

2018 年 3 月 20 日,一诊。

主述:咽喉肿痛反复 20 余年、口干夜甚 2 年余。

现病史:自述有慢性咽炎、慢性扁桃体炎 20 余年,咽喉肿痛持续存在,反复加重,感冒、食辛辣香燥食物易诱发。2 年多来口干明显,咽喉疼痛,夜间加重,每晚均会口干醒来,须起床饮水 3 ~ 4 次,严重影响睡眠。白昼饮水不多,喉中感痰滞难咯,纳眠可,大便调,舌红、苔薄黄腻,脉沉细。

体格检查:咽充血(+++),双侧扁桃体Ⅱ° 肿大,未见化脓。

实验室检查:无。

西医诊断:慢性咽炎、慢性扁桃体炎。

中医诊断:喉痹。

证型:痰热阴虚。

治法:清热、养阴、化痰。

方药:温胆汤合益胃汤加味。

> 法半夏 15g、竹茹 10g、炒枳实 15g、陈皮 5g、茯苓 10g、炙甘草 5g、玉竹 15g、石斛 15g、北沙参 20g、麦冬 15g、天花粉 30g、僵蚕 10g、桔梗 10g,3 剂,水煎服,每剂药服 2 天,每天服 3 次。

2018 年 3 月 27 日,二诊。诉夜间口干减轻,纳可,大便正常,眠好,多食则腹胀,舌红苔少,脉弦细,原方微调如下:

> 法半夏 15g、竹茹 10g、炒枳实 15g、陈皮 5g、茯苓 10g、炙甘草 5g、玉竹 20g、北沙参 30g、麦冬 30g、天花粉 30g、僵蚕 10g、桔梗 10g、怀山药 15g,3 剂,水煎服,每剂药服 2 天,每天服 3 次。

2018 年 4 月 3 日,三诊。夜间口干基本消失,不会再因口渴而醒来,仅早晨稍口干,咽中感痰滞难以咯出,腹胀不明显,大便正常,舌红、苔薄黄少津,舌面可见细裂纹,脉弦数。咽充血(++),双侧扁桃体腺Ⅰ° 肿大,未见化脓。原方加味。

法半夏 15g、竹茹 10g、炒枳实 15g、陈皮 5g、茯苓 10g、炙甘草 5g、玉竹 20g、石斛 30g、北沙参 30g、麦冬 30g、天花粉 30g、僵蚕 10g、桔梗 10g、山药 15g、连翘 15g、牡蛎 30g,6 剂,水煎服,每剂药服 2 天,每天服 3 次。

2018 年 5 月 3 日,四诊。诉诸症明显缓解,咽已无疼痛,偶有口干,夜间不再需要起床饮水,喉中痰滞基本消失。查咽部充血(+),双侧扁桃体无肿大。给原方 6 剂巩固治疗。

按:该案以夜间口干为主诉,结合兼症及舌脉,辨证为阴虚痰热证,治疗主要针对两大主要矛盾即阴虚证及痰热证。而痰热证并非单一证型,是由痰湿(浊)与火热两种因素构成的。痰湿之所以产生,必与脾相关,脾虚失运,人体水液代谢障碍,水湿内生,凝结成痰。阴虚之人常生内热,与湿相合,也易炼津为痰,则痰热互结,胶结难解,形成两虚两实的错杂证情。两虚指脾虚与阴虚,两实为热邪与痰湿,虚实错杂,寒热相间,治疗颇为棘手。清热则易伤脾损阳,养阴则易碍湿生痰,利湿则易耗津伤阴,健脾则易助热升阳。只有细致辨别患者寒热虚实之轻重多寡,多法合施,且结合患者服药反应,不断调整修正治法方药与病机的吻合度,才能最终治愈疾病。这就是《素问·至真要大论》"谨守病机,各司其属","必伏其所主,而先其所因"宗旨之所在。《周慎斋医学全书》指出:"病有标本,多有本病不现而标病见者,有标本相反不相符者,若见一症即医一症,必然有失。唯见一症,而能求其症之所以然,则本可识矣。"湿邪的来源,有内因与外因,外因多为久居湿地,或淋雨受湿。然外湿能否侵袭人体,取决于脾之功能。脾运化正常,湿不易内合;脾运化失常,则外湿易内侵,加重脾对人体精微与水液运化与代谢的负担,内湿遂生,形成恶性循环。故而《素问·至真要大论》说:"诸湿肿满,皆属于脾。"至于湿(痰)热证的特点和治疗,温病学家论述最详。叶天士言之"如油入面",缠绵难愈,"徒清热则湿不退,徒祛湿则热愈炽"。只有化湿与清热同时并举,始能收到湿去热清之效。湿(痰)热为患,不仅易困脾碍脾,还常阻滞三焦,使气机升降失常,水液运行逆乱。故温病学家治湿(痰)热始终强调"行气化湿",应用"分消走泄"方法,通过"宣上、畅中、渗下"多种手段恢复三焦气机升降出入,疏通水液运行道路,使湿邪分道排出。温胆汤即治湿(痰)热的代表方,全方宣肺气以开水之上源,健中气恢复脾胃升降枢纽功能,助气化渗利小便,使弥漫蓄积于体内的水饮从汗液、二便排出体外。其"宣上、畅中、渗下"3 种手段与《素问·汤液醪醴论》"开鬼门,洁净府""去宛陈莝"的治疗原则是一致的。叶天士还创造性地提出治湿热病之大法重在"通阳",指出"通阳不在温,而在利小便"。在此,叶氏用高度概括的语言,论述了"通阳"与湿热病的治疗关系。"通阳"是针对湿热病而言,湿热病多为外感湿热邪气而发,在其发生发展过程中,始终以湿邪弥漫,阻滞气机,阳气不通为主要特点,故其治疗应始终以祛除湿浊,宣畅气机,通达阳气为宗旨,如上焦湿热证用辛宣芳化法,以开通上焦肺气,通调水道;中焦湿热证用辛开苦降法,以宣畅中焦气机,恢复脾胃之升降功能;下焦湿热证用淡渗利湿法以渗利湿浊,使湿邪下行,从小便而去等。其开上、畅中、渗下诸法,无不以流动气机,祛湿通阳为着眼点,湿邪一去,阳气通达,则热不独存。祛湿与通阳两者之间的关系,则祛湿为通阳之手段,而通阳才是根本目的。正因如此,叶氏在这里才特别强调治疗湿热病须"通阳"。叶氏述"通阳最难",是将温热病与湿热病的治疗相比较而言。湿为有形之阴邪,重浊黏滞,在湿热病中,湿热裹结,热蕴湿中,氤氲胶滞,难解难分。湿不祛则热不能清,热不退则郁蒸其湿,因而湿愈滞则热愈郁,热愈蒸则湿愈黏,始终胶着黏滞,缠绵困顿,阻滞气机,使阳气郁而不通。若以辛温之品如桂枝、附子之类通其阳,则更助其热;若以寒凉之品以清其热,则反致湿邪冰伏,故两者皆不可施。湿邪不除,其阳气终不得通,而祛湿又难求速效,故叶氏才有"通阳最难"之说。正如陈光淞在本条按语中所云:"热处湿中,湿蕴热外,湿热交混,遂成蒙蔽。斯时不开,则热无由达,开之以温,则又助其热,然通阳之药,不远于温,今温药既不可用,故曰'通阳最难'。""通阳不在温,而在利小便"一句,是进一步阐述"通阳"法的具体运用。湿热病中,阳气不通,是因湿阻气机所致。治以辛温通阳之品,如桂枝、附子等,则反助长热邪,并鼓动其湿,致使变证丛生。欲使阳气通达,务在祛除湿邪,故叶氏指出:"通阳不在温,而在利小便。"其"利小便",是为了强调祛湿即可通阳而言,此处应与《叶香岩外感温热病篇》第7条"此则分清上下之势,随证变法,如近时杏、朴、苓等类,或如温胆汤之走泄"互参,文中已指明,祛湿当用分消走泄之法,开上、畅中、渗下并施,使肺气宣畅,脾升胃降,水道通调,邪有出路。三焦弥漫之湿得除,则气机畅达而阳气自通。因第7条已详论祛湿用分消走泄之法,此处承之而论,故简而言之,以"利小便"为例,指出通阳必用祛湿,不能局限地理解为祛湿通阳只有"利小便"之一途。本案病机为湿痰、热蕴、脾弱、阴虚,故治疗用健脾化痰,清热利咽,滋阴润燥诸法配合"杂合以治",脾健则湿除,气化则水行,湿去则热孤,热清则痰独。从治疗反应也证实,上述温病学理论指导下的病机分析和治法探讨决非纸上谈兵,而是有着理论指导实践的重要价值。

叶天士《临证指南医案》首次提出益胃汤法,经吴鞠通归纳总结后,提出"益胃汤"这一方名,他认为:"盖十二经皆禀气于胃,胃阴复而气降得食,则十二经之阴皆可复矣。欲复其阴,非甘凉不可。汤名益胃者,胃体阳而用阴,取益胃之用义也。"本方由沙参、麦冬、生地、玉竹、冰糖组成,以甘凉柔润之法滋养胃阴,是益胃滋液的代表方。临床上用来治疗胃阴不足所致的多种病证,疗效卓著。外感温热病过程中,热邪最易耗伤胃阴,胃阴一伤,则上不能滋肺,中不能柔肝,下不能滋肾,由此可发生肺胃肾三阴俱损的病症。

本案应用温胆汤与益胃汤合方,是清热化湿,健脾行气,滋阴利咽相配合的成功实践,虽清热与健脾治法相左,滋阴与化湿性质相悖,由于均符合患者复杂的病机,治疗全程理、法、方、药一以贯之,故而见效快,效果好。可谓"痰热阴伤病缠绵,清痰育阴除顽疾",二十余年痼疾数诊得愈。

十三、全身肌肉筋骨酸痛案

——麻黄汤、桂枝汤、桂枝加附子汤、桂枝附子汤、桂枝附子去桂加白术汤（白术附子汤）与甘草附子汤的区别与联系

刘某某,女,72岁。

2018年2月26日,一诊。

主诉:全身肌肉筋骨酸痛1周。

现病史:起病前1周曾腹泻,泻止病发,全身肌肉、筋骨酸痛,两肋牵引乳房疼痛,伴恶寒无汗,流清涕,乏力肢倦,便溏,纳可,眠可,口干不欲饮水。舌红嫩,苔薄白偏少,脉浮弦细紧。

体格检查:无异常。

实验室检查:无。

西医诊断:感冒。

中医诊断:伤寒。

证型:太阳少阳合病。

治法:调和营卫,解肌祛风,和解少阳,益气固表。

方药:桂枝汤合小柴胡汤合玉屏风散加减。

桂枝10g、白芍15g、炙甘草5g、大枣10g、生姜10g、柴胡15g、党参10g、黄芩10g、白术10g、防风10g、黄芪20g、羌活10g、姜黄10g、炒青皮10g、川芎10g,3剂,水煎服,每剂服2天,每天服3次。

2018年4月2日,因他病就诊,言上次感冒服中药处方2剂诸症完全消失。

按:《伤寒论》第1条:"太阳之为病,脉浮,头项强痛而恶寒。"第2条:"太阳病,发热,汗出,恶风,脉缓者,名为中风。"第12条:"太阳中风,阳浮而阴弱……桂枝汤主之。"第13条:"太阳病,头痛,发热,汗出,恶风,桂枝汤主之。"外感表证,只要见到第1条之三主症,即为太阳病,在此基础上如出现发热、汗出、恶风,脉缓或头痛、发热、汗出、恶风,皆可诊为太阳中风。太阳中风,病机为"阳浮而阴弱",即卫阳因抗邪而浮盛于外称为阳浮,营血因汗出而受损不足称为阴弱。我认为"阴弱"不一定是出汗引起,很多患者在受风寒发病前就是营阴亏虚的体质。桂枝汤方证与卫阳被遏,营阴郁滞的太阳伤寒表实证病机是完全不同的。其症状区别要点是汗之有无,脉之缓紧。前者用桂枝汤,后者予麻黄汤,两者如泾渭分明不可混淆。本案脉浮紧并无汗出为何用太阳中风证的桂枝汤?我认为,对《伤寒论》六经病的辨证既要看六经之主症,也要重视六经病的病机。如症符机合和症异机符则按条文治疗,如症符机异应以病机为主。本案在太阳病基础上见到畏寒,乏力肢倦,便溏症,且病初发生泻下症,

此与第42条"太阳病,外证未解,脉浮弱者,当以汗解,宜桂枝汤"的精神实质是一致的,即只要太阳病兼见里气轻度不足当予桂枝汤解肌调和营卫为宜,而不宜用麻黄汤峻汗辛温解表。该患者起病于腹泻,里气不足可知。患者脉弦细,两肋牵拉乳房作痛之症,与第96条之"胸胁苦满……或胁下痞鞕"、第229条之"胸胁满不去者"是一致的。虽只一症,但属典型的邪伤少阳经脉,经气不利的表现,完全符合第101条"伤寒中风,有柴胡证,但见一证便是,不必悉具"之精神,故属少阳病。综上所述,本病病机明确无误,证既已明,法随证立,方随法出。故而能有"一剂知,二剂已"之良效。

我过去学习名家医案常钦佩大师们药简效佳,心向往之!本案之治,运用桂枝汤合小柴胡汤已属对证,为何我加用了玉屏风散和羌活、姜黄、炒青皮、川芎等非治本之药?首先我知道自己能力有限,对自己的医术并未十分自信。我也不是大师,患者对我的信任是建立在满足其对疗效期望值基础上的。我虽然牢记"治病必求于本"的教导,但也认为治病求标也很重要。本案患者的本证是太阳少阳合病,次证为太阴不足,卫阳虚弱,乏力肢倦,便溏就是明症。桂枝汤合小柴胡汤针对主证,玉屏风散兼顾次证。任何一个患者,他们对于次症、伴随症状也是迫切希望医生给予重视,期待同时解决的。观众多古代名家医案,治疗多只针对患者的主证及主症,是不屑于处理次证和兼证,故处方简约,药味精当,充分体现了"治病求本"的精神,但古今社会环境有较大差异。毋庸回避,现在的患者生病多不是首选中医,患病后多为自行购药口服,无好转再看西医,检查完毕,治疗后效果不满意才想到还有中医,并且还希望中医能在最短时间内帮助他们尽可能多地缓解症状(患者当然不知道证和症的关系)。故我在治本的同时增加一些辅佐对症治标药物,尽快、尽可能多地解除患者痛苦,一定会受到他们的欢迎,也能增强病家对我这个不老不少中医的信任。

运用中医经方辨证的思路除了以上所述,还有没有其他路径可走?回答是肯定的。如前所述,本案患者的本证是太阳少阳合病,次证为太阴不足,卫阳受损,我用桂枝汤合小柴胡汤针对主证,玉屏风散兼顾次证。太阴不足,卫阳受损实质就是表里阳虚,我是加用玉屏风散治疗,换做桂枝加附子汤也是可以的。桂枝加附子汤见于《伤寒论》第20条:"太阳病,发汗,遂漏不止,其人恶风,小便难,四肢微急,难以屈伸者,桂枝加附子汤主之。"药用桂枝三两(去皮),芍药三两,甘草三两(炙),生姜三两(切),大枣十二枚(擘),附子一枚(炮,去皮,破八片)。本方即桂枝汤加附子而成,用桂枝汤调和营卫,解肌祛风,用炮附子温经复阳,固表止汗。邪去阳旺,表固汗止,津液自复,诸证可愈。本证成因为太阳病,发汗,汗出太多,导致阴阳两伤,而表证尚未解除。郝万山老师说:发汗,遂漏不止,是汗不得法,导致汗出淋漓不止。汗生于阴而出于阳,汗出越多,卫阳越虚,肌腠不能固密,营阴随之外泄,于是出现了伤阳损液的结果。恶风原为太阳病必见之证,今又特别强调,则说明恶风寒的程度较前为重,这是过汗伤阳,表阳虚弱,温煦失司,不耐风袭的缘故。小便难,是由于过汗伤阳损阴,津液亏少,化源不足,阳气被伤,气化无力所致。四肢微急,难以屈伸,是四肢轻度拘急,活动不灵活,这既有阳虚四肢筋脉失温的因素,也有阴液被伤,四肢筋脉失去阴液濡养的因素。可见证属阴阳两伤而表未解。治用桂枝加附子汤解肌祛风,温经助阳,固阳以摄阴。桂枝加附子汤证既然属于阴阳两伤,但治法只取助阳解表而不用补阴,这是什么道理呢?这一方面是因为本证的病变重点在于阳虚不固,阴液虽有损伤但阴伤缘于汗泄,汗泄缘于阳虚不固,因此采用助阳解表法,助阳就可以固表,固表就可以敛汗,敛汗就是摄阴。另一方面,有形之阴液不能速生,无形之阳气所当急固,何况阳生则阴长,阳气恢复,气化功能正常,阴液就可以自行恢复。正如陆渊雷所说:"津伤而阳不亡者其津自能再生,阳亡而津不伤者,其津亦无后继,是以良工治病不思津伤而虞阳之亡。"张仲景注重固护阳气的思想,于此可见一斑。桂枝加附子汤对于外感病无论是服西药发汗还是服中药发汗,亦或不经发汗而自汗不止者,均有良效。对于妇女阳虚崩漏带下,对于痹证属阳虚寒痹者皆有疗效。故本案用桂枝加附子汤合小柴胡汤亦属对证。本案以身痛为主症属表里阳气不足证,和《金匮要略》条文"伤寒八九日,风湿相搏,身体疼烦,不能自转侧,不呕不渴,脉浮虚而涩者,桂枝附子汤主之。若大便坚,小便自利者,去桂加白术汤主之。风湿相搏,骨节疼烦,掣痛不得屈伸,近之则痛剧,汗出短气,小便不利,恶风不欲去衣,或身微肿者,甘草附子汤主之"所述病机一致。该条文论述3个方证分别是:①桂枝附子汤:表阳虚风湿痹痛风气盛证。桂枝(去皮)四两,附子(炮,去皮)三枚,生姜(切)三两,大枣(擘)十二枚,甘草(炙)二两。方中桂枝散风寒,通经络,附子祛风除湿,温经散寒,二药相配,散风寒湿邪而止痹痛;生姜、大枣调和营卫,甘草补脾和中。五味合用,共奏温经散寒,祛风胜湿之功。②桂枝附子去桂加白术汤(白术附子汤):表阳虚风湿痹痛湿气盛证。白术二两,附子一枚半(炮),甘草一两(炙),生姜一两半,大枣(擘)六枚。服桂枝附子汤后风气去,湿邪羁留未入里仍在表,大小便正常提示湿邪未入里。去桂是风气已去;加白术祛湿邪,术、附并用健脾燥湿,温阳化气,逐皮间湿邪。附子用量较桂枝附子汤为轻(诸药剂量较桂枝附子汤减半),原因是桂枝附子汤证为风湿留着肌表,利于速去,故附子用量较大;本证是风湿留着关节,病情更深一层,难以速去,故减附子用量,意在缓行。本案风湿主要在表,然而湿气已入里,故桂枝附子去桂加白术汤(白术附子汤)并不适用。③甘草附子汤:表里阳气俱虚风湿两盛证。白术二两,炮附子二枚,桂枝四两,炙甘草二两。桂枝、甘草同用,振奋心阳而散风邪,治短气、小便不利;桂枝与白术、附子同用,助表里之阳以化寒湿。药仅四味,实为疗风湿之良方。故本案用甘草附子汤合小柴胡汤、桂枝附子汤合小柴胡汤亦未必不可。当然,历史是不可重现的,在这里纸上谈兵,举一反三,沙盘推演主要是为了学习、熟悉经典。

十四、不寐案

——不寐勿忘治肝,调神勿忘"五脏神"。

刘某某,女,72 岁。

2017 年 3 月 15 日,一诊。

主诉:失眠 3 年,加重 1 个月。

现病史:自述从中年开始即睡眠不佳,曾在精神科诊断为"焦虑症"。近 3 年睡眠特差,入睡困难,夜间易醒,每晚自服艾司唑仑片 3 片(3mg)可保证每天入睡 4～5 个小时,近 1 个月病情加重,每夜服药也只能入睡 2～3 小时,伴见口干饮少,乏力肢倦,头微痛,纳可,大便每天 2 次,便质正常,舌淡红,苔薄白,舌面少津干裂,脉弦。曾自服六味地黄丸,归脾丸等药半月无改善。

体格检查:无异常。

实验室检查:无。

西医诊断:焦虑症。

中医诊断:不寐。

证型:气血亏虚、肝火内扰、神魂失藏。

治法:益气补血、清热凉肝、养神安魂。

方药:归脾汤合丹栀逍遥散加味。

黄芪 30g、党参 30g、白术 15g、茯苓 15g、当归 15g、白芍 15g、丹皮 15g、炒栀子 10g、炒酸枣仁 20g、茯神 10g、龙眼肉 10g、合欢皮 15g、夜交藤 30g、龙骨 30g、牡蛎 30g,3 剂,水煎服,每剂药服 2 天,每日服 3 次。

此后未见患者复诊。2017 年 8 月因他病就诊,自述半年前失眠就医,所开 3 剂药服 2 剂睡眠即恢复,每夜可睡 5 小时,服完 3 剂后,自行将艾司唑仑减为每晚服半片,仍可每夜入睡 5 小时左右,因疗效稳定,故一直未再来复诊。至本书完稿时的 4 年间,患者睡眠障碍每年约发作 1 次,均用该方 10～20 剂可以恢复平常睡眠,焦虑状态也有所好转。

按:睡眠障碍为现代人的常见多发病,老年人群和白领阶层更是深受其苦。现代中医不同教材,对不寐的证型分析较为详细,不外乎"外感六淫""心脾两虚""心肾不交""阴虚火旺""痰热内扰""心脑亏虚""瘀血内结"等类型。溯源经典,《灵枢·大惑论》论述失眠病机为"卫气不得入于阴,常留于阳……不得入于阴则阴气虚,故目不瞑矣"。《灵枢·口问》云:"阳气尽,阴气盛,则目瞑;阴气尽而阳气盛,则寤矣。"均强调正常的睡眠依赖于人体的阴盛阳旺，阴平阳秘，脏腑调和。若阳气阴血充足，卫阳能入阴，则心神安定，人能保有正常的睡眠。若阴阳失调，转化失常，当盛不盛，当衰不衰，则正常睡眠就会转化成不寐。《灵枢·营卫生会》有论："老者之气血衰，其肌肉枯，气道涩，五脏之气相搏，其营气衰少而卫气内伐，故昼不精，夜不瞑。"指出老年人失眠之因最常见是气血衰少，营卫运行失常。《素问·宣明五气》谓"心藏神"，人的精神意识思维活动均为心所主持，而心又主血脉，心所主的神与血构成了心藏之阳与阴两个方面。心神为心血的表现形式，心血为心神功能活动的物质基础，符合《素问·阴阳应象大论》"阴在内，阳之守也；阳在外，阴之使也"之精神。《景岳全书·不寐》中指出："劳倦思虑太过者，必致血液耗亡，神魂无主，所以不眠。"脾为后天之本，气血生化之源，心主血脉，心藏神。心脾亏虚，心脾不调，气血失和，心血亏虚，神不守舍而不得寐。因为心血亏虚会导致心神失养，心不藏神，出现不寐，所以我提出"无虚不失眠"的观点。因此临床上心脾两虚，气血不足的失眠患者较为多见，以归脾汤治疗为正法。对于归脾汤的出处，一般认为出自宋代著名医家严用和《济生方》一书，明代薛立斋在《正体类要》中将当归、远志二味药加入原方共同组成现代所用的"归脾汤"。该方因为适应证广，适用于临床各科，成为时方中的经典名方流传数百年。但失眠患者应用该方，有效者，亦有不效者。对不效者，深究其因，必然是"未得其术也"。

人体的"神"既由心所主，又由五脏所藏。而"神"之所生、所藏是以"精"为物质基础的，五脏所藏之精也是神生成、活动的物质基础。《灵枢·本神》又说："血、脉、营、气、精神，此五脏之所藏也。"《素问·天元纪大论》明确提出："人有五脏化五气，以生喜怒思忧恐。"五脏既藏精又藏神。《中医经典百题精解丛书·内经》认为：《黄帝内经》将人之精神活动约为神、魂、魄、意、志五种，以心总统之，而分属于五脏，即为心藏神、肝藏魂、肺藏魄、脾藏意、肾藏志，如《灵枢·本神》所云："肝藏血，血舍魂，肝气虚则恐，实则怒。脾藏营，营舍意，脾气虚则四肢不用，五脏不安，实则腹胀，经溲不利。心藏脉，脉舍神，心气虚则悲，实则笑不休。肺藏气，气舍魄，肺气虚则鼻塞不利，少气，实则喘喝，胸盈仰息。肾藏精，精舍志，肾气虚则厥，实则胀。"这是以五脏为生命核心的学术思想的具体体现。除《灵枢·本神》外，《素问·三部九候论》亦云"神脏五"，王冰注曰"五神脏"，其义有四：第一，心藏神。神的正常活动靠血脉的滋养、调节。诸凡神志活动异常，皆可考虑心的病变。就五脏分别主神而言，其中心藏神，大多医家认为此神当指精神心理活动之统称或总括，以张介宾《类经·藏象类》为代表。这是基于"心者，君主之官，神明出焉"即中国古代哲学心的观念而得出的认识。另外，按五行归属，心属火，而《白虎通义·五行》云"火之为言化也，阳气用事，万物变化也"，隋代萧吉《五行大义》将火行的主要意义理解为变化、活动。而神的一大特性就是事物玄妙而神奇、变化而莫测，正如《易·系辞上》所云"阴阳不测之谓神"，故后世称"神乃火气之精"而将神这一名称归于火、归于心。应该说这也是将心所藏命名为"神"的原因之一。第二，肝藏魂、肺藏魄。肝藏血，《素问·五脏生成》云"故人卧血归于肝"，人动血运于诸经，因此，肝脏有调节循环血量的作用。肝血对魂有滋养、调和的作用。肺主持着人体之气，而魄便由于气所滋养、主持，因此，常有"气魄"之说。综合中国传统文化所论，以形气阴阳动静分魂魄，则魂阳而魄阴，魂动而魄静，魂气而魄形。故《灵枢·本神》云"随神往来者谓之魂，并精而出入者谓之魄",即说明魄是与生俱来,且以形体为基础的;而魂则是建立在神气活动基础上的,是逐步发展完善的,是活跃的,即魂以魄的活动为基础,但是却是比魄更高级的精神心理活动。木行为春,主动、主生机、兴发;金行为秋,主静、主禁制、肃杀,可以说两者分别代表了魂、魄的某些特性,故将其分属木与金、肝与肺。另外,魂与人之睡眠和梦象有关,梦象虽是一种特殊的现象,但属于人所感知的,故若从病理而言当属感知觉异常,是魂不受人志意所支配而产生的现象,由此也说明魂当有人体感知觉之含义。第三,脾藏意。脾能化生营气并将之储存于脾脏,而营又有营养"意"的功能。意一指注意,表现为对一定事物的指向和集中,是进行思维活动的开端,如张介宾《类经·藏象类》所云:"一念之生,心有所向,而未定者,曰意。"二指记忆与意念的产生,如《灵枢·本神》云:"心有所忆谓之意。"三指测度,如《说文解字注》云:"意之训为测度。"另外,《黄帝内经》既言"脾藏意",又言"脾在志为思",故有人认为意的另一层意思通"思",即思考、思虑。也正因为脾主思虑,智虑出焉,所以《难经·四十二难》称"脾藏意与智"。《素问·刺法论》称"脾为谏议之官"。因为"心有所忆谓之意",因此记忆力减退之病,一般责之心脾,治疗常选用归脾汤。同时,由于脾为孤脏,中央土以灌四旁,因此脾病可以表现为四肢五脏与九窍均受病的情况,又由于脾胃能转枢人体气机,因此气机阻滞表现的腹胀是其常见的病理表现。第四,肾藏志。肾藏先天之精,而志需要精的滋养。志有广义、狭义之不同。广义之"志"当与"神"相似,如古之"五志""六志"之说,是情志活动等的总括。狭义之"志",即指有着明确目标的意向性心理过程,亦即现代心理学所说的动机与意志。神、魂、魄、意、志并列而言,其"志"当指狭义之"志"。据《五行大义》,水行的主要意义为藏伏、终结,而志则为人的思维过程终结进而形成坚定不移的目标,这一目标靠自觉地确立,含有藏伏之性,故具备藏伏、终结之水行特征。肾主冬主藏为春季升发之基础,志意的确定也是人们具体完成一种事情活动的前提,故曰肾藏志。另外,《素问·灵兰秘典论》云"肾者,作强之官,伎巧出焉",即把伎巧之智也归属于肾,而这种认识则同肾主骨生髓、髓藏于脑有关。综上所述,五神脏理论将人的精神活动归属于五脏,通过五脏分主及五脏间的阴阳五行制化调节,阐发精神活动机制与规律,为神志疾病的诊断与防治奠定了理论基础。精气化生于五脏,神是在精气的基础上产生的,因而《黄帝内经》以五脏藏精舍神的方式将神归属五脏所主,通过五脏五行生克制化关系,掌握神志活动规律。临床神志病证可以通过补泻五脏治疗,就是五脏藏神理论的应用。

然而,我们平素多重视心所主之"大神"而忽略了其余四脏所藏的"小神"。在失眠的论治上也是如此。肝为藏血之脏,肝主魂,血虚则不能藏魂。心肝阴血不足,心火内生,肝火内炽,扰动神魂,神魂不安其位,也会产生和加重失眠。上已述及,魂与人之睡眠和梦象有关。所以失眠一病,病位上不能只责之于心藏,还应重视肝藏;在病机上不能只强调心血不足,心神失养,还要重视肝血亏虚,肝魂失守;在病性上不能只关注血虚失养,还要重视火邪扰动。我多年的临床实践发现,失眠的患者多伴随热邪扰动神魂的因素,此热邪有实火也有虚热,治疗失眠不能忽略清热降火,故我还提出"无热不失眠"的观点。

焦虑症是一种心身疾病,失眠为其主要症状,病程长,见效相对缓慢,中西药疗效都不满意。本案患者中医治疗疗效奇佳,不由敬佩《景岳全书》所言:"凡治病者,服药即得寐,此得效之征也。正以邪居神室,卧必不宁,若药已对证,则一匕入咽,群邪顿退,盗贼甫去,民即得安,此其治乱之机,判于顷刻,药之效否,即此可知。其有误治妄投者,反以从乱,反以助虐,必致烦恼懊恼,更增不快,知者见几,当以此预知之矣。"诚为经验之谈。由是仔细研读张介宾于不寐之相关论述,别有新意,兹节录于此:"不寐证虽病有不一,然惟知邪正二字,则尽之矣。盖寐本乎阴,神其主也,神安则寐,神不安则不寐,其所以不安者,一由邪气之扰,一由营气之不足耳。有邪者多实证,无邪者皆虚证。凡如伤寒、伤风、疟疾之不寐者,此皆外邪深入之扰也;如痰、如火、如寒气、水气,如饮食忿怒之不寐者,此皆内邪滞逆之扰也。舍此之外,则凡思虑劳倦,惊恐忧疑,及别无所累而常多不寐者,总属其阴精血之不足,阴阳不交,而神有不安其室耳。知此二者,则知所以治此矣。饮浓茶则不寐,心有事亦不寐者,以心气之被伐也。盖心藏神,为阳气之宅;卫主气,司阳气之化也。凡卫气入阴则静,静则寐,正以阳有所归,故神安而寐也。而浓茶以阴寒之性,大制元阳,阳为阴抑,则神索不安,是以不寐也。又心为事扰则神动,神动则不静,是以不寐也。故欲求寐者,当养阴中之阳及去静中之动,则得之矣……无邪而不寐者,必营气之不足也。营主血,血虚则无以养心,心虚则神不守舍,故或为惊惕,或为恐畏,或若有所系恋,或无因而偏多妄思,以致终夜不寐,及忽寐忽醒,而为神魂不安等证。皆宜以养营养气为主治。若思虑劳倦伤心脾,以致气虚精陷,而为怔忡、惊悸、不寐者,宜寿脾煎或归脾汤。若七情内伤,血气耗损,或恐畏伤肾,或惊惧伤胆,神以精亏而无依无寐者,宜五福饮、七福饮,或三阴煎、五君子煎择而用之。若营卫俱伤,血气大坏,神魂无主而昼夜不寐者,必用大补元煎加减治之。若劳倦伤心脾,中气不足,清阳不升,外感不解而寒热不寐者,补中益气汤。若思虑过度,心虚不寐而微兼烦热者,养心汤或酸枣仁汤。若焦虑过度,耗心血,动心火,而烦热干渴不寐者,天王补心丹。若心虚火盛,烦乱内热而怔忡不寐者,安神丸。若精血虚耗,兼痰气内蓄,而怔忡夜卧不安者,《秘传》酸枣仁汤;痰盛者十味温胆汤。凡人以劳倦思虑太过者,必致血液耗亡,神魂无主,所以不寐,即有微痰微火,皆不必顾,只宜培养气血,血气复则诸证自退。若兼顾而杂治之,则十暴一寒,病必难愈,渐至元神俱竭而不可救者有矣。……有邪而不寐者,去其邪而神自安也。故凡治风寒之邪必宜散,如诸柴胡饮及麻黄、桂枝、紫苏、干葛之类是也;火热之邪必宜凉,如竹叶石膏汤及芩、连、栀、柏之属是也。痰饮之邪宜化痰,如温胆汤、六安煎、导痰汤、滚痰丸之属是也;饮食之邪宜消滞,如大和中饮、平胃散之属是也;水湿之邪宜分利,如五苓散、五皮散,或加减《金匮》肾气丸之属是也;气逆之邪宜行气,如排气饮、四磨饮之属是也;阴寒之邪宜温中,如理阴煎、理中汤之属是也。诸如此类,亦略举大概,未悉其详,仍当于各门求法治之。"(《景岳全书·杂证谟·不寐》)

从本案的脉证分析,乏力肢倦、头昏、大便次数多,舌淡红少津,是脾胃虚弱,气血双亏之征;口舌干燥、舌面开裂是心肝血虚,肝失疏泄,燥热内生之征。故我采用心脾肝同治,标本兼顾之法。健运脾胃使气血生化有源,心肝血旺使神魂归宅,阴血充足熄上炎之火,肝体柔润行疏泄之职,选取归脾汤和丹栀逍遥散两个经典时方加味治疗。

我在临床上常常困惑,对同一个患者、同一种疾病,不同的医生标榜不同的学术流派,引用不同的经典理论阐释、运用不同的辨证思路、提出不同的治法,开出不同的方药,这种个体化的特点至今仍然被作为中医学的特色与优势加以褒扬。我认为这既是中医学的优势也是中医学的最大缺陷。面对同一种病证，不同医生采用的中医学理论、学术观点、辨证思路、治法方药不可能完全一致，但都有理有据，都能自圆其说，结果可能都有疗效。但疗效必然有优劣之分，最佳治疗方案必然只有一种。评判理法方药优劣的标准只能靠临床疗效，疗效越好预示医生的理法方药就越接近真理。这也就是我多年来坚持收集有效医案的主要原因。"覆杯而愈"的水平尚达不到，"一剂知，二剂已"是我努力的目标，一次就诊就有疗效或者"一诊知，二诊效，三诊已"已经可以部分实现，在本书中有数个医案即是如此。这些疗效非常显著的医案表明我当时的诊疗思路是正确的，理论分析是合理的，处方用药是精准的，我都会加以整理，反复研讨，复盘我的辨证思维和"心路历程"，以帮助我固化正确的中医诊疗思维。今天将它们和盘托出，记录在案，加以分析，以供我的学生、同道和中医爱好者学习参考，帮助学生们养成勤于学习、善于思考、自主学习的好习惯，更全面深入地学习、理解、运用中医经典理论，掌握一些临床技能，尽早形成正确的中医思维，树立中医自信，临床上少走弯路。

十五、耳鸣、耳聋案

—— "知标本者,万举万当,不知标本,是谓妄行。"

刘某,男,74岁。

2015年3月25日,一诊。

主诉:耳鸣、耳聋半年。

现病史:耳鸣、听力下降6个月余,咽痒欲咳,咽中痰滞不爽,纳眠可,二便调,舌淡红,舌质嫩,苔薄白,脉弦紧。

体格检查:无异常。

实验室检查:电测听检查提示神经性耳聋。

西医诊断:神经性耳聋。

中医诊断:耳鸣。

证型:风痰上蒙、肾虚血瘀。

治法:化痰祛风,佐以补肾活血。

方药:半夏白术天麻汤加味。

> 法半夏15g、白术15g、天麻10g、陈皮10g、蔓荆子10g、防风10g、羌活15g、桔梗10g、炙紫菀15g、炙冬花15g、熟地20g、川芎30g,3剂,每剂服2天,每天服3次。

2015年4月2日,二诊。诉3剂药服完,耳鸣已愈,尚有重听,要求继续治疗。舌脉同前。以化痰、健脾、补肾、息风为法,半夏白术天麻汤合六味地黄汤继服。

> 法半夏15g、白术15g、陈皮10g、茯苓15g、熟地20g、山萸肉15g、泽泻10g、桔梗10g、天麻10g、磁石30g、川芎30g,3剂,每剂药服2天,每天服3次。

2015年7月12日,因他病就诊,诉上次服完二诊方药,耳鸣完全消失,听力也基本恢复,故未再来复诊,目前耳疾情况稳定。

按:耳鸣为老年人常见病症,为神经性耳聋的主要表现。虽为小恙,但影响生活质量,使人痛苦。如为新发而不能及时治愈,不唯耳鸣终身不愈,还有发展为耳聋的危险。治疗的时间窗很窄,五官科大夫说发病一个月内治疗效果不好以后再治疗也很难见效了,更有甚者谓发病三日内不治疗就失去了治疗的机会。《灵枢·五阅五使》说:"耳者,肾之官也。"《灵枢·脉度》曾指出:"肾气通于耳,肾和则耳能闻五音矣。"是说肾开窍于耳,只有肾精充盈、肾气充盛,髓海得养,才能听觉灵敏;反之,若肾精及肾气亏虚,则会出现耳鸣、耳聋等病症。故听觉、听力的变化,可作为中医判断肾精盛衰的重要标志。中医学近年来几乎均将耳鸣、耳聋作为肾虚辨证的重要指标;此外,《黄帝内经》认为耳与心在生理病理方面有一定联系,《素问·金匮真言论》论述:"南方赤色,入通于心,开窍于耳。"《证治准绳》受此启发有"心寄窍于耳"之说,所谓"肾为耳窍之主,心为耳窍之客"。《严氏济生方·耳门》说:"忧愁思虑,得之于内,系乎心。心气不平,上逆于耳,亦致聋聩、耳鸣、耳痛、耳痒、耳内生疮,或为聤耳,或为燌肿。"《古今医统》亦说:"心虚血耗,必致耳鸣耳聋。"故心气不平、心血亏虚、心火炽盛等均可导致耳疾;《灵枢·口问》又言:"上气不足,脑为之不满,耳为之苦鸣,头为之苦倾,目为之眩。"即认为脾虚气陷,清阳之气不能上充头目,髓海失于充盈,诸窍失于濡养,也可见耳鸣,明示脾虚气陷也是耳鸣的常见原因;另外,耳与经络也有密切的联系,《黄帝内经》描述足阳明胃经、足太阳膀胱经分别上耳前、至耳上角。手太阳小肠经、手少阳三焦经、足少阳胆经等经脉的支脉、经别都入耳中。六条阴经虽不直接分布耳郭周围,但通过经别与阳经相合。因此,十二经都直接或间接上达于耳。足阳明之筋、足少阳之筋、手太阳之筋、手少阳之筋则分别循耳前、耳后和入耳中。所以《灵枢·口问》说:"耳者,宗脉之所聚也。"《丹溪心法》说"盖十二经络,上络于耳""耳为诸宗脉之所附"。《医学真经》说:"十二经脉,上终于耳,其阴阳诸经,适有交并。"《类经图翼》说:"手足三阴三阳之脉皆入耳中。"《奇经八脉考》一书还从奇经八脉角度,阐述了耳和经络的关系。综上所述,耳窍的病变与全身脏腑、经络皆有关系,而与肾、心、脾关系尤为密切。耳病虚实夹杂,但多虚证为其特点。

该案为老年人,年逾古稀,出现耳鸣耳聋,一般给人的印象多为虚证。首诊为什么不是按虚证论治呢? 中医辨证,必须以脉证为依据,由症推证,用医学理论指导临床思辨,切忌无端臆想,甚至先入为主。我不反对"灵感"的重要性,但那种天马行空的"医者意也"之说只会将中医推向"唯心论""不可知论"的泥潭。《灵枢·脉度》说的"肾和则耳能闻五音矣"的"和"字不仅指肾精充盈,也指肾无邪扰以及耳与脏腑联系的经络道路畅通,若邪气壅滞耳窍或壅塞内外联系的经络道路,也会出现听觉、听力的变化。本案的伴随脉症不多,但辨证要点仍十分明显,咽中痰滞不爽、脉弦紧,提示痰浊内盛;耳居高位,加之咽痒欲咳,提示风邪上扰,综合而言风痰阻络证不难判定。当然该患者年过古稀,是否有虚的因素呢? 还是那句话,辨证必须在中医理论指导下以脉症为依据,患者舌淡红、舌质嫩其实正是虚证的反映,由于并未出现其他虚性脉症,以风痰上扰为主要病机,故而属本虚标实证,当前以实证为主,因此该案一诊的治则治法必须"甚者独行"重点治标,以化痰祛风为治法。到了二诊耳鸣已基本缓解,治则重点为"间者并行"标本兼顾,又需化痰泄浊与补肾健脾同施。本案对疾病多重病机及标本关系的识别与定位是准确的,这是拟定正确治疗策略的前提。一诊时如果标本不分,单纯处以滋肾填精或补中升阳法,将可能造成"浊邪害清"加重,甚至出现"神昏耳聋""病深不解"等不良后果。所以《素问·标本病传论》说得好:"知标本者,万举万当,不知标本,是谓妄行。"首次提出了处理好标本关系的重要性。

谢宇峰认为《黄帝内经》非常重视标本理论,除在《素问·标本病传论》及《灵枢·病本》两篇予以专门论述,其他多篇也有论及。如《素问·移精变气论》曰:"逆从倒行,标本不得,亡神失国。"《素问·至真要大论》言:"夫标本之道,要而博,小而大,可以言一而知百病之害。言标与本,易而勿损,察本与标,气可令调,明知胜复,为万民式。天之道毕矣。"此皆言标本之重要意义。历代医家对于标本理论亦非常重视,代有发挥与完善,如"急则治其标,缓则治其本"这一重要治则就是根据《黄帝内经》有关理论提出的。张介宾痛感诸医治病不明标本,贻害无穷,在《景岳全书·传忠录·标本论》中说:"故今之治病者,多有不知本末,而唯据目前,则最为斯道之大病。"清代喻昌深感临床上常发生标本疑似难辨,若不深究医理,只知皮毛,则标本混淆,针药逆施,医者草菅,患者遭殃。他在《医门法律·申明内经法律》中指出:"凡病有标本,更有似标之本,似本之标。若不明阴阳逆从,指标为本,指本为标,指似标者为标,似本者为本,迷乱经常,倒施针药,医之罪也。"总之,标本理论作为《黄帝内经》治则治法的核心内容之一,在临床上有着广泛的应用,掌握标本理论,对临床有着十分重要的指导意义,因此值得我们很好地研究。

　　本,原指草木的根及茎干,引申为根基,根本的东西,本原,本始等义。标,指末梢,末后,上端,外表。标本,喻一个事物的先与后、元始与效应、上与下、表与里、医与患等方面的先后、轻重、缓急等对立统一关系。《黄帝内经》中所涉标本含义不尽相同,现分述于下:①从病程论,先病为本,后病为标。《素问·标本病传论》专论标本治则治法,其划分标与本的唯一依据,就是病程,即所病的时间先后次序,也即疾病发生过程中先起作用或先出现者为本,后起作用或后继出现者为标。故王冰注曰:"本,先病;标,后病。"一般而言,先病相对于后病,居于主导地位,先病决定后病,是病之本始,故为本;后病由先病所继发,居于服从地位,受先病的制约,是病之后继,故为标。后世据此予以扩展,将疾病发生发展中的各种因素,按出现或起作用的先后顺序,均以标本概之。如病因在先,病症在后,故病因为本,病症为标;正虚在先,邪侵在后,故正气为本,邪气为标。②从医患论,患者为本,医生为标。此论见于《素问·汤液醪醴论》:"病为本,工为标,标本不得,邪气不服,此之谓也。"此言从医患而论,则患者为本,医生为标,医生的治疗必须通过患者的配合才能起作用。若患者讳疾忌医,或不信医,或不从医,或病已入膏肓,则纵使医者医术再高超,也将无能为力,必然"标本不得,邪气不服"。因此,治病时,必须充分发挥患者与医生两方面因素的作用,方能"标本相得,邪气乃服。"这其中患者的因素居于主导地位,患者的配合是治病的先决条件。③从病症论,内病为本,外症为标。《灵枢·寒热》曰:"鼠瘘之本皆在于脏,其末上出于颈腋之间,其浮于脉中,而末内著于肌肉。"末,《说文》释曰"木上曰末",末即树梢,引申为物之端,尾,四肢,病之标。此处"末"与标同义。鼠瘘之病本在内脏,而其标在颈腋之间,这里本与标,分别代表事物的两个方面——本质与表象,即内在病理改变为疾病之本质,为本;外在症状表现为疾病之表象,为标。由此我们可知,辨证之目的及治疗的首要前提,就是要透过疾病错综复杂的表象(各种症状与体征),探求其本质所在,也就是要善于从标求本。所以张介宾在《景岳全书·传忠录·标本论》中精辟地阐述道:"病有标本者,本为病之源,标为病之变。病本惟一,隐而难明;病变甚多,显而易见。"④从病机论,主因为本,协同为标。《素问·水热穴论》曰:"肾何以主水?……肾者至阴也,至阴者盛水也,肺者太阴也……故其本在肾,其末在肺,皆积水也。""故水病下为胕肿大腹,上为喘呼不得卧者,标本俱病。"肾者主水,肾对水液的输布代谢起着主宰作用,肾中精气的蒸腾气化作用,是胃游溢精气、脾气散精、肺通调水道,以及小肠分清别浊的原动力,因此,在水液的代谢中,肾为本,是主因,起决定性作用;肺、脾、胃、小肠等皆为标,是次因,起协同作用。在病机上明确标本主次,对治疗同样有着重要的指导意义。如病水肿,足肿腹肿,喘促,不得卧,此乃标本俱病,肺肾同病;若标病急,可先宣肺利水以治标,后温肾化气以图本;若标病不急,可先治本,以恢复肾之气化功能,则标病易除;或可标本同求,肺肾同治。⑤从运气论,六气为本,三阴三阳为标。六气标本理论,见于《素问·至真要大论》,该篇从运气学的角度对标本关系及治则进行了细致的阐述。这里"本"指的是风寒暑湿燥火六气,"标"指的是厥阴、少阴、太阴、少阳、阳明、太阳等三阴三阳气候变化的六个阶段。

《黄帝内经》论述治疗法则中标本关系的内容有:①病有标本,治有缓急。《任应秋论医集》中指出:"病的标本问题,反映了病的本质与现象、原因与结果、原生与派生等几方面的矛盾关系。"一般而言,标本矛盾关系中,本是主要矛盾或矛盾的主要方面,标是次要矛盾或矛盾的次要方面,标源于本,服从于本,受制于本,是本的延续及体现。从方法论讲,治疗的过程中,要始终抓住主要矛盾,优先解决主要矛盾。因此,一般情况下,要先治本,后治标,本病一除,则绝标病之源,标病也就往往迎刃而解了。这就是"缓则治其本"。但矛盾的主次关系不是一成不变的,当标病急迫时,就由次要矛盾上升为主要矛盾,对疾病的发展方向起着决定作用,这时应先治标以解燃眉之急,而后缓图其本。若仍拘泥于治本,不审时度势,则很可能使病势危急,不但本病难除,反置患者于险境。因此应"急则治其标"。《素问·标本病传论》对于一般情况均先治本,唯于中满、大小便不利则先治标,乃因中满、大小便不利为急症,必先除之,这充分体现了"缓则治本,急则治标"的原则。标与本,缓与急,均相对而言,急则治标之"急",实为本缓标急,缓则治本之"缓",实为标本同缓,然而除此之外,临床亦有标本同急的情况存在。当标本同急时,标与本孰先治孰后治,是一个需要慎之又慎的问题。如正气虚衰复又病便结中满者,正虚为本,便结中满为标,然若理气泻下以治标,则很可能仅存之一息正气亦随之而泄;若益气扶正以治本,则便结中满愈甚而正气不行。故于此难以取舍之际,当反复权衡利弊,三思而后行,否则稍有闪失,将铸成大错。明代缪希雍在《先醒斋医学广笔记·妇人》中对标本同急的处理原则进行了论述,他说:"标急而元气不甚惫者,先救其标。标急而元气衰剧者,则当本而标之也。"因此,若正气虽虚但尚耐攻伐且标症急时,应先治标;若正虚已极,不耐攻伐时,尽管标症也急,仍应先扶正以治本,而后治其标,否则命之不存,治标何益? ②并行独行,适情施用。《素问·标本病传论》曰:"谨察间甚,以意调之,间者并行,甚者独行。"间者,指病轻、势缓,邪气轻浅而正虚不甚,病势徐缓,则扶正不碍祛邪,祛邪不妨扶正,故应标本同治,以求速愈。甚者,指病重、势急。病重有二义,一为邪气盛,二为正气衰。邪盛宜攻邪,若兼扶正则反助邪势,使邪难去;正衰宜扶正,若兼祛邪则正气更伤,其正难复,故应单治标或单治本,以求精专力宏,取效迅捷。如以邪正论标本,则标本俱急者多正衰邪盛,若标本俱急,但正虚尚耐攻伐,则应先治标,只有在治本有助于治标时,方可标本同治;若正衰已极,不耐攻伐,则尽管从理论上讲标本同治,于扶正、祛邪两者皆有益,然因治标取效捷,治本取效缓,故标本同治与独治标无异,皆促其早亡耳,更何况标本俱急多属重症,当归于"甚"的范畴。由此可见,"间"与"甚"乃相对而言,并行与独行也不是绝对的。临床上,不论间甚,只要治本有利于治标,治标有利于治本,就应标本同治而"并行";若治本不利于治标,治标不利于治本,则应"独行";若标与本只存一方,而另一方不显,当然无需"并行"。事实上,间者亦可独行,甚者亦可并行。如体壮之人外感风寒,此为病轻,从邪正论,则邪实之标显,而正虚之本不显,故只需发散风寒以治标;又如暑热外感,气阴耗伤,息微而脉欲脱,是为病重,治宜清暑与益气并行,标本兼治。因此,并行独行,当会其意,临证应不拘其文,当适情施用。③标本逆从,贵在领会。《素问·标本病传论》曰:"病有标本,刺有逆从奈何? ……有其在标而求之于标,有其在本而求之于本,有其在本而求之于标,有其在标而求之于本。故治有取标而得者,有取本而得者,有逆取而得者,有从取而得者。"病在标而求之于标,在本而求之于本,此为从取,即标本正治。如从病症而论,内在病理变化为本,外在症状表现为标;从表里论,里病为本,表病为标,则脾虚泄泻治以健脾燥湿,为在本治本;外感风热治以辛凉解表,为在标治标,皆为从取。若病在标而求之于本,病在本求之于标,此为逆取,即标本反治。如《素问·汤液醪醴论》所述水肿病,其病机为"五脏阳以竭",故病在脏在本。然其治不从内脏之本,而是采取"开鬼门、洁净府"之法,从表与腑以治标,却能达到"五阳已布,疏涤五脏,故精自生,形自盛,骨肉相保,巨气乃平"的理想疗效,这是病在本而求之于标的典型范例。又如《灵枢·寒热》所论"鼠瘘"病,其文曰:"鼠瘘之本皆在于脏,其末上出于颈腋之间……去之奈何? ……请从其本引其末,可使衰去而绝其寒热。"鼠瘘之病症在颈腋之间,在表在标,而其病本在于内脏。外症是内病的外在表现,故治不取其表以从标,而是"从其本引其末",从内在病本施治,"可使衰去而绝其寒热",病得告愈。这是病在标而求之于本的最佳注释。标本正治或反治,应完全视病情而定。不论逆取从取,只要运用得当,皆能达到桴鼓相应的效果。经文曰:"故知逆与从,正行无问,知标本者,万举万当,不知标本,是谓妄行。"如何能"知标本""知逆从"并熟练运用之,全在于认真学习经典并在临证中细心体会与揣摩。

十六、太阳少阳合病案

——桂枝汤的六种适应证及我对桂枝汤的新思考

王某某,女,82岁。

2015年7月23日,一诊。

主诉:恶寒、流清涕3天。

现病史:3天前受凉后出现恶寒无汗,流清涕,咽喉干燥不适但无疼痛,身困,乏力,眼干涩,口干欲饮水,阵发烘热,纳可便调,舌暗红,苔薄白,脉浮弱。

体格检查:T36.5℃,咽充血(++),心肺(-)。

实验室检查:血常规正常。

西医诊断:感冒。

中医诊断:感冒。

证型:太阳少阳合病。

治法:解肌祛风,调和营卫,和解少阳。

方药:桂枝汤合小柴胡汤。

桂枝15g、白芍15g、大枣10g、甘草10g、柴胡15g、黄芩10g、法半夏15g、生姜6g,2剂,水煎服,每剂药服2天,每天服3次。

2015年7月28日,回访。诉仅服完1剂中药诸症全消。

按:老年女性,受寒发病,"恶寒,身困,脉浮"与《伤寒论》第1条"太阳之为病,脉浮,头项强痛而恶寒"高度吻合,故太阳病当属无误。太阳伤寒和太阳中风是太阳表证的两个主要病变类型,两者均以发热、头痛、恶风寒、脉浮为基本特征。太阳中风的基本病机为卫阳不固,营阴失守,营卫不调,以汗出、脉浮缓为特点,因其汗出伤营,故称表虚证(非真正的虚证,仍然是表实证);太阳伤寒的基本病机是卫阳被遏,营阴郁滞,肺失宣肃,以无汗而喘,脉浮紧为特点,因其表闭无汗,故又称表实证。中风有汗,治用桂枝汤,禁用麻黄汤;伤寒无汗,治用麻黄汤,禁用桂枝汤,两者界限清楚,不可混淆。该患者并未见"汗出"这一太阳伤寒中风之主症,为何还要用桂枝汤解肌祛风、调和营卫呢? 这里有两个原因,一是患者为高龄老人,正气内虚,若再用麻黄汤峻汗,显然是不合适的。二是《伤寒论》第42条早有明示:"太阳病,外证未解,脉浮弱者,当以汗解,宜桂枝汤。"即太阳病只要见到脉浮且弱,提示正气轻度不足者,只宜用桂枝汤而非麻黄汤。复习《伤寒论》第1条(太阳之为病,脉浮,头项强痛

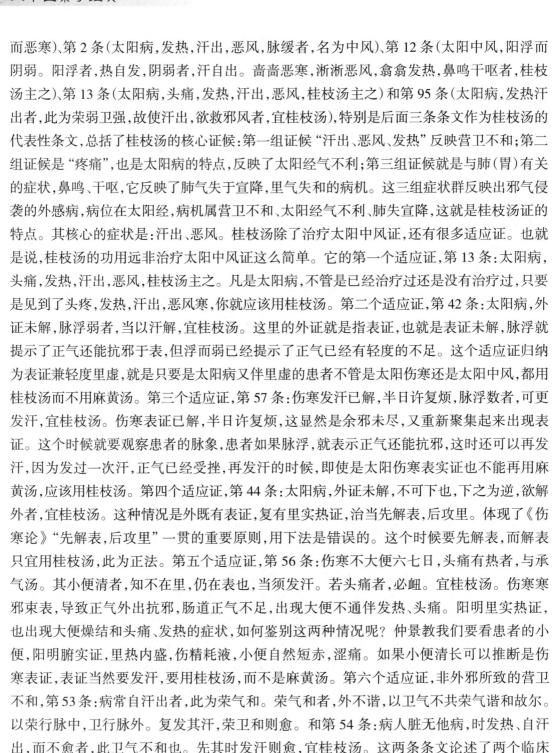

而恶寒)、第2条(太阳病,发热,汗出,恶风,脉缓者,名为中风)、第12条(太阳中风,阳浮而阴弱。阳浮者,热自发,阴弱者,汗自出。啬啬恶寒,淅淅恶风,翕翕发热,鼻鸣干呕者,桂枝汤主之)、第13条(太阳病,头痛,发热,汗出,恶风,桂枝汤主之)和第95条(太阳病,发热汗出者,此为荣弱卫强,故使汗出,欲救邪风者,宜桂枝汤),特别是后面三条条文作为桂枝汤的代表性条文,总括了桂枝汤的核心证候:第一组证候"汗出、恶风、发热"反映营卫不和;第二组证候是"疼痛",也是太阳病的特点,反映了太阳经气不利;第三组证候就是与肺(胃)有关的症状,鼻鸣、干呕,它反映了肺气失于宣降,里气失和的病机。这三组症状群反映出邪气侵袭的外感病,病位在太阳经,病机属营卫不和、太阳经气不利、肺失宣降,这就是桂枝汤证的特点。其核心的症状是:汗出、恶风。桂枝汤除了治疗太阳中风证,还有很多适应证。也就是说,桂枝汤的功用远非治疗太阳中风证这么简单。它的第一个适应证,第13条:太阳病,头痛,发热,汗出,恶风,桂枝汤主之。凡是太阳病,不管是已经治疗过还是没有治疗过,只要是见到了头疼,发热,汗出,恶风寒,你就应该用桂枝汤。第二个适应证,第42条:太阳病,外证未解,脉浮弱者,当以汗解,宜桂枝汤。这里的外证就是指表证,也就是表证未解,脉浮就提示了正气还能抗邪于表,但浮而弱已经提示了正气已经有轻度的不足。这个适应证归纳为表证兼轻度里虚,就是只要是太阳病又伴里虚的患者不管是太阳伤寒还是太阳中风,都用桂枝汤而不用麻黄汤。第三个适应证,第57条:伤寒发汗已解,半日许复烦,脉浮数者,可更发汗,宜桂枝汤。伤寒表证已解,半日许复烦,这显然是余邪未尽,又重新聚集起来出现表证。这个时候就要观察患者的脉象,患者如果脉浮,就表示正气还能抗邪,这时还可以再发汗,因为发过一次汗,正气已经受挫,再发汗的时候,即使是太阳伤寒表实证也不能再用麻黄汤,应该用桂枝汤。第四个适应证,第44条:太阳病,外证未解,不可下也,下之为逆,欲解外者,宜桂枝汤。这种情况是外既有表证,复有里实热证,治当先解表,后攻里。体现了《伤寒论》"先解表,后攻里"一贯的重要原则,用下法是错误的。这个时候要先解表,而解表只宜用桂枝汤,此为正法。第五个适应证,第56条:伤寒不大便六七日,头痛有热者,与承气汤。其小便清者,知不在里,仍在表也,当须发汗。若头痛者,必衄。宜桂枝汤。伤寒寒邪束表,导致正气外出抗邪,肠道正气不足,出现大便不通伴发热、头痛。阳明里实热证,也出现大便燥结和头痛、发热的症状,如何鉴别这两种情况呢?仲景教我们要看患者的小便,阳明腑实证,里热内盛,伤精耗液,小便自然短赤,涩痛。如果小便清长可以推断是伤寒表证,表证当然要发汗,要用桂枝汤,而不是麻黄汤。第六个适应证,非外邪所致的营卫不和,第53条:病常自汗出者,此为荣气和。荣气和者,外不谐,以卫气不共荣气谐和故尔。以荣行脉中,卫行脉外。复发其汗,荣卫和则愈。和第54条:病人脏无他病,时发热、自汗出,而不愈者,此卫气不和也。先其时发汗则愈,宜桂枝汤。这两条条文论述了两个临床问题:①自汗出证的证治:病常自汗出,因其无发热、恶寒、头痛等症,知非外感。其病机乃因"卫气不共荣气谐和",即营卫失调所致。从文中"荣气和者,外不谐"分析,导致营卫失调的原因不在于营气,而在于卫气,亦即在内之营气未病,而在外的卫气失于固护开阖,以致腠理疏松,营阴外泄而自汗出。这种情况的治法是"复发其汗,荣卫和则愈"。所谓"复发其汗",指病本有自汗出,而又用桂枝汤发汗而言。由于桂枝汤不仅可以解肌祛风,而且可以滋阴和阳,调和营卫,用其发汗,可使卫阳复其卫外之职,营阴内守,营卫相和,故汗出自愈。此正如徐大椿《伤寒论类方》所说:"自汗与发汗迥别,自汗乃荣卫相离,发汗使荣卫相合。自汗伤正,发汗驱邪,复发者,因其自汗而更发之,则荣卫和而自汗反止矣。"②时发热自汗出证的证治:时发热自汗出而不愈,是指发热、自汗出阵发性发作,其病机,乃因卫气失和,营卫不调所致。卫阳不能得到营阴的制约,则虚性亢奋而见发热;营阴不能得到卫阳的护卫,则不能内守而见自汗。治法是"先其时发汗则愈",也就是在其证候发作之前,或发作的间歇期,用桂枝汤,通过发汗而达到和营卫、调阴阳之效。在病证发作之先或发作间歇用药,一是截断病势,减轻发热汗出的发作程度;二是避开汗正出的时候,以防过汗伤阴损阳。

我在学习《伤寒论》第53条、54条时想到,按照现在某些医家的考证,桂枝汤中的桂枝实际是肉桂。张大昌先生及门徒多年执着于《辅行诀五脏用药法要》的研究,在临床上运用桂枝均是肉桂,疗效卓著。肉桂有温阳化气,引火归原的功效。张仲景在第53条、54条应用的如果是肉桂的话,以方药测证,条文中的"时发热"就是虚阳(卫气、卫阳)不得营阴固敛而上浮、外浮的一种病理状态,用郝万山教授的话说是"卫阳不能得到营阴的制约,则虚性亢奋而见发热;营阴不能得到卫阳的护卫,则不能内守而见自汗。"这种病理状态和少阴病的格阳证和戴阳证其实性质是一样的。只是这种虚性发热病情较轻,病位较浅,且没有外邪因素,范围局限于太阳之营卫,尚未到少阴之阴阳,故而只需用桂枝汤益阴和营,温阳助卫,调和营卫,恢复气化即可。肉桂在桂枝汤中并不是发汗解表的,而是温阳助卫,恢复气化的。桂枝汤中起到发汗作用的是生姜,生姜尚可降逆止呕。芍药酸苦微寒,敛汗滋阴养血而和营。肉桂配芍药,一温一滋,一阳一阴,双补阴阳,调和营卫。肉桂、芍药得生姜辛温发散之助,在发汗之中寓有敛汗之意,在和营之中又有温卫之功。大枣甘平补中,助芍药益阴而和营。炙甘草甘平,既可以调和诸药,又可以配肉桂、生姜、大枣辛甘化阳以助卫阳,配芍药、大枣酸甘化阴以滋营阴。五药相合,用药精当,配伍严谨,发汗而不伤正,止汗而不留邪,共奏调和营卫,滋阴和阳,解肌祛风的功效,为治疗太阳中风证的主方,但又不局限于太阳中风表虚一证,还适用于一切营卫不和之证。但是必须注意,凡属里热炽盛,湿热壅滞及太阳伤寒表实证皆当禁用桂枝汤。这条禁忌证在现代人因肥甘厚味导致普遍湿热内蕴,焦虑急躁导致心肝火炽的体质条件下更是具有重要的临床意义。

桂枝汤证还有很多兼证,也与三组核心症状有密切的关系。桂枝汤证的兼证实际是桂枝汤证中的某一组症状扩大化。如桂枝汤证中的头项疼痛的范围加大,连及后背,导致整个背部甚至肩部都疼痛,同时僵硬发紧,张仲景谓之"项背强几几",这时治疗用桂枝汤原方就显得病重药轻了,就要用桂枝加葛根汤治疗,在桂枝汤中加一味葛根以增强治疗项背强急的作用,这就变成了桂枝加葛根汤证;如果是咳嗽,喘促,在桂枝汤上加杏仁、厚朴以降气平喘,这就是桂枝加厚朴杏子汤证;如果是出汗较重,不活动也出汗,甚至漏汗不止,用桂枝加附子汤,以固表止汗。

　　本案尚存在恶寒，身烘热阵作，眼干涩，口干欲饮水、咽喉不适诸症，与《伤寒论》第263条"少阳之为病，口苦、咽干、目眩也"、第96条"伤寒五六日中风，往来寒热，胸胁苦满，嘿嘿不欲饮食，心烦喜呕，或胸中烦而不呕，或渴，或腹中痛，或胁下痞硬，或心下悸，小便不利，或不渴，身有微热，或欬者，小柴胡汤主之"相吻合。从病机上说，恶寒烘热也可为邪犯少阳经，正邪相争所致；邪郁少阳，枢机不利，郁而化火则口干欲饮水；肝胆互为表里，肝开窍于目，少阳之火循经上扰则双目干涩。综合分析，故而以解肌祛风，调和营卫，和解少阳为法，取桂枝汤合小柴胡汤为治，去党参为患者火炽津伤明显，且脾胃尚健，中虚不甚之故。本案方、机相符，故而1剂病愈。

　　或问：既然太阳少阳合病，《伤寒论》已有现成的柴胡桂枝汤方证，为何不用？我是这样思考的：①我在分析疾病病机特别是六经辨证时习惯把复杂疾病的混杂病机分解为多个最基本的单一的方证，这样才能全面了解构成复杂疾病的所有单一方证而不至遗漏。同时在教学时也能让学生对经典原著一目了然，易于理解和鉴别诊断。②柴胡桂枝汤证为《伤寒论》第146条，在郝万山老师的讲稿中放在少阳病篇。"伤寒六七日，发热，微恶寒，支节烦疼，微呕，心下支结，外证未去者，柴胡桂枝汤主之。"桂枝一两半（去皮），黄芩一两半，人参一两半，甘草一两（炙），半夏二合半（洗），芍药一两半，大枣六枚（擘），生姜一两半（切），柴胡四两。是论少阳兼太阳太阴的证治。本证成因为太阳表证未除，邪气又入少阳，并兼太阴表证。郝教授认为从症状分析，发热微恶寒属太阳表证，恶寒曰"微"，知发热亦微，提示太阳表证已轻。支节烦疼，即四肢肌肉和关节剧烈疼痛，烦字在这里可以当作"剧烈"讲解。一般把此证说成是太阳表证，但是既然太阳表证轻微，为什么反而能出现四肢肌肉和关节剧烈疼痛呢？太阳伤寒表实证也没有特别提到四肢肌肉关节剧烈疼痛。在《伤寒论》中，什么病证可以出现这样的临床表现呢？《伤寒论·辨太阴病脉证并治》第274条说"太阴中风，四肢烦疼，阳微阴涩而长者，为欲愈"，仲景明言太阴中风，当是太阴所主的四肢末梢被风寒邪气所伤而导致的证候，其临床表现是四肢剧烈疼痛。因为四肢末梢毕竟为人体的外周，所以应当属表，脉应见浮象。本证如果脉由浮而转微，依照《素问·离合真邪论》"大则邪至，小则平"的说法，这就是邪气退的表现；脉由沉涩而转为端直而长，则是正气恢复的表现，正复而邪退，因此是太阳中风将要自愈的指征。如果本证不能自愈，应当如何治疗？第276条说："太阴病，脉浮者，可发汗，宜桂枝汤。"什么样的太阴病才可以见到脉浮？只有风寒之邪侵袭四肢所致的太阴中风证才可以见到脉浮，因此第276条的完整意思是：太阴中风，四肢烦疼，脉浮者，可发汗，宜桂枝汤。也就是说，仲景用桂枝汤来治疗"太阴中风"。第146条的微呕病机与第96条少阳病胆热犯胃的喜呕相同，但呕吐为微，提示少阳之邪不重；心下支结，是少阳经脉受邪，经气不利所致。《灵枢·经脉》说：足少阳之脉，"是动则病口苦，善太息，心胁痛不能转侧"，可见这里的心下支结，和心胁痛不能转侧相比较，还应是少阳经气不利之轻者，于是提示少阳之邪尚浅。由此可见，本证属太阳、少阳之证俱轻，又兼太阴四肢被风邪所伤而出现的四肢剧烈疼痛病（证）。邪入少阳，则须和解，如果单治少阳，虽然可以疏达太阳表邪，但太阴四肢之风寒邪气难解，因此必须配合桂枝汤疏通经脉,祛除四肢末梢的风寒邪气。这就是为什么本条没有采取第101条所说的"但见一证便是",而只用小柴胡汤来治疗的道理所在。本方为小柴胡汤、桂枝汤各取半量,合剂而成。以小柴胡汤和解少阳,通利枢机。以桂枝汤调和营卫,解肌祛风,以治太阳之表,并疏通经脉,祛除四肢末梢的风寒邪气。我赞同郝教授的上述观点。我同时因嫌柴胡桂枝汤剂量较小,发表散邪力弱,故我用桂枝汤合小柴胡汤而不是柴胡桂枝汤。

十七、十年血管炎案

——从太少两感证谈六经皆有表证

刘某某,女,34 岁。

2015 年 12 月 14 日,一诊。

主诉:左侧臀部及大腿疼痛伴皮肤青紫 11 年,加重 1 年。

现病史:2004 年无明显诱因出现左臀部及大腿疼痛,伴活动受限,大腿皮肤大片网格状青紫斑纹。在综合性医院就诊,经皮肤活检诊断为"血管炎"。曾间断服"激素"治疗,病情时轻时重。近 1 年症状加重,服"泼尼松"治疗半年,目前激素减量中,仍服醋酸泼尼松片15mg/d。1 年前发现血糖升高,诊断为"2 型糖尿病"。半年前出现左耳道持续流出清稀脓液,诊断为"左侧中耳炎,左鼓膜穿孔",多次输抗生素无好转。现症见左臀部、左大腿疼痛,天气转寒和行走时疼痛加重,伴左下肢活动不灵活。左大腿前、外侧皮肤发青,左外耳道可见淡黄色脓液,感四肢麻木,肢端发凉。纳眠可,二便调,舌质淡红,舌胖大,舌边可见齿痕,苔白腻少津,脉沉细弦数。

体格检查:左大腿前、外侧皮肤可见大片网状青斑,左外耳道可见淡黄色脓液。

实验室检查:无。

西医诊断:血管炎;

　　　　　慢性化脓性中耳炎;

　　　　　2 型糖尿病。

中医诊断:痹证。

证型:阳虚寒凝,血虚络瘀,寒湿阻滞。

治法:温经散寒,除湿通络,养血活血。

方药:麻黄细辛附子汤合四味羌活汤合当归四逆汤。

附子 30g(另包,开水先煎 3 小时)、麻黄 20g、当归 40g、赤芍 30g、肉桂 15g、通草 5g、甘草 10g、细辛 6g、苍术 15g、羌活 15g、防风 15g、石楠藤 20g、茴香 10g,3 剂,水煎服,每剂药服 2 天,每天服 3 次。

同时嘱患者,醋酸泼尼松剂量不变继续口服。

2015 年 12 月 28 日,二诊。左臀、左下肢疼痛稍减,小便量多,左耳脓流不减,口干欲饮水,大便调。舌淡红质暗,舌胖大有齿痕,苔薄白,脉弦紧,继服原方 3 付。

2016 年 1 月 6 日,三诊。左臀、左下肢疼痛明显好转,大腿皮肤网格状青斑明显转淡,行走时仍感大腿疼痛,左耳流脓不减,口干。原方加金荞麦 30g、天花粉 30g、白芷 15g,继服 3 付。

> 附子(另包,开水先煎 3 小时)30g、麻黄 20g、当归 40g、赤芍 30g、肉桂 15g、通草 5g、甘草 10g、细辛 6g、苍术 15g、羌活 15g、防风 15g、石楠藤 20g、茴香 10g、金荞麦 30g、天花粉 30g、白芷 15g,3 剂,水煎服,每剂药服 2 天,每天服 3 次。

2016 年 1 月 12 日,四诊。臀腿疼痛继续减轻,仅长时间行走才会疼痛,近日气温下降至 2℃左右疼痛也不明显。皮肤青斑明显转淡,左耳流脓明显减少,肢体麻木、肢端发凉减轻。舌脉同前。再开三诊方 6 剂内服。

2016 年 1 月 25 日,五诊,臀腿疼痛已无,左耳未再流脓,左大腿、臀部皮肤颜色基本正常,肢体麻木、肢端发凉消失。此次就诊患者才告诉我,她二诊时已自行停服醋酸泼尼松,至今有 20 余日。继续服三诊方 15 剂(30 天)后诸症均消失,停服中药。

至 2022 年初患者一直在我门诊治疗其他疾病,述皮肤青斑、腿痛、中耳炎均未反复。

按:本案青年女性,罹患血管炎、糖尿病、中耳炎 3 种慢性疾病,特别是血管炎治疗十余年,中耳炎间断使用抗生素治疗半年无好转,转寻中医治疗。对于此类西医学诊断清楚,疗效不佳疾病的治疗,不要在西医病名和检验指标上打"转转",而应在中医辨证求因上"寻根本",以病史、治疗经过、当前脉证为依据辨证论治。

《伤寒论》第 351 条"手足厥寒,脉细欲绝者,当归四逆汤主之"是论血虚寒凝致厥的证治。本案虽无"脉细欲绝"的典型脉证,但其肢端发凉,四肢发麻,舌淡红,脉细弦显然提示血虚失养;而肢端发凉、皮肤青紫,受寒病情加重,舌胖大,脉沉则提示阳气内虚;肌肉冷痛,苔白腻则为寒湿阻滞的表现。四诊合参,可知为阳虚寒凝,血虚络瘀,寒湿阻滞证,治疗当温其阳,补其血,行其瘀,散其寒,除其湿,通其络,故选当归四逆汤合麻黄细辛附子汤合四味羌活汤三方合方治疗。

麻黄细辛附子汤出自张仲景《伤寒论》第 301 条:"少阴病,始得之,反发热脉沉者,麻黄细辛附子汤主之。"本方药仅 3 味,配伍精当,功专效宏,用麻黄发表散寒,附子温肾助心,细辛沟通表里,搜剔、温散深入少阴之寒邪。该方是仲景为少阴病阳虚同时兼太阳外感而设,属"太阳少阴合病",这种观点较容易理解,认可的医家较多。但也有医家认为本方证属"少阴病表证",该方能解少阴之表寒。如徐灵胎说:"此条必先从少阴诸现症细细详审,然后反发热,知为少阴之发热,否则何以知其非太阳阳明之发热耶。又必候其脉象之沉,然后益知其为少阴无疑也。凡审证皆当如此。"《伤寒寻源》也说:"按少阴病不当发热,今始得之而反发热,则邪始入少阴,犹兼表邪矣。发热脉浮者,当从太阳解肌发汗之例。今脉沉,则谛实少阴病无疑。少阴本有发汗之禁,以其始得发热,故借细辛为向导,引麻黄入散少阴之邪,而亟亟加附子温经助阳,托住其里,俾肾中真阳,不致随汗飞越,此少阴温经散邪之大法也。"上述两种观点都能自圆其说。我认为运用该方的要点,一是有少阴寒化证之部分脉症,二是伴太阳表证之部分脉症,内有阳气亏虚外有感受寒邪者皆可运用。多数医家认为本方临床运用机会颇多,远远超出了原书的适应范围,可广泛运用于内、外、妇、儿、五官科等多种病证。如余国俊主任认为目前临床上存在的主要问题是有的医者畏惧麻辛附而不敢使用;有的即使遇到适应证,亦不愿单独或仅稍事加味使用,而必加减得面目全非,或喧宾夺主。若此者疗效自然降低,甚至无效。他给出了运用本方的几种思维方法我们可以借鉴:①方证对应法。方证对应,又称方证相应、方剂辨证、汤证辨证等,乃张仲景著作的一大特色。按照方证对应原则,只要临床特征性症状与仲景书中的描述相符合,就可将经方信手拈来,而不必受后世创立的诸种辨证方法的限制。简而言之,这实际上是在重复仲景当年的临床实践,堪称运用经方的一条捷径。②病机推求法。《黄帝内经》要求医者"谨守病机,各司其属,有者求之,无者求之"。而"谨守病机"的前提是准确地推求病机,即在尽可能详尽地审疾察症,在完整地占有四诊资料的基础上,通过由此及彼、由表及里的归纳概括,分析综合,最后作出病机诊断,以利于遣选高效方药。如前所述,在《伤寒论》中,麻黄附子细辛汤证的基本病机是心肾阳虚,复感寒邪,表里同病。这是就外感时病而言。若系内伤杂病,其基本病机则为阳虚寒侵。所以,凡属前两种病机的病证皆可使用本方。③体质辨证法。人之体质,禀于先天,成于后天。而人禀五行,各有偏重。早在《黄帝内经》中就记载着太阴之人、少阴之人、太阳之人、少阳之人、阴阳和平之人以及木形之人、火形之人、土形之人、金形之人、水形之人的心理、生理、病理特征与治疗宜忌等内容,这些就是最早的中医体质辨证方法。《伤寒论》上提到的"酒客""淋家""疮家""衄家""亡血家"等,亦属于体质辨证的范畴。历代医家大多重视体质辨证,如近代名医张锡纯关于体质辨证的论说更为确切具体,且经得起临床验证。他在《医学衷中参西录》中写道:"外感之著人,恒视人体之禀赋为转移,有如时气之流行,受病者或同室同时,而其病之偏凉偏热,或迥有不同。盖人脏腑素有积热者,外感触动之则其热益甚;其素有积寒者,外感触动之则其寒益甚也。"而麻黄附子细辛汤证的体质病理便是素体阳虚。故治疗风寒外感,如存一"素体阳虚"之念于胸中,使麻黄附子细辛汤大有用武之地。本案患者病机与方证合拍,故我选用该方。考虑患者为沉寒痼冷,药物剂量较大,每剂附子30g、麻黄20g,前后服药60天未行减量,并未见毒副作用,大约是"有故无殒,亦无殒也"(《素问·六元正纪大论》)。

该案中运用了羌活、防风、苍术、甘草4味药,山西高建中教授名之曰"四味羌活汤",为九味羌活汤之方根。九味羌活汤是金代医家张元素之方,出自王好古所撰《此事难知》。原方组成为:羌活、防风、苍术、细辛、川芎、香白芷、生地黄、黄芩、甘草。主治"太阳证",立方初衷为:"经云:有汗不得服麻黄,无汗不得服桂枝。若差服,则其变不可胜数,故立此法,使不犯三阳禁忌。"并言:"增损用之,其效如神。"《医方集解》谓"此足太阳例药,以代桂枝、麻黄、青龙各半等汤也"。《伤寒六书》将其易名为"羌活冲和汤",给此方极高的评价:"以代桂枝、麻黄、青龙各半汤,此太阳经之神药也……此汤非独治三时暴寒,春可治温,夏可治热,秋可治湿,治杂证亦有神也。"并谓:"秘之不与庸俗知此奇妙耳。"高建中教授认为本方的主药是羌活、防风、苍术、甘草4药,其余皆属"增损用之"范畴。四味药相合,"外祛风寒湿邪,内安脾胃,治太阳病恶寒、头身关节疼痛可谓如神",故我选择合方运用于本案。但我认为治疗风寒湿邪抑遏卫阳或阻遏经络导致的身体恶寒、无汗、疼痛、困重、舌淡红、苔白(腻)、脉紧诸症,"四味羌活汤"以川芎易甘草更佳,故我有时应用羌活、防风、苍术、川芎4药以代之。

本案运用的最后一个合方是当归四逆汤,《伤寒论》第351条:"手足厥寒,脉细欲绝者,当归四逆汤主之。当归三两、桂枝三两、去皮,芍药三两,细辛三两,甘草二两、炙,通草二两,大枣二十五枚,擘。上七味,以水八升,煮取三升,去滓。温服一升,日三服。"本方证由营血虚弱,寒凝经脉,血行不利所致。素体血虚而又经脉受寒,寒邪凝滞,血行不利,阳气不能达于四肢末端,营血不能充盈血脉,遂呈手足厥寒、脉细欲绝。此手足厥寒程度较轻,与四逆汤证的四肢厥逆有别。治当温经散寒,养血通脉。本方以桂枝汤去生姜,倍大枣,加当归、通草、细辛组成。用当归作为君药以补血和生发肝气为主要思路,桂枝、芍药、大枣和炙甘草的组合来自桂枝汤的思路,体现了阴阳同补,阴阳既济和从内向外宣发的特点。细辛可驱散肝肾经络之寒邪,扫除壅堵在肝气升发道路上的壅滞。通草取通利,通关和条达血脉的作用。重用大枣,既合归、芍以补营血,又防桂枝、细辛燥烈太过,伤及阴血。甘草兼调药性而为使药。全方共奏温经散寒,养血通脉之效。临证凡见血虚寒滞、湿痹挛痛之证,皆可得治,故此方在临床应用十分广泛。紧接着的第352条说:"若其人内有久寒者,宜当归四逆加吴茱萸生姜汤主之。当归三两,芍药三两,甘草二两、炙,通草二两,桂枝三两、去皮,细辛三两,生姜半斤、切,吴茱萸二升,大枣二十五枚,擘。上九味,以水六升,清酒六升,和煮取五升,去滓,温分五服。一方,水酒各四升。"结合第351条,当归四逆汤证的辨证是肝经血亏虚寒,如果患者又内有久寒,出现呕吐、胃疼,在当归四逆汤加上吴茱萸、生姜两味药。吴茱萸可以暖肝暖胃,并能降逆化浊,生姜也有和胃降逆的功能。同时煮药时增加了清酒,以加强其宣发散寒的功效。

《伤寒论》中以"四逆"命名的方剂有四逆散、四逆汤、当归四逆汤。三方主治症中皆有"四逆",但其病机用药却大不相同。四逆散证是因外邪传经入里,阳气内郁而不达四末所致手足不温,尚可见身热、脉弦等症;四逆汤之厥逆是因阴寒内盛,阳气衰微,无力到达四末而致,故其厥逆严重,并伴有神衰欲寐、呕吐下利、脉微欲绝等症;当归四逆汤之手足厥寒是血虚受寒,寒凝经脉,血行不畅所致,因其寒邪在经不在脏,故肢厥程度较四逆汤证为轻,并兼见因血虚不荣,寒邪收引导致的肢体疼痛等症。有医家认为厥阴病用药的特点非常鲜明,通常较少使用附子、干姜之类药,而多用吴茱萸、生姜、桂枝、细辛之属。少阴病如果出现以阳虚为主的情况,通常使用性质较温燥的附子和干姜。厥阴系体阴而用阳,肝主藏血,温燥的药物通常会耗血伤阴。乌梅丸使用附子、干姜,前提是以酸敛的乌梅为君药,在保护肝体和滋养肝阴的前提下使用温燥的药物。《伤寒论》六经系统用药各有特点,和相关的生理功能特点密切相关。因此,三方用药、功用全然不同。正如周扬俊在《温热暑疫全书》所言:"四逆汤全在回阳起见,四逆散全在和解表里起见,当归四逆汤全在养血通脉起见。"本案中我运用该方药物剂量较大,当归40g、赤芍30g是我的习惯用法,考虑患者阳衰血亏,寒湿直中入里,深入血分,寒凝血瘀,非大剂养血活血药配伍温经发散药不能为之。

本案三诊时主症缓解,左耳流脓不减,考虑内有郁热,这也是血虚寒凝总体病机脉症下夹杂脉弦数的原因，故在主方中加入金荞麦、天花粉、白芷解毒消痈，开窍排脓，服之溢脓迅速减少消失。十一年痼疾，五诊得愈，随诊七年旧疾未有反复。本案经时合方，疗效显著，充分证明了中医经典理论的科学性、实用性、可及性。

前面提到麻黄细辛附子汤证传统观点视为"少阴兼太阳证"，部分医家认为属"少阴病表证"，且认为"六经皆有表证"。表，在《中医大辞典》中的注解为："外表、表浅、轻微之意，与里相对而言。如人体的皮毛、肌腠、经络为外，属表。"表证是临床常见多发证，临床辨证时，一般把外邪侵犯肌表，病位在浅者称为表证。六经表证是指六经受邪，病变部位在体表，病情较浅，而出现的一系列证候，包含有一系列的临床症状。

那么，对"六经皆有表证"该如何理解？我参考姚荷生、薛伯寿、薛燕星、黄建波、胡婕等医家的观点归纳如下：《灵枢·营卫生会》曰"太阳主外"，即太阳之气行于体表，具有卫外的功能，所以人体遭受外来之邪侵袭，太阳首当其冲，最易发生表证。《伤寒论》不惜条文详细论述了太阳表证，其余五经表证的条文也在《伤寒论》中有所记载。如"阳明病，脉迟，汗出多，微恶寒者，表未解也……"，"阳明病，脉浮，无汗而喘者……"，脉浮主表，阳明有表证；"少阳中风，两耳无所闻……"，"伤寒，脉弦细，头痛，发热者……"，这里"中风""伤寒"均指表证，少阳有表证；"太阴病，脉浮者……"，浮为在表，沉为在里，太阴病脉浮者，邪在经表也；"少阴病，始得之，反发热……"，此为少阴里虚，复被风寒侵袭少阴经脉，属少阴表里同病；"厥阴中风，脉微浮为欲愈……"，明确了厥阴有表证。仲景之后的医家就六经皆有表证进行了探讨。尤在泾曰："夫风寒中人，无有常经，是以伤寒不必定自太阳，中寒不必定自三阴。论中凡言阳明中风、阳明病若中寒及少阳中风、太阴少阴厥阴中风等语，皆是本经自受风寒之证，非从太阳传来者也。"《医宗金鉴·伤寒心法要诀》把阳明经表证编了一个歌诀："葛根浮长表阳明，缘缘面赤额头痛，发热恶寒而无汗，目痛鼻干卧不宁。"成无己对厥阴有表证注曰："阴病见阳脉者生，浮者阳也。厥阴中风，脉微浮，为邪气还表，向汗之时，故云欲愈。"六经主气不同，人之素体禀气亦各不同，有阴阳寒热虚实之偏。故其受风寒之外感病，亦有太阳、太阴、少阳、阳明、厥阴、少阴之不同。太阳主一身之表，统辖营卫，外邪侵袭人体，多易患太阳表证；如阳明胃热过盛，汗出肌腠疏松或胃阳素虚，外邪侵袭人体，则易患阳明经证；如太阴脾虚素有内湿，外邪侵袭人体，则易患太阴表证；如平素肾阳不足，外邪侵袭人体，则易患少阴表证；如平素气血虚弱，抗病能力减弱，因而腠理疏松，外邪乘虚侵袭胁下，则易形成少阳表证；如平素肝血不足，或素体疏泄不及，外邪乘机侵袭人体，则易形成厥阴表证。以阳明病为例，"阳明之为病，胃家实是也。"胃而称家，不惟赅手足阳明在内，胃为六腑之长，其他各腑，则同为胃家的一分子。阳明为阖，阖则主内、主里，白虎汤是经证、承气汤是腑证，治法有清、下之异。然广义的阳明病实际概括了手足阳明经腑失调的一切病证，它的外延包括手足阳明表、里、寒、热、虚、实诸种病证表现。第32条："太阳与阳明合病者，必自下利，葛根汤主之。"其阳明病，即指在表的邪气干扰阳明胃肠而出现的下利证。第36条："太阳与阳明合病，喘而胸满者，不可下，宜麻黄汤。"肺与大肠相表里，表邪影响胃肠而出现的便结之证，肺主表，寒外束，腑气不利，肺失宣降，宣肺透邪即可通腑。第243条"食谷欲呕，属阳明也,吴茱萸汤主之……"为阳明虚寒证。第248条"太阳病三日,发汗不解,蒸蒸发热者,属胃也,调胃承气汤主之"属阳明里热实证。第176条"伤寒脉浮滑,此表里俱热,白虎汤主之"属阳明热证。由此可见广义的阳明病包括阳明经腑失调的一切病证。而狭义的阳明病,则指伤寒病的一种类型或发展过程中的一个阶段,即里热实证。正如180条阳明病提纲证所言:"阳明之为病,胃家实是也。"它比广义阳明病的内涵深而外延小,事实上不过是广义阳明病的一种,其余各经均如此。各经提纲病证都是指狭义六经而言,《伤寒论》所论,多涉及广义六经的概念。并非六经中仅太阳主表,其余五经亦有表证。《伤寒论》在讲述寒气侵入人体之后,一般是按照由表及里,由浅至深的方向进行。所以,开篇即从太阳病讲起,如太阳病不愈,而转属阳明,继而少阳,三阳病不愈,继而转入三阴,因此,《伤寒论》的层次性非常强,在临证中仔细辨别,即可发现外寒在六经的哪个地方,从而随证立法用药。特殊情况下,在患者旧有宿疾,或者体质因素,或者久病体虚、阳气不足的情况下,寒气可以跳过太阳经,直中阳明、少阳,或者直中三阴经,毕竟,其他五经在体表也有广泛的经络分布,外寒完全可以通过这些经络侵入五经,不论是外寒顺六经逐层转移也好,还是寒邪直中六经,在六经的各个系统均可带有表证的特点。

表证有广义和狭义之分,广义表证泛指经皮毛、肌腠、经络等外周组织所反映出来的所有异常感觉和客观表现,狭义表证是指恶寒发热、头身疼痛、脉浮等临床表现,是外邪中人,疾病初起的一般表现形式。六经表证临床症状辨析要在狭义表证的基础上,利用广义表证的含义来区分。可以从寒热、疼痛情况、脉象、四肢症状、循经症状等辨析。表证的临床症状有恶寒(怕冷)、发热、头痛、身痛、鼻塞、无汗、脉浮等。表证又可分为表寒证、表热证,其中,表寒证有恶寒(怕冷)、发热、无汗、鼻塞或流清鼻涕、口不渴、舌苔薄白等临床症状;表热证有发热、恶寒(怕冷)、有汗或无汗、口渴、咽红或咽喉肿痛、舌尖红等临床症状。由于六经含义和经络走向不同,六经表证所表现的临床症状也有所不同。从寒热来看,太阳发热恶寒最重,持续时间也较长。外邪初犯阳明,阳气一时被郁,亦可见到恶寒,但阳明是多气多血之经,邪易化燥入里,故持续时间较短;少阳位于半表半里,为气机传化之枢机,邪正相争,正胜则热,邪胜则寒,故表现为寒热往来;太阴表证主要表现为手足自温;少阴表证表现为发热比较轻浅;厥阴经受邪表现为寒热错杂。从疼痛角度看,由于各条经脉循行部位不一样,临床表现有一定差别。如太阳表证临床表现出头项痛、腰脊强等症状;阳明表证临床表现出额头痛或眉棱骨痛、目痛、鼻干等症状;少阳表证临床表现出头两侧痛、两耳无所闻等症状;太阴表证临床表现四肢烦疼、腹满痛等症状;少阴表证临床表现脊股内侧后缘疼痛、足心热痛等症状;厥阴表证表现出巅顶痛、手足厥寒等症状。从脉象看,头痛发热见浮脉当属于太阳。头痛发热脉大者属阳明。若脉不浮不大弦细者当属少阳。少阴表证肾阳虚是本,故脉沉。厥阴经受邪,出现脉微欲绝等证候。

六经表证各自临床症状特点为:①太阳表证临床症状。太阳病以"脉浮,头项强痛而恶寒"为提纲。有以头痛、发热、汗出、恶风、脉浮缓为基本表现的太阳中风证,还有热多寒少、大汗出、脉浮弱、脉洪大、鼻鸣干呕、气上冲等临床变化症状;有以恶寒、无汗、身体骨节疼痛,脉浮紧为基本表现的太阳伤寒证，还有头痛、身痛、腰痛、嗜卧、胸胁苦满、烦躁、身重等临床变化症状；有太阳表证日久，不得汗解，邪气渐轻，正气来复，以发热恶寒，热多寒少，呈阵发性发作为基本表现的表郁轻证。②阳明表证临床症状。阳明表证包括风寒初伤阳明经之表和阳明经表热证。前者是以微恶风寒，汗出多，或无汗而喘等为主要临床症状，是由风寒外束所致；后者症见身热汗自出，不恶寒反恶热。面赤、额头痛、目痛鼻干、脉浮长等也为阳明表证之临床表现。阳明表证还可能伴有口苦咽干，腹满微喘，卧不得宁等阳明经症状。阳明表证持续时间很短，"阳明恶寒，二日自止"，且恶寒程度较轻，往往不易为人们感觉到，或者容易忽略。有医家认为，阳明病的提纲是"阳明之为病，胃家实是也。"即阳明病是以便秘，胃肠不通为主要表现的病证。阳明病可分为三大类：太阳阳明，正阳阳明，少阳阳明。太阳阳明对应的方药是麻子仁丸。正阳阳明对应的是承气类方，少阳阳明对应的是大柴胡汤。尤在泾在《伤寒贯珠集·阳明篇》指出："太阳阳明者，病在太阳，而兼阳明内实，以其人胃阳素盛，脾阴不布，屎小而硬，病成脾约，于是太阳方受邪气，而阳明已成内实也。"其对应的麻子仁丸方证："趺阳脉浮而涩，浮则胃气强，涩则小便数，浮涩相抟，大便则鞕，其脾为约，麻子仁丸主之。"趺阳脉即是胃脉，胃脉浮代表外寒入侵，阳气升到体表与其抗争。趺阳脉涩，代表胃气与寒相搏时，正常的生理功能受到影响，胃肠功能受到制约，气血不通。成无己对此论述得较为精彩："《内经》曰：饮入于胃，游溢精气，上输于脾，脾气散精，上归于肺，通调水道，下输膀胱，水精四布，五经并行，是脾主为胃行其津液也。今胃强脾弱，约束津液，不得四布，但输膀胱，致小便数，大便难。"成无己讲外寒直入阳明，约束了脾胃功能，使津液不能在肠道分布，多余的水液从膀胱而出，故出现大便难，小便数的情况。在实际临床中，经常见到感冒伴有便秘的情况。患者既有表证，又有大便难的里证。而且这种便秘多以前硬后溏，或者大便干球的情况出现，这是外寒将脾胃运化功能束缚住，使水液不能下布的结果，而且脾胃功能受制，胃肠运动能力减弱，大便的传导明显延迟。麻子仁丸方中的杏仁既能宣肺解表，又能润肠，火麻仁、白芍和蜂蜜有濡润、增加津液的作用，大黄、枳实、厚朴有增加胃肠动力的作用，诸药同用，表里兼治。③少阳表证临床症状。少阳为由阴出阳，一阳初生，故少阳为阳枢，表接太阳，内近阳明，为半表半里。少阳表证主要是指少阳风寒之表，主要有发热、微恶寒、汗出、肢节烦痛等临床症状，并伴微呕、胸中满而烦、口苦等少阳经循行部位的症状。柴胡桂枝汤是典型的太阳少阳并病的方剂。《伤寒论》第146条："伤寒六七日，发热，微恶寒，肢节烦疼，微呕，心下支结，外证未去者，柴胡桂枝汤主之。"唐容川《伤寒论浅注补证·太阳篇》中谈道："发热恶寒，四肢骨节疼痛，即桂枝汤证也。呕而心下支结，即心下满，是柴胡证。外证未去者，以明柴胡证，是病得入内而桂枝证尚在，不得单用柴胡汤，宜合柴胡桂枝汤治之。"④太阴表证临床症状。太阴病篇原文第276条云"太阴病，脉浮者，可发汗，宜桂枝汤"，为太阴表证。太阴表证典型的还有第274条太阴中风证："太阴中风，四肢烦疼，阳微阴涩而长者，为欲愈。"此为风寒侵袭四肢之证，由于四肢为太阴之表，所以为太阴表证。太阴本虚，抗病力不强，邪正相争不激烈，一般无发热恶风寒之象，症见四肢烦痛、脉浮等，为太阴中风，邪正相争的表现，以脾主四肢故也。柯韵伯曰："风为阳邪，四肢为诸阳之本，脾主四肢。脾气衰少,则两阳相搏,故烦痛。脉涩与长不是并见,涩本病脉,涩而转长,病始愈耳。风脉本浮,今而微,知风邪当去,涩则少气少血"。另外,太阴病属典型的脾胃虚寒证。如太阴病外感寒邪,会出现典型的寒性霍乱。《伤寒论·辨霍乱病脉证并治法第十三》说:"霍乱,头痛发热,身疼痛,热多欲饮水者,五苓散主之;寒多不用水者,理中丸主之。……吐利止,而身痛不休者,当消息和解其外,宜桂枝汤小和之。"钱潢在《伤寒溯源集·附霍乱篇》中指出:"此言有表证之霍乱也。发热头痛,身疼恶寒者,寒邪在表也;吐利者,寒邪在里也。"受寒引起的吐利,当以理中丸治疗。其中的干姜温中散寒,党参、白术、炙甘草健脾益气,扶助正气。如果内寒止而外寒不解,用桂枝汤将寒邪排出体外。这样表里双解,邪气去矣。⑤少阴表证临床症状。少阴咽痛是少阴病表证的典型表现。因为少阴经与太阳经互为表里,太阳经受寒后,寒邪通过该经传入里面的少阴经,如果患者阳气虚弱不甚,寒气侵入少阴经会出现阳气被遏,气血不通,郁而化火的情况,这就是少阴咽痛客热证,治疗用甘草汤、桔梗汤以解表散结清热;如果患者阳气十分虚弱,无力与外寒抗争,寒邪客于少阴经,则出现少阴咽痛客寒证,其经典代表方是麻黄附子细辛汤、麻黄附子甘草汤。《伤寒论》第301条、302条:"少阴病,始得之,反发热脉沉者,麻黄细辛附子汤主之。""少阴病,得之二三日,麻黄附子甘草汤,微发汗。以二三日无证,故微发汗也。"这里用解表法治疗少阴病,是确有少阴表证。有学者认为少阴寒化阳虚为本,病虽有自表而起,但表证发热很轻浅,持续时间亦很短,邪随即传里。少阴表证表现为典型的少阴里虚寒证,临床症状既表现有太阳经表寒证,卫气郁于肌表,可见发热,又有"脉沉"等少阴里寒证的表现。⑥厥阴表证临床症状。厥阴病的提纲是:"厥阴之为病,消渴,气上撞心,心中疼热,饥而不欲食,食则吐蛔。下之利不止。"厥阴病是外寒侵入人体最深部的一类病证。寒气侵入人体后,进入人体最深部,人体仅剩的阳气受到极大的压制,阳气郁结成团,内热明显,表现出消渴,心中疼热,烦躁不眠;阳气积聚力量反抗,则会出现气上撞心等情况。寒气侵入人体大部分组织,则出现手足厥逆的临床表现。如果阳气奋起反抗,将寒邪从太阳经逼出,则人体获得新的生机,如果阳气虚弱,无力抗邪,则一点元阳被外寒覆灭,在临床上出现死候。厥阴病为外感热病的终末阶段,有学者认为厥阴表证有二,即厥阴中风和厥阴伤寒。前者为感受风邪为病,主要症状有发热、脉微浮或不浮等。后者为平素肝血虚少,复感寒邪之厥阴伤寒证,脉细主血虚,外来寒邪侵袭经脉,血脉不畅,四肢失于温养,故手足厥寒,所以以手足厥寒、脉细为主。也有学者认为《伤寒论》中的麻黄升麻汤证也属厥阴表证。第357条文曰:"伤寒六七日,大下后,寸脉沉而迟,手足厥逆,下部脉不至,咽喉不利,唾脓血,泄利不止者,为难治,麻黄升麻汤主之。"此证指外寒未解,下法误治后,正气从下而脱,邪气趁机内陷,郁遏中阳,阳气凝结,形成内热,热迫血行,故而唾脓血。这属于正虚邪实,寒热错杂病,仲景称难治。张锡驹在《伤寒论直解·厥阴病篇》分析:"伤寒六七日,乃由阴出阳之期也。粗工以为大热不解而大下之,虚其阳气,故寸脉沉迟,手足厥逆也。下为阴,下部脉不至,阴虚不能上通于阳也。咽喉不利吐脓血,阳热在上也,泄利不止,阴寒在下也,阴阳两不相结,故为难治。与升麻、麻黄、桂枝以升阳,而复以茯苓、白术、干姜调其下利。与当归、白芍、天冬、葳蕤以止脓血。与知母、黄芩、甘草以利咽喉。石膏性重,引麻黄、升麻、桂枝直从里阴而透达于肌表,则阳气下行,阴气上升,阴阳和而汗出矣。此方药虽驳杂,意义深长,学者宜潜心细玩可也。"

　　无论是外寒由表及里,由浅入深,逐层进入六经各个系统,还是外寒直中六经,在六经各个层次均可有表证存在,张仲景在《伤寒论》中均有论述。"六经皆有表证"理论认为:表证,并不只是太阳病独有的病证,而是贯穿整个疾病始终。现在的临床医生,在治疗内伤杂病的时候,往往忽略了疾病最初的成因,忘记了表证的存在,忽视了表证对内伤病的影响,因此临床疗效不佳。太阳病主要讲汗法透邪;少阳主腠理,为半表半里,不可发汗,然得汗而解;一般而论,阳明主肌肉则属里,三阴统属里,然必须领悟伤寒六经皆有表,方知辨表里之奥秘。如果在治病之初,考虑到表邪的影响,了解了整个疾病的来龙去脉,知道病从哪里来,当从何处去,那么,临床疗效将会大幅提高,这样,不仅仅是治疗患者表现出的症状,而是从根本上解决了疾病之源,从而使患者获得真正的治愈。

十八、头皮皲裂、脱发案
——肝脏与人体皮肤、毛发健康的关系

王某某,女,53岁。

2015年6月8日,一诊。

主诉:头皮干燥皲裂伴脱发十余年,加重1个月。

现病史:十余年来头发脱落较多,头顶左侧皮肤干燥、皲裂,疼痛,时轻时重,反复不愈。近1个月加重。头皮干燥皲裂,渗血疼痛,平素性情急躁,睡眠差,口干,大便溏,纳眠尚可,舌淡红,苔薄白,脉弦数。

体格检查:头发枯槁稀疏,头顶部左侧头发片状脱落,头皮龟裂,裂口渗血,附着血痂,皮肤干燥。

实验室检查:无。

西医诊断:脱发,头皮皲裂原因待查。

中医诊断:斑秃 头皮皲裂症。

证型:脾弱血虚、肝热风动。

治法:健脾养血、清肝祛风。

方药:丹栀逍遥散加味。

> 柴胡10g、当归15g、白芍15g、生地20g、丹皮15g、炒栀子10g、白术15g、茯苓15g、薄荷5g、侧柏叶10g、刺蒺藜30g、炒荆芥10g、陈皮5g、法半夏15g,3剂,水煎服,每剂药服2天,每天服3次。

2015年6月16日,二诊。脱发减少,头皮干燥皲裂处疼痛减轻,便溏改善,仍感口干,舌淡红,苔薄白,脉细沉弦。一诊方继服3剂。

2015年6月24日,三诊。诉头发脱落基本停止,头皮皲裂、疼痛明显好转,查看局部头皮皲裂、干燥面积缩小,口和,睡眠好转,大便稀溏加重,舌脉同前。原方去法半夏、生地,加炙首乌30g、黑芝麻20g、枸杞20g、炒扁豆30g,继服5剂。

> 柴胡10g、当归15g、白芍15g、炙首乌30g、黑芝麻20g、枸杞20g、丹皮15g、炒栀子10g、白术15g、茯苓15g、薄荷5g、侧柏叶10g、刺蒺藜30g、炒荆芥10g、陈皮5g、炒扁豆30g,3剂,水煎服,每剂药服2天,每天服3次。

2015年7月6日,四诊。述头发脱落未再出现,头皮皲裂出血已愈,查看局部头皮已无皲裂、干燥,触摸局部头皮稍显粗糙,舌淡红,苔薄白,脉细弦。继服三诊方5剂巩固疗效。

按：中医对头发的认识在《黄帝内经》中有不同的观点。《素问·六节藏象论》有记载："肾者，主蛰，封藏之本，精之处也，其华在发。"《素问·上古天真论》也说："女子七岁，肾气盛，齿更发长……丈夫八岁，肾气实，发长齿更。""六七，三阳脉衰于上，面皆焦，发始白……五八，肾气衰，发堕齿槁……八八，天癸竭，精少，肾脏衰，形体皆极，则齿发去。"《灵枢·决气》认为："上焦开发，宣五谷味，熏肤、充身、泽毛，若雾露之溉，是谓气。"滑寿在注释《黄帝内经》"肾其华在发"时首先提出："发者血之余"，《草木子》认为"血之荣以发"，血虚失养则头发脱落、枯燥、斑白等症蜂起。以上论述从不同角度强调了人体头发的生理和病理与肾脏、天癸、卫气密切关系。头发浓密、黑亮、润泽、柔顺是肾气肾精充足，阴血充盛，卫气温煦濡养正常的表现，头发稀疏脱落、花白、枯槁多责之肾气肾精虚衰，阴血亏虚，卫气失温，毛发失养。中医经典对同一物质有不同的认识是中医理论的特点之一，临床必须因人、因时、因地择其善者用之，切忌"死于句下"。历代医家认为毛发总与血液和肾精关系最为密切。中医理论认为肝藏血，肝肾同源，故毛发的健康与肝脏具有密切的联系。中医藏象理论认为肝为血之藏，魂之处，筋之宗。肝在五行属木，主动，主升。所以《素问·灵兰秘典论》说："肝者，将军之官，谋虑出焉。"《素问·六节藏象论》说："肝者，罢极之本，魂之居也。"肝的主要生理功能是主疏泄和主藏血：①主疏泄。肝主疏泄，疏，即疏通；泄，即发泄、升发。肝的疏泄功能反映了肝为刚脏，主升、主动的生理特点，是调畅全身气机，推动血液和津液运行的一个重要环节。肝的疏泄功能，主要表现在以下三个方面：A. 调畅气机。气机，即气的升降出入运动。机体的脏腑、经络、器官等的活动，全赖于气的升降出入运动。由于肝的生理特点是主升、主动，这对于气机的疏通、畅达、升发是一个重要的因素。因此，肝的疏泄功能是否正常，对于气的升降出入之间的平衡协调起着调节作用。肝的疏泄功能正常，则气机调畅，气血和调，经络通利，脏腑、器官等的活动也就正常和调。如果肝的疏泄功能异常，则可出现两个方面的病理现象：a. 肝的疏泄功能减退，即是肝失疏泄，则气的升发就显现不足，气机的疏通和畅达就会受到阻碍，从而形成气机不畅、气机郁结的病理变化，出现胸胁、两乳或少腹等某些局部的胀痛不适等病理现象。b. 肝的升发太过，则气的升发就显现过亢，气的下降就不及，从而形成肝气上逆的病理变化，出现头目胀痛、面红目赤、易怒等病理表现。气升太过，则血随气逆，而导致吐血、咯血等血从上溢和人体上部发生病变的病理变化，甚则可以导致猝然昏不知人，称为气厥，亦即《素问·生气通天论》所说的"阳气者，大怒则形气绝，而血菀于上，使人薄厥"。血的运行和津液的输布代谢，亦有赖于气的升降出入运动。因此，气机的郁结，会导致血行的障碍，形成血瘀，或为癥积、肿块，在妇女则可导致经行不畅、痛经、闭经等。气机的郁结，也会导致津液的输布代谢障碍，产生痰、水等病理产物，或为痰阻经络而成痰核，或为水停而成臌胀。B. 促进脾胃的运化功能。脾胃的运化功能正常与否的一个极重要环节，是脾的升清与胃的降浊之间是否协调平衡，而肝的疏泄功能，又和脾胃的升降密切相关。肝的疏泄功能正常，是脾胃正常升降的一个重要条件。如肝的疏泄功能异常，则不仅能影响脾的升清功能，在上则为眩晕，在下则为飧泄，而且还能影响及胃的降浊功能，在上则为呕逆嗳气，在中则为脘腹胀满疼痛，在下则为便秘。称作肝木克脾和肝气犯胃，两者可统称为"木旺乘土"。肝的疏泄，有助于脾胃的运化功能，还体现于胆汁的分泌与排泄。胆与肝相连,胆汁是肝之余气,积聚而成。胆汁的分泌与排泄,实际上也是肝主疏泄功能的一个方面,肝的疏泄正常,则胆汁能正常地分泌和排泄,有助于脾胃的运化功能。肝气郁结,则可影响胆汁的分泌与排泄,而出现胁下胀满、疼痛、口苦、纳食不化,甚至黄疸等症。所以,《素问·宝命全形论》说"土得木而达"。《血证论》也说:"木之性主于疏泄,食气入胃,全赖肝木之气以疏泄之,而水谷乃化;设肝之清阳不升,则不能疏泄水谷,渗泄中满之症,在所不免。"C. 调畅情志。情志活动,是属于心主神明的生理功能,但亦与肝的疏泄功能密切相关。这是因为正常的情志活动主要依赖于气血的正常运行,情志异常对机体生理活动产生重要影响,也在于其会干扰正常的气血运行。《素问·举痛论》所说的"百病生于气也",就是针对情志所伤,影响气机的调畅而言。所以,肝的疏泄功能具有调畅情志的作用,实际上是由调畅气机功能所派生的。肝的疏泄功能正常,则气机调畅,气血和调,心情就易于开朗;肝的疏泄功能减退,则肝气郁结,心情易于抑郁,稍受刺激,即抑郁难解;肝的升泄太过,阳气升腾而上,则心情易于急躁;稍有刺激,即易于发怒,这是肝的疏泄功能对情志的影响。反之,反复、持久的情志异常,亦会影响肝的疏泄功能,从而导致肝气郁结,或升泄太过的病理变化。此外,妇女的排卵和月经来潮、男子的排精,与肝的疏泄功能也有密切的关系。②主藏血。肝藏血是指肝有贮藏血液和调节血量的生理功能。肝的藏血功能,主要体现于肝内必须贮存一定的血量,以制约肝的阳气升腾,勿使过亢,以维护肝的疏泄功能,使之冲和条达。其次,肝的藏血,亦有防止出血的重要作用。因此,肝不藏血,则不仅可出现肝血不足,阳气升泄太过等病变,而且还可导致出血。肝的藏血功能,还包含着调节人体各部分血量的分配,特别是对外周血量的调节起着主要的作用。在正常生理情况下,人体各部分的血量,是相对恒定的。但是随着机体活动量的增减、情绪的变化,以及外界气候的变化等因素,人体各部分的血量也随之改变。当机体活动剧烈或情绪激动时,肝脏就把所贮存的血液向机体的外周输布,以供机体的需要。当人体在安静休息及情绪稳定时,由于全身活动量少,机体外周的血液需要量相对减少,部分血液便藏之于肝。所以《素问·五脏生成》说:"故人卧血归于肝。"王冰注释说:"肝藏血,心行之,人动则血运于诸经,人静则血归于肝脏。"由于肝脏对血液有贮藏和调节作用,所以人体各部分的生理活动,皆与肝有密切关系。如果肝有疾患,藏血功能失常,不仅会引起血虚或出血,而且也能引起机体许多部分血液濡养不足的病变。如肝血不足,不能濡养于目,则两目干涩昏花,或为夜盲;若不能濡养于筋,则筋脉拘急,肢体麻木,屈伸不利等;肝血不能濡养皮肤、毛发则皮肤干燥,皲裂,毛发易脱,枯槁。肝的贮藏血液与调节血量的功能还体现于女子的月经来潮。所以肝血不足或肝不藏血时,即可引起月经量少,甚则闭经,或月经量多,甚则崩漏等症。肝的调节血量功能,是以贮藏血液为前提的,只有充足的血量贮备,才能有效地进行调节。但是将贮藏于肝内之血输布于外周的作用,实际上是肝的疏泄功能在血液运行方面的一种表现。所以《血证论》说:"以肝属木,木气冲和调达,不致遏郁,则血脉通畅。"贮存于肝内的血液才能向外周布散。因此,肝的调节血量功能,必须是藏血与疏泄功能之间的协调平衡,才能完成。如果疏泄太过或藏血功能减退,则可导致各种出血;疏泄不及,肝气郁结,则又可导致血瘀。此外,藏象学说中还有"肝藏魂"之说。魂乃神之变,是神所派生的,如《灵枢·本神》说:"随神往来者谓之魂。"

《类经》注云："魂之为言,如梦寐恍惚,变幻游行之境,皆是也。"魂和神一样,都是以血为其主要物质基础的,心由于主血,故藏神;肝藏血,故藏魂。所以《灵枢·本神》说："肝藏血,血舍魂。"肝的藏血功能正常,则魂有所舍。若肝血不足,心血亏损,则魂不守舍,可见惊骇多梦、卧寐不安、梦游、梦呓以及出现幻觉等症。《素问·五脏生成》亦云："故人卧血归于肝,肝受血而能视,足受血而能步,掌受血而能握,指受血而能摄。"同理,发得血而能生、而能长、而能茂、而能润、而能黑自不待言。患者脱发,头发枯槁稀疏伴见头皮干燥皲裂、舌淡红提示血虚失润;性格急躁易怒,睡眠差,脉弦数为肝郁化火,肝火内炽。《素问·至真要大论》有论:"诸风掉眩,皆属于肝。"是言肝血不足则肝失疏泄,肝郁化热,肝风内动,在情志上表现为急躁易怒;风性轻扬开泄,易袭阳位,伤人上部,故而病位发生在人体高位的头皮、头发。

　　中医认为皮肤的健康有赖于津、液的滋润,《灵枢·决气》篇对津、液的功能作了论述:"腠理发泄,汗出溱溱,是谓津。""谷入气满,淖泽注于骨,骨属屈伸,泄泽,补益脑髓,皮肤润泽,是谓液。"阐述了津、液对皮肤及其附属物健康的意义,而"津血同源"的理论说明人体皮肤也有赖血的濡养润泽。《灵枢·决气》篇还指出人虽有精、气、津、液、血、脉六名,各有部主,然五谷与胃为其大海,实为一气耳。《素问·灵兰秘典论》说:"脾胃者,仓廪之官,五味出焉。"《素问·五脏别论》说:"胃者,水谷之海,六腑之大源也。五味入口,藏于胃,以养五脏气……"《灵枢·决气》说:"中焦受气取汁,变化而赤,是谓血。"《素问·经脉别论》说:"食气入胃,散精于肝,淫气于筋。食气入胃,浊气归心,淫精于脉。脉气流经,经气归于肺,肺朝百脉,输精于皮毛。毛脉合精,行气于府。府精神明,留于四脏,气归于权衡。权衡以平,气口成寸,以决死生。"都是对脾胃为精、气、津、液、血、脉六气生化之源的论述。本案既然津、液、血均亏虚,当责之化源失职。患者便溏、舌淡红即是脾胃虚弱的表现。脾胃虚导致六气之来源匮乏,皮肤失于润养则干燥、皲裂、脱发。

　　综上所述,本案为脾弱血虚、肝热风动证,治宜健脾养血、清热凉血、平肝祛风为法,以丹栀逍遥散健脾养血清肝,加生地增强养阴凉血之力,加侧柏叶、刺蒺藜、炒荆芥祛风平肝。全方共奏疏肝郁、柔肝体、健脾胃、养肝血、清肝热、凉肝血、息肝风、滋肝肾、调肝脾之功,虽只选用一个普通时方治疗,患者脱发、头皮干燥皲裂很快控制。本案辨治成功的关键在于抓住了疾病病机的主要矛盾。当然,疾病的主要矛盾是会随着治疗的进展发生变化的,三诊时患者血燥风动病机缓解,阴血亏虚病机逐渐上升为主要矛盾时,则又去法半夏之温燥,生地之寒凉,加炙首乌30g、黑芝麻20g、枸杞20g、炒扁豆30g专事补血滋阴健脾以求其本。患者经本次治疗虽见效较快,然病历十余年,反复发作,精血已属大亏,若欲减少复发,杜绝病根,必须坚持治疗一段时间。

十九、嗜睡、头昏案

——熟练掌握和应用多种辨证论治方法是对一个临床医生的最高要求

王某,女,35岁。

2016年6月22日,一诊。

主诉:嗜睡、头昏3年,加重1个月。

现病史:3年来嗜睡,早晨难以自醒,甚至需家人反复呼唤才能醒来,醒来则头昏眼花,伴乏力肢倦、纳少自汗、畏寒、易腹泻、口渴喜饮凉水、手心灼热,常发生饥饿、心慌、手抖等类似"低血糖症状",但每次测血糖均正常。舌体瘦小,舌淡红,舌尖少苔,舌中根部苔黄腻,脉沉细弦。在综合医院神经内科、内分泌科反复住院诊断不明,治疗无效。

体格检查:BP 120/70mmHg。

实验室检查:头颅CT、心电图均未发现异常。

西医诊断:头昏查因。

中医诊断:多寐。

证型:中气下陷、阴虚有热、湿浊上蒙。

治法:补中升阳、养阴清热、化湿开窍。

方药:补中益气汤合丹皮四物汤合黄芩温胆汤加味。

> 黄芪30g、党参30g、白术15g、茯苓15g、陈皮10g、柴胡5g、升麻5g、当归10g、白芍10g、生地20g、黄芩15g、丹皮15g、川芎30g、粉葛30g、藿香10g、荷叶10g、炒枳壳15g、竹茹10g,3剂,1剂服2天,每天服3次。

2016年7月3日,二诊。诉头昏及嗜睡明显减轻,早晨不需人呼唤可自行醒来。乏力肢倦、口渴思饮及手足心灼热好转,饮食增加,仍汗出较多、畏寒、手足麻木。服药后未发生腹泻,舌苔薄黄,脉弦细。药已中的,原方减生地为15g,黄芩10g,加龙骨30g、牡蛎30g,继服3剂。

> 黄芪30g、党参30g、白术15g、茯苓15g、陈皮10g、柴胡5g、升麻5g、当归10g、白芍10g、生地15g、黄芩10g、丹皮15g、川芎30g、粉葛30g、藿香10g、荷叶10g、炒枳壳15g、竹茹10g、龙骨(先煎)30g、牡蛎(先煎)30g,3剂,1剂服2天,每天服3次。

2016年7月12日,三诊。诉诸症已愈,要求开中药巩固治疗。处二诊方3剂继服。

按：本案患者症状、舌脉较杂乱，如单从主诉（主症）头昏与嗜睡来看，主症对辨证的贡献度是不大的，只有将四诊资料进行分解、归类、组合成不同性质的症状群，再将主诉（主症）与上述3个方面症状群组合分析，辨证思路才会清晰。我通过30余年的学习、临证、跟师、思考、再实践，逐渐形成了对复杂病证杂乱无序脉症等四诊资料进行分解、归类、组合成不同性质的症状群，再与主诉（主症）组合分析进行辨证论治的诊疗风格。这些症状群之间可以没有任何关联甚至是相反的证候性质，对这些症状群的辨证可以应用不同的中医辨证方法。对这些症状群的治疗可以选用经方、时方或自拟方。验之临床简单易行，准确高效。本案经过分析整理后可分为三个方面的症状群：①乏力肢倦，纳少，自汗，易腹泻；②口渴喜饮凉水，手足心灼热，舌体瘦小，舌尖少苔；③嗜睡不易自醒，舌苔黄腻。三个症状群分别提示气虚下陷、阴血亏虚、湿热内生，浊邪害清三个方面的病机。《素问·阴阳应象大论》中说："故清阳出上窍，浊阴出下窍；清阳发腠理，浊阴走五脏；清阳实四肢，浊阴归六腑。"指出人体清阳之气充养于头面五官窍道，五官才能形成声音、听觉、嗅觉、视觉、味觉等功能，使人头目清爽，感觉灵敏，反应敏捷。人体浊阴之气内归于六腑，从下窍前后二阴排出，则水湿、津液、糟粕的排泄如常。人体卫气外发于腠理，起到"温分肉，充皮肤，肥腠理，司开合"的作用，则人体寒温感觉正常，体表汗液排泄有制。人体精血津液等精微物质内注于五脏，五脏精气充足则脏腑功能正常。人体精微物质充养四肢，则肢体强健有力，动作灵活。本案患者病症的产生，均是清阳、浊阴的分布异常，出现了"阴阳反作"现象。"清阳"出上窍，发腠理，实四肢功能障碍，则见头昏、乏力、肢倦、汗出失常、恶寒等症；"浊阴"走五脏、归六腑、出下窍运行失常则可发生浊邪害清、食痰郁积、郁而化热等病理变化，产生嗜睡、腹泻、黄腻苔等脉症。清阳与浊阴的功能正常与否，虽关乎五脏六腑，实与脾胃关系最为密切。因脾胃居中焦，脾主升清，司精微的升腾布散，胃主降浊，主糟粕的下降排泄，具有脾升胃降的生理特性，故脾胃是人体气机升降的枢纽。对脾胃升降理论与临床治疗最有心得的医家当推金元时期的李东垣。唐大烈在《吴医汇讲·辨脾胃升降》中说："余尝考治脾胃莫详于东垣，求东垣治脾胃之法，莫精于升降。"故本案我效法东垣以补中益气为主要治法。

观李东垣补中升阳诸方，多有甘温之黄芪、人参、炙甘草；辛散之柴胡、升麻、羌活；苦寒之石膏、黄芩、黄连，灵活配伍使用，并非单独用甘温益气，升阳健脾药。其指导思想是脾胃气虚则甘温健脾益气，清阳不升、气机不转治以辛温发散，阴火内生则甘寒以清热。如果仔细分析本案的处方就会发现，处方不仅有补中益气汤，还内寓升阳散火汤（柴胡、升麻、白芍、葛根、人参、独活、羌活、防风、甘草、炙甘草）的方义。补中益气汤与升阳散火汤均为李东垣的著名方剂。前者以治疗中气下陷为重点，以气虚为主，证情相对单一；升阳散火汤兼治阴火热中证，针对的是脾胃虚弱，兼有血虚，过食冷物，抑遏脾阳，郁火内炽证。以肌表四肢骨髓热如火燎，扪之烙手为突出特点。该患者口渴喜冷饮、手心灼热也是阳气内郁化火，营血化源不足，阴火外发的表现。两个处方病机、症状虽有相近之处，然病机重点及治法有别，此处又不可混淆。我的处方补泻兼施，寒热并行，收散并用，处方中有甘温健脾益气的黄芪、党参、白术、茯苓、陈皮；有升阳解郁兼开窍醒脾的柴胡、升麻、川芎、粉葛、藿香、荷叶等风药；《脾胃论》有论："胃之不足，惟湿能滋养"故处白芍、当归、生地滋阴养血，且防温补辛散药辛温发散太过;患者嗜睡、心慌、手抖、舌体瘦小、舌尖少苔,可知手足少阴、厥阴经阴血亏虚。叶天士在《叶香岩外感温热篇》中曾说:"若斑出热不解者,胃津亡也……或其人肾水素亏,虽未及下焦,先自彷徨矣,必验之于舌,如甘寒之中,加入咸寒,务在先安未受邪之地,恐其陷入易易。"本案虽不是发斑,但验之症状和舌象,实属心肾阴虚且有热入心包,肝热风动之兆。故用丹皮四物汤等咸寒养阴凉肝之品,以养阴凉营,柔肝养血;患者湿浊痰热症明显,故加黄芩、竹茹以清热化湿豁痰。对于阴火热中证使用清热药,李东垣反复告诫"大忌苦寒之品损其脾胃",必须用黄连、黄芩、黄柏等苦寒药时,他常冠以"少加""从权",且苦味药多用酒洗的炮制方法。故二诊症状缓解后处方即减生地、黄芩剂量,是遵东垣之教也。

患者嗜睡、心慌既可以理解为心包受邪,也可以看作是浊邪害清,痰热蒙蔽。对后者,叶天士在《叶香岩外感温热篇》中论述得较清楚,他说:"湿与温合,蒸郁而蒙蔽于上,清窍为之壅塞,浊邪害清也。"湿为阴邪,重浊黏滞;热为阳邪,蒸腾开泄。湿邪与热邪相搏结,湿郁热蒸,而致湿热上蒙,遏阻清阳,则出现头重痛如裹,昏瞀,眩晕,鼻塞,耳聋等清窍壅塞不利的见症。叶氏将产生这种湿浊上蒙清窍证候的病机概括为"浊邪害清"。本书另案有对此的专门论述,读者可以互参。所以本案使用了黄芩温胆汤分消走泄,清利湿热。

本案临床表现复杂,西医诊断不清,既往中西医治疗未效。说理与用方较为繁杂,病机分析也运用了《黄帝内经》理论、脾胃论学说、温病学理论、脏腑辨证体系、八纲辨证知识。涉及仲景经方、东垣方、温病方。能否用一种中医辨证理论指导分析和治疗,使之简单明了?我现在做不到,也可能难做到,那只是我努力的方向。如果能用一种辨证理论解决所有临床问题,我们何必要学习中医的多种辨证方法?学习各家学说?我在拜师中国中医科学院东直门医院的吕仁和国医大师后跟诊的第一天,吕老就考我:请你说说中医的7大辨证论治体系?他希望我能够熟练掌握和学会选择应用不同的中医辨证论治方法以应对临床复杂证候。确实是这样,临床上有的疾病用六经辨证简捷高效,有的疾病用卫气营血辨证层次分明,有的疾病用经络辨证一目了然,有的疾病用气血津液辨证病性清晰,有的疾病用三焦辨证定位准确,有的疾病用脏腑辨证稳妥从容,所有疾病最后均要用八纲辨证统筹协调。有的疾病太复杂,病机交织混杂,甚至互相矛盾,用单一理论分析、单一辨证方法、单一治法、单一处方完全行不通,所以我在临床上喜欢用大复方。有的医生嫌复方大而杂,每次开方就给患者处2～3个单一处方交替服用,实际是异曲同工,殊途同归。对同一个患者身上同时存在的复杂(多种)病机用不同辨证方法进行分析和施治恰是中医学辨证论治精神的体现,这样能够从不同角度、不同层面认识疾病的本质和属性,指导更精准的选方用药,这既是中医学科的优势,同时也是中医学的难点。要求一个医生同时熟练掌握和能够应用多种辨证论治方法开展诊疗工作是一个很高的要求。未能全面掌握中医四大经典理论体系和主要各家学说并能够灵活运用的医生是不可能达到这一要求的!

本案从治疗效果看医患均满意,我认为辨证思路是清晰的,理论解释是传统的,方药是精准高效的。不揣愚陋,在此复盘辨治过程,既是自己总结提高的需要,也是抛砖引玉,提供给学生和读者一种思路吧。如有读者持不同意见欢迎探讨。

二十、自汗、盗汗1年余

——谈谈"援药"的概念与用法

王某某,女,47岁。

2016年9月21日,一诊。

主诉:自汗盗汗1年,加重1个月。

现病史:1年多来自汗、盗汗,近1个月加重。无论冬夏白昼汗出湿衣,动则加重,夜间汗出浸被。伴畏风流涕,头痛脱发,口干欲饮水而不多,鼻干目干,纳、眠尚可,大便调,舌淡暗红,苔少,脉弦细数。

体格检查:无异常。

实验室检查:无。

西医诊断:汗出异常。

中医诊断:自汗盗汗。

证型:太阳少阳合病兼卫虚失固。

治法:调和营卫,和解少阳,益气固表。

方药:桂枝汤合小柴胡汤合玉屏风散加味。

> 桂枝10g、白芍10g、柴胡20g、法半夏10g、党参10g、甘草5g、酒黄芩10g、白术10g、防风10g、黄芪15g、煅龙骨30g、煅牡蛎30g、山茱萸20g、知母10g、生姜6g、川芎12g,中药免煎颗粒剂4剂,每天1剂,日服2次。

2016年9月25日,二诊。服药4天,昼夜汗出基本停止,效不更方,继服5剂巩固,每天1付,日服2次。

2016年10月21日,因感冒来诊,诉上次出汗症服完二诊方全身未再出汗,其他伴随症畏风流涕,头痛脱发,口鼻眼干燥皆恢复正常。

按: 汗为人体"五液"之一,为心所主,是人体津液代谢的产物。有学者统计《黄帝内经》述及汗的内容有近200余处,对人体汗之来源、出汗的机制、汗与五脏、汗与津液、汗与血的关系进行了广泛的讨论。从外感和内伤两方面论述了病理性出汗。《素问·评热病论》说:"人所以汗出者,皆生于谷,谷生于精。"可见,汗是精(包括津液)所生,水谷所生之津液是汗化生的物质基础,汗是津液的重要组成部分。《灵枢·本脏》曰:"卫气者,所以温分肉,充皮肤,肥腠理,司开阖者也。"津液从玄府排出谓之汗,汗出赖卫气的温煦、充养、摄放和玄府正常开阖。《灵枢·痈疽》有"余闻肠胃受谷,上焦出气,以温分肉,而养骨节,通腠理。中焦出气如露,上注溪谷,而渗孙脉,津液和调,变化而赤为血,血和则孙脉先满溢,乃注于络脉,络脉皆盈,乃注于经脉。阴阳已张,因息乃行"之论,明确了血液和津液生成都源于水谷之精气,都是液态物质,都具有滋润和濡养的作用,两者与气相对而言,都属于阴,故又有"津血同源"之说。津液渗注于脉中,赤化即成为血液的组成部分,可见血液和津液相互依存,不可分离。血与汗的生成同源于津液,为"血汗同源"的理论确立奠定了基础,故《灵枢·营卫生会》说"夺血者无汗,夺汗者无血"。

至于出汗的机制,《素问·阴阳别论》说:"阳加于阴谓之汗。"原文的本义是指属阳的脉象出现在属阴的脉位,但其内在的意义是指人身体的阳气蒸腾了属阴的津液,则为汗出。这是《黄帝内经》对人体出汗机制的经典性概括。明代张介宾《类经》说:"阳言脉体,阴言脉位,汗液属阴而阳加于阴,阴气泄矣,故阴脉多阳者多汗。"近现代对此注解也宗阴阳脉象论。如《内经讲义》将此语译为:"阳脉之象倍受盛于阴脉之象,当有汗出。"另外,《黄帝内经》还强调了营卫对生理病理汗出的决定作用。津液的充盈和输布是汗出的物质基础,而卫气、营气的协调运行是汗液正常排泄的基本条件。汗出是以阳气为推动力,使津液通过腠理毛窍而出,而卫气温养腠理毛窍使其功能正常。故《灵枢·决气》说:"上焦开发,宣五谷味,熏肤、充身、泽毛,若雾露之溉,是谓气。"《灵枢·本脏》说:"卫气者,所以温分肉,充皮肤,肥腠理,司开阖者也。"均十分明确地指出了由上焦(肺)所宣发的卫气,具有控制汗孔开阖,调节人体出汗的作用。卫气能将水谷所化生的精气输布全身,卫气运行旺盛,营气随之而行,卫行脉外,营行脉内,一阳一阴,表里相从,腠理开阖正常,汗液能正常排出。

对于汗出异常,《黄帝内经》主要从外感汗出和内伤汗出两方面来认识。外感因素有:①暑热内灼,迫津外泄。《素问·举痛论》说:"炅则腠理开,荣卫通,汗大泄,故气泄。"暑为阳邪,其性升散,侵犯人体,迫津外泄,汗大出,使阴津耗损。暑汗证有明显的热象,常伴有口渴喜饮、咽干舌燥、尿赤短少、大便秘结等津液耗伤之症。②湿热郁蒸。湿热邪气熏蒸人体,津液为湿热升发之气所蒸腾,但是热邪被湿邪牵制而不得畅越,故表现为汗出不畅,特点是头面汗出、汗出不大、病程缠绵、病不因汗而解。③风邪开泄,腠理开放。风性开泄,能使卫外不固,营卫失和,玄府不密,腠理开泄而津液外泄。外感汗出,有风寒束表、风热袭表等证型,虽表现各异,但都具备"汗出恶风"的共同症状。内伤因素主要为过用伤脏,脏腑功能失常导致的机体汗出。如《素问·经脉别论》说:"饮食饱甚,汗出于胃。惊而夺精,汗出于心。持重远行,汗出于肾。疾走恐惧,汗出于肝。摇体劳苦,汗出于脾。"《素问·脏气法时论》说:"肺病者,喘咳逆气,肩背痛,汗出。"《素问·水热穴论》说:"勇而劳甚则肾汗出。"《素问·本病论》说:"醉饱行房,汗出于脾。"上述记录均指出了劳作伤脏而汗出异常。汗虽为心液,但出汗与五脏功能密切相关,津精液血赖五脏阳气的推动、控摄和五脏阴液的补充化生。汗源于津液血,津液血的输布代谢则离不开肺的宣降、脾的运化、肝的疏泄、肾的气化、三焦的通畅,故肺为司汗液之脏,脾(胃)为汗津之源,肝为汗血之调,肾为汗精之化,三焦血脉为之通道。

《黄帝内经》对汗的精辟论述为汗证的治疗奠定了理论基础。历代医家继承并发展其观点,结合临床实践,对汗的生理、病理、治法、方药进行了大量的补充和发展。研习历代中医相关理论,熟知"汗"的病因病机,进而研讨汗证的中医治法,是提高临床诊疗水平的有效方法。对于汗证的辨治,临床上不能按照教科书自汗为气虚,盗汗属阴虚的简单方法进行论治。《伤寒论》第53条:"病常自汗出者,此为营气和,荣气和者,外不谐,以卫气不共荣气谐和故尔。以荣行脉中,卫行脉外。复发其汗,荣卫和则愈,宜桂枝汤。"第54条:"病人脏无他病,时发热,自汗出,而不愈者,此卫气不和也。先其时发汗则愈,宜桂枝汤。"上二条条文所描述的汗出是指"病人脏无他病"时的状态,患者的脉症显然与之不符。本案患者的舌脉症可归纳为几类:①自汗、畏风、流清涕、头痛。此符合《伤寒论》第13条"太阳病,头痛,发热,汗出,恶风,桂枝汤主之"及第12条"太阳中风,阳浮而阴弱。阳浮者,热自发,阴弱者,汗自出。啬啬恶寒,淅淅恶风,翕翕发热,鼻鸣干呕者,桂枝汤主之"的论述。故患者为太阳中风证,可选桂枝汤治疗。②头痛、口干欲饮,鼻目干燥,纳呆,脉弦细数,与《伤寒论》第263条"少阳之为病,口苦、咽干、目眩也"及第96条"伤寒五六日中风,往来寒热,胸胁苦满,嘿嘿不欲饮食,心烦喜呕,或胸中烦而不呕,或渴,或腹中痛,或胁下痞鞭,或心下悸,小便不利,或不渴,身有微热,或欬者,小柴胡汤主之"所述吻合,提示邪犯少阳,胆经经气郁遏不得舒展,气郁化火,津液被伤。故可选小柴胡汤治疗。③患者病程长,经年未愈,兼见自汗、畏风,考虑有肺卫虚弱证,故加玉屏风散。煅牡蛎、煅龙骨、山茱萸是敛汗益精,对症而设。知母为监制黄芪、桂枝温燥之性而加。本案经方与时方联用,对证与对症并施,收效迅捷。

再说说本案的组方及援药的概念。本案处方由小柴胡汤、桂枝汤、玉屏风散组成,共16味中药。如果去掉煅牡蛎、煅龙骨、山茱萸、川芎这些为对症而设的中药刚好12味,符合被某些医生奉为金科玉律的"药过十三病必不沾"的行业训诫。三个处方治疗已经能够涵盖本案的全部病机,是不是为了处方"好看"不必加用这些对症药呢?我很赞同王新陆教授在《医家微言》表述的学术观点:"关于组方原则,前人之述备矣,我只提这么几句:一是立意为先,义理明确;二是协同合理,配比恰当;三是疗效确切,安全可控;四是大小随证,法度严明;五是剂量合适,因变而变。方之道,变也;方之术,变也;精于方者,变也。我讲经方临床运用时曾经提到:若方证相合,则经方直接使用;若方证稍异,则经方加减,随症微调;若诸证皆见,则经方合用,临症而改;若经证时病,则经方合时方,古今相合,亦可经方合西药,中西相合。这既是'道'层面的变,又是'术'层面的变,所以精于方药之理,就是变通。变有没有原则呢?当然有,而且要法度严明。我曾经在讲大方丸药时提出,大方之法度应该是:①药味虽多,但作用靶向明确,呈多效性微调机制;②作用缓和,多用于慢性复杂病和亚健康状态;③药物必须功效群性配伍,协同增效,相须相使,毒性拮抗,目标扩展。这就是原则,所以说少而精是良方,大而不杂也是良方。像乌鸡白凤丸有20味药,鳖甲煎丸有23味药,石斛夜光丸有25味药,大活络丹有50味药,这就是大而有序,大而不杂,大而力宏,大而效专。最后落实的是疗效确切。"讲到"援药"他说:"我提出并使用'援药'有两年多了,临床运用屡见良效。为何又提援药?就是要认真厘清援药的定义,正确选择和使用援药,这样才能获得良好疗效。援药是指现代药理(我认为也包括历代医家甚至民间千百年实践的经验,作者按)证明有明确指向,明确靶点作用的传统药物。它与证没有相关性,是在辨证立意选方之后,或针对主症、或针对主因、或针对病位、或针对病势,而使用的药,有救援之意,故称为援药。用援药请记住这样几点：一是药精力专，药味少，药量大；二是用援不欺主。欺谁？欺君臣佐使，人家是主，是补偏救弊，救命养性之药，援药只针对一个靶点而专用；三是安全可靠；四是机制明确。比如，我治火热牙痛患者，热源于中焦之火，心下痞满，立意大黄黄连泻心汤：大黄10g，黄连10g，黄芩10g，再加徐长卿30g是为援药，因其有镇痛的药理机制。一剂症减，两剂而愈。再如，我临床常用生脉散加味治疗心律失常，我的组方是：人参、麦冬、五味子、炒枣仁、生龙牡、红景天。炒枣仁，养血安神，养心第一药；生龙牡，镇静安神；红景天，抗缺氧性心律失常，抗心肌缺血，是为援药。现在援药的使用尚不规范，也就影响了推广与临床疗效。其实屠呦呦研究的青蒿素就是援药的成功案例。"

　　本案中煅牡蛎、煅龙骨、山茱萸、川芎作为汗出、头痛的对症药符合王教授所述"援药"的定义。在12味君臣佐使药基础上加上4味援药以增强疗效好呢，还是为了遵古训守住12味药的底线不用呢？读者自己评判吧！

二十一、三年水肿案

——当归芍药散"去宛陈莝"用经方

马某,女,40岁。

2015年7月15日,一诊。

主诉:四肢作胀,水肿3年,加重伴面部水肿1周。

现病史:3年前无明显诱因感四肢胀肿不适,踝关节周围水肿,时轻时重,多次查小便及肾功能检查正常,故未系统治疗。近1周四肢胀肿加重,伴面部、眼睑水肿。平素月经量极少,偶有停经,纳眠可,二便调,舌边尖红,苔薄白泛黄,脉沉细。

体格检查:双下肢踝关节附近轻度水肿,眼睑、颜面轻度肿胀。

实验室检查:小便常规及肾功能正常。

西医诊断:水肿查因。

中医诊断:水肿。

证型:脾虚水停,血虚瘀滞。

治法:健脾利水、养血活血。

方药:当归芍药散加减。

> 当归10g、赤芍20g、川芎10g、熟地15g、茯苓20g、白术15g、泽泻10g、益母草30g、桑枝30g、乌药10g、川楝10g、延胡15g,3剂,每剂药服2天,每天服3次。

2015年8月10日。因他病就诊,诉上次中药3剂服完,四肢水肿、肿胀不适感及面部眼睑水肿完全消失,中药已停服20日,肿胀感及水肿无复发。

按:当归芍药散为《金匮要略》记载之名方,历经千年而未湮灭,是至今仍被广泛使用的经方之一。其来源于本书《妇人妊娠病脉证并治》"妇人怀娠,腹中疠痛,当归芍药散主之"和《妇人杂病脉证并治》"妇人腹中诸疾痛,当归芍药散主之"。所述均为妇人腹痛用方,且论述极简。本方由当归、芍药、川芎、茯苓、白术、泽泻六味药物组成。以方测证,适应证应是脾虚水湿,血虚血瘀证。所以本方不仅用于妇人妊娠腹痛及腹中诸疾痛,只要符合该病机的一切病症皆可加减应用。

本案患者四肢肿胀不适3年,近1周面部、眼睑水肿,伴随症状少,仅述月经量少。《素问·上古天真论》说:"女子……五七,阳明脉衰,面始焦,发始堕;六七,三阳脉衰于上,面皆焦,发始白;七七,任脉虚,太冲脉衰少,天癸竭,地道不通……"患者年方五七,只应出现"阳明脉衰,面始焦,发始堕",而不应出现月经量少甚至"地道不能"。其经量少的原因,不是天癸绝,而可能是冲任血虚,无血可下之故,也不排除经隧阻塞的原因。患者四肢肿胀不适并伴面部水肿,此与《灵枢·水胀》"水始起也,目窠上微肿,如新卧起之状……足胫肿,腹乃大,其水已成矣"所描述的病症相似。本案目窠上微肿、足胫肿,腹不大为水胀病轻症。按照《黄帝内经》记载,水胀病当与肤胀、臌胀相鉴别。肤胀为气机郁滞引起水邪留聚皮肤为病。《灵枢·水胀》论述道:"肤胀者,寒气客于皮肤之间,鼕鼕然不坚,腹大,身尽肿,皮厚,按其腹窅而不起,腹色不变,此其候也。"肤胀与水胀的区别,一为气肿,一为水肿。对于臌胀病,本篇云:"鼓胀……腹胀,身皆大,大与肤胀等也,色苍黄,腹筋起,此其候也。"此言臌胀的特点是腹胀大、皮色苍黄、腹部脉络显露。可知水胀、肤胀与鼓胀三者皆有腹大身肿的症状表现,但三病的不同点也是显而易见的,各有其特点可资鉴别。本案仅见四肢肿胀不适,面部水肿,当为水胀之早期与轻症。对于水胀病的治疗,《灵枢·水胀》篇提出了先祛邪后扶正的调治原则,即"先泻其胀之血络,后调其经",在针刺方面提出了刺络脉放血的治疗方法。大意是通过刺法排出其血络中瘀滞的宿血,这与《素问·汤液醪醴论》中所说的"去宛陈莝"的治疗原则是一致的。这也提示我们水肿的产生,与体内血脉瘀滞的病机有着重要的关系。"血不利则为水"这句话来源于《金匮要略·水气病脉证并治》篇:"寸口脉沉而迟,沉则为水,迟则为寒,寒水相搏,趺阳脉伏,水谷不化,脾气衰则鹜溏,胃气衰则身肿。少阳脉卑,少阴脉细,男子则小便不利,妇人则经水不通,经为血,血不利则为水,名曰血分。"这是张仲景治疗水肿病的一个重要观点,它从水与血的关系出发,阐述了水肿形成的机制,"血不利"与"水肿"有因果之间的关系。"血不利"即"瘀血",瘀血与水停均为病理产物,同时瘀血也是导致水肿或其他病症的致病因素。生理上津血同源,都来源于饮食水谷精微化生,它们之间通过全身气机的气化作用出入于脉道内外,即津液通过不断的渗入脉内与营气相合而化为血,脉内之血也可渗出脉外化为津液,两者相互资生,相互转化,共同维护人体内的水液平衡状态。"血不利"即为血行不畅,血行不畅产生瘀血,人体处于血瘀的病理状态,最终导致瘀血的形成,瘀血阻滞脉络,津液失去转输,津液运行不畅,溢于脉外,从而促使水液潴留发为水肿。另一方面"瘀血不去则新血不生",津血转化失常,脏腑失其所养,脏腑功能失调,水液代谢障碍也加重水肿。因此"血不利则为水"这句话中的"血不利"是导致产生水肿病的直接和主要原因,并且"血不利"贯穿疾病发展过程的始终,影响水肿病的转归及预后。"血不利"是水肿之因,"为水"是血不利之果,瘀血与水肿日久还可相互影响。具有临床意义的是,本观点为活血利水法治疗瘀血及水肿病的可行性和必要性提供了理论依据。针对此病机,仲景提出了"调血利水"法,并列出大黄甘遂汤、当归芍药散等著名方剂。大黄甘遂汤组成为:大黄四两、甘遂二两、阿胶二两。方用大黄、甘遂攻下逐水,佐阿胶养血扶正。全方破血养血逐水,主治妇人产后水与血结于血室,少腹满如敦状;现代也治疗产后胎盘滞留、子宫瘀血不去、恶露不尽、急性盆腔炎、附件炎等症。由于该方用药峻下逐水,毒副作用较大,不易掌握剂量,现代中医较少使用。当归芍药散以芍药为君,擅养血柔肝,缓急止痛,又能通血脉,利小便,一药多用,故重用为君。川芎辛温,善走血海而活血祛瘀;泽泻甘淡性寒,入肾与膀胱而利水渗湿,二药助君药疏其血郁,利其水邪,以消除血与津液的滞塞,为臣药。当归辛甘而温,养血活血,合芍药补血以治肝血不足;白术苦温尚能燥湿,使湿从内化;

茯苓甘淡尚可渗湿,三药共为佐使。值得注意的是原书用法:上六味,杵为散,取方寸匕,酒和,日三服,而非现代用的汤剂。对当归、芍药、川芎三药配伍用法,唐容川曾指出:"补血亦所以替去其水,生新则推出死血"。本方是肝脾同治,血水同调,临床应用颇为广泛。首先按照原书提示,各种妇科经、带、胎、产疾病只要符合肝脾不调,水血不利之证皆可治疗。其次由于本方调和肝脾而以调肝为主,故肝经所过之处疾病,无论男女皆可考虑应用,如女性乳腺疾病、男性生殖系统疾病等。第三,本方能够活血化瘀,对于各类瘀血内阻的疾病均可治疗。第四,"血不利则为水",由于各种原因引起的全身或局部的水肿,单独使用利水剂之收效不显者,可改用本方活血利水。第五,全方不仅主治妇人妊娠腹痛及杂病腹痛,亦广泛用于因血瘀下焦或胞宫而致的小便不利和男妇各科诸疾患。至于本案处方中所加熟地、益母草、桑枝、乌药、延胡、川楝是随证加减及对证与对症治疗用药,不再一一述及。

二十二、皮疹瘙痒案
——疗效高低与经方、时方或自拟方无关

马某,女,40岁。

2015年8月10日,一诊。

主诉:全身皮肤起红色丘疹,瘙痒1周。

现病史:1周前无明显诱因全身皮肤出现鲜红色丘疹,伴剧烈瘙痒,抓破后流少量黄色液体,口干不欲饮,溲黄,月经量少,纳眠尚可,大便调,舌质淡红质暗,苔薄白,脉寸浮,关迟沉滑,自服"盐酸西替利嗪胶囊"3天疗效不佳,今天到我院就诊。

体格检查:全身胸腹、腰背、四肢皮肤散布鲜红色丘疹,有抓痕,血痂。

实验室检查:无。

西医诊断:丘疹查因。

中医诊断:丘疹查因。

证型:风热湿毒,血虚燥热。

治法:祛风清热,化湿解毒,凉血养血。

方药:自拟方。

> 蝉蜕15g、羌活15g、地肤子15g、紫草10g、忍冬藤20g、白鲜皮15g、生地15g、当归10g,3剂,水煎服,每剂药服2天,每天服3次。

2015年8月18日,二诊。诉服药6天,皮疹、瘙痒均已消失。视皮肤丘疹已基本平复,皮肤颜色恢复正常。舌暗红,苔薄白稍腻,脉细弦。此血虚瘀滞,风热湿滞,予当归芍药散加银花、连翘、蝉蜕、白鲜皮等养血活血,清热祛风,利湿健脾善后。

> 当归10g、赤芍20g、川芎10g、生地20g、土茯苓30g、苍术15g、泽泻10g、蝉蜕15g、金银花10g、连翘15g、紫草10g、白鲜皮15g,3剂,每剂药服2天,每天服3次。

按:斑疹是温病、疫病的常见体征。对此温病学家多有论述。《叶香岩外感温热篇》曾论:"斑疹皆是邪气外露之象,发出宜神情清爽,为外解里和之意。如斑疹出而昏者,正不胜邪,内陷为患,或胃津内涸之故。"对斑与疹之区别,《温病条辨》曰:"斑乃纯赤,或大片,为肌肉之病,……疹系红点高起,麻、疹、痧皆一类,系血络中病。"叶天士《温热论》又论:"点大而在皮肤之上者为斑,或云头隐隐,或琐碎小粒为疹。"对于斑疹的病因病机,各位医家论述基本一致,如俞根初曾说:"凡伤寒当汗不汗,当下不下,热毒蕴于胃中,血热气盛,从肌透肤而外溃,乃发斑。"叶天士说:"斑属血者恒多,疹属气者不少。"章虚谷说:"热闭营中故易

成斑疹,斑从肌肉而出,属胃,疹从血络而出,属肺。"邵仙根说:"疹因肺受风温而出。"总之,温病学家对斑、疹的辨别进行了详尽的论述,后世多从其说,即"斑为阳明热毒,疹为太阴风热"(清代陆子贤《六因条辨》)。

现代人患病,外感与内伤的界限日渐模糊,很多疾病,发于外感而多内伤之基础,起于内伤而有外感之因素,故而辨治须外感与内伤互参,邪气与正气同辨。本案发病急,病势剧,皮疹色鲜、瘙痒、渗液,口干、溲黄、舌暗红、寸脉浮,是风、湿、热、毒内入营血有外透之象;月经少,舌质淡红为血虚之征。因为患者对我十分信任,虽然瘙痒严重,我未建议患者到专科明确诊断和治疗。我分析本案虚实相兼,实多虚少,实为风热、湿毒、血燥为患,虚为阴血内虚,阴血亏虚内生燥热又加重热毒。我拟定的祛风清热,化湿解毒,凉血养血的治法全面照顾到了病机的每一个方面。方中蝉蜕、羌活祛风止痒,针对手太阴风邪;白鲜皮、忍冬藤、地肤子清热解毒,治疗阳明热毒;生地、当归、紫草凉血养血,润燥息风入少阴厥阴。本案起病急,症状剧,一诊我未选用经方、时方治疗,依据分析的病机治法临时自拟一方,药仅八味,但疗效颇佳,除病程短的原因外,辨证准确,治法周全,用药得当是主要的原因,故记之。

二十三、三年口腔溃疡案
——从刘完素的"火热论"到李士懋的"郁热论"

张某某,男,35 岁。

2016 年 3 月 22 日,一诊。

主诉:口腔溃疡反复发作 3 年,再发半月。

现病史:3 年来口腔溃疡反复发作,1 ～ 2 月发作一次。每次发作自服"黄连解毒片"等清热泻火解毒中成药 2 周左右才会逐步愈合。半月前口腔溃疡复发,自服药 2 周未好转,溃疡点疼痛剧烈,进食加重。自觉舌面如物包裹,口微苦,溲黄,大便偏干,眠差多梦,舌边暗红,舌苔薄黄,脉沉弦滑。

体格检查:口唇内侧、牙龈、两颊部可见十余个白色溃疡点。

实验室检查:无。

西医诊断:复发性口腔溃疡。

中医诊断:口疮。

证型:湿热内蕴、血虚火炽。

治法:清热化湿、凉血养血。

方药:温胆汤合丹栀逍遥散化裁。

> 竹茹 10g、茯苓 15g、陈皮 5g、法半夏 15g、炒枳实 15g、丹皮 15g、栀子 10g、茵陈 10g、薄荷 10g、白芍 15g、当归 15g、白术 15g,3 剂,水煎服,1 剂服 2 天,每天服 3 次。

2016 年 4 月 6 日,二诊。诉口腔溃疡已基本愈合,舌面包裹不适感已无,小便转清,口仍苦,舌红,苔薄白,脉弦。原方继服 3 剂。

2016 年 4 月 20 日,三诊。述口腔溃疡已完全愈合,无新发溃疡,口苦已无,睡眠稍差,舌脉同前,原方加龙骨 30g、牡蛎 30g,3 剂,水煎服,1 剂服 2 天,每天服 3 次。

2016 年 8 月 11 日,因他病就诊,诉停药 3 个月口腔溃疡未复发,睡眠改善。

按:口腔溃疡是一种常见病,反复发作,使人痛苦不堪,临床所见确以郁热火毒多见,我甚至认为"无热不口溃"。本案症见口腔溃疡疼痛剧烈、口苦、溲黄、便干、舌暗红、苔黄提示热毒为患;自觉舌体如物包裹,结合口苦、溲黄、便干、苔黄、脉滑是湿热为患且热重湿轻的征象。作为一个中医,只要细心观察,详于四诊,是不难得出上述结论的。《素问·至真要大论》病机十九条曾论述:"诸痛痒疮,皆属于心。""痒"可解释为瘙痒,也可做"疡"即疮疡、溃疡理解。而"心"不是字面心脏的意思,因"心主火",应按火热理解,即多数疮疡类病症,与火热有关。病机十九条还指出火热病症有炎上、趋外的特点,故言"诸逆冲上,皆属于火"。对火热证的病因病机和治疗,河间学派创始人刘完素先生在《黄帝内经》的基础上多有创新,论述极详,又被尊称为"寒凉派"。对刘完素的学术思想和学术特色,国医大师刘祖贻教授、孙光荣教授在《中国历代名医名术》一书中论述甚详:刘完素生活于南宋与北金对峙年代,当时战乱频仍,热性病流行,而医学界存在滥用温燥的倾向。在这种情况下,迫切需要一种新的学说来纠正这些流弊。于是他创立"火热论",阐发火热病机,以寒凉治火热病症,被称为"寒凉派",是论治火热为中心的河间学派的开山祖师,亦是攻下、滋阴、温病学派的奠基人。他对火热病辨证的思维方法,是根据火、热的性质及其致病特点来确定:①同属阳邪,主于动乱;②其性炎上,主于冲逆;③其性疾速,致病急骤;④煎灼炼熬,伤津耗液;⑤灼伤脉络,逼血妄行;⑥火性躁动,扰乱心神;⑦火热内甚,可致郁结;⑧火热微则痒,甚则痛;⑨火热至极,易见假象。其理论建树主要是:

创"火热论"

"火热论"是河间学术的主线,它十分清晰地贯穿在刘氏的多种著作之中。火热学说的思想源于《黄帝内经》。具有代表性的论述《素问·热论》对外感热病的成因、主证、传变规律、治疗大法以及预后和禁忌等,都进行了概括性的论述。其后,张仲景著《伤寒论》,确立了外感病六经辨证的诊疗体系。但是《黄帝内经》和《伤寒论》对于外感病的寒温两端均未进行较为明确的辨析,致使寒热之争历两千年而不休。在这场漫长的历史争论中,刘河间异军突起,独树一帜,以火热论别开生面,成为金元各家学说论辨之先驱,其贡献在于:

1. 对《素问》火热病机的发挥。刘氏在对《素问·至真要大论》的研究中,探奥发微,精辟独到。他的代表著作《素问玄机原病式》,就是以《素问·至真要大论》提出的病机十九条为基础,并加以深入地阐发和补充而成,扩大了病机十九条中属于火热病症的范围,使火热病症的广泛性成为他主火论的理论支柱之一。病机十九条中,属于火的有5条,属于热的有4条,属于五脏的各1条,属于寒、湿、风及上、下的各1条,共概括了36个病症,其中属火的有:瞀、瘈、禁、鼓栗、如丧神守、逆、躁、狂、浮肿、疼酸、惊骇11种;属热的有:腹胀大,病有声、反戾、水液混浊、呕吐酸、暴注、下迫7种。由此可见,火热病症在病机十九条中所占的比重,相当于其他一切病症的总和。在《素问玄机原病式》中,刘氏列举的病症有91种,比病机十九条多出50多种……刘氏所补充的,绝大多数是属于火热的病症。此外,还把病机十九条中属于肺或上的喘;属于脾的腹胀、呕吐;属于心的疮病等,也一并归于火热。在《素问玄机原病式·六气为病》中,热类、火类两篇竟占了全文百分之八十以上的篇幅。另外一方面他还强调风、湿、燥、寒四气也可由热而生,或生热化火。……这样就从病机病变方面形成他以火热立论的主张了。刘氏对火热病症的病机,在《素问》病机十九条的基础上,作出了更为详尽的分析,在理论上也有所深化,提出了"怫热郁结"为热证主要病机的独特见解。他不仅能认真地辨别火热病的表里、虚实、真假,用水火、阴阳、亢害承制的理论去解释它们的发病机制和证候表现,而且能够从反面加以佐证,力矫俗医不分寒热真假、妄投辛燥的流弊。他的很多论述都是当时惨痛的临床教训和个人经验的总结。

2. 六气皆从火化。五行之中,木、土、金、水各一,唯火可析为君、相二火。六气(厥阴风木、少阴君火、少阳相火、太阴湿土、阳明燥金、太阳寒水)之中,热为君火之气,火为相火之气。因此,火之为病,本多于其他四气,这是由天地造化之机所决定的……六气间存在着相兼和转化的关系,风、湿、燥诸气的产生,多由火热引起,或在病理过程中互相转化。即使是寒气,也可以因郁遏阳气而化热,进一步突出了火在六气中的主导地位。"六气皆从火化"是后人对河间学术思想的概括。刘氏论述火热与其余四气的关系,不是简单机械地认为火热派生其余四气,更不是四气皆必然化成火热,而是根据机体的具体条件,以及六气的盛衰,谨守病机,灵活辨析。

3. 五志过极皆化为热。刘氏说:"五脏之志者,怒、喜、悲、思、恐也,悲一作忧,若五志过度则劳。劳则伤本脏,凡五志所伤皆热也"(《素问玄机原病式·六气为病·热类》)。五志之中,心火甚则多喜而为癫,肝火甚则多怒而为狂。心为火脏,肝为风脏,伤则阳亢化火……至于思、悲、恐之化火,其中间条件是久病不解,气机不得条达,郁结积滞久而化火,而化热的内在因素刘氏则认为是"由乎将息失宜而心火暴甚,肾水虚衰不能制之,则阴虚阳实而热气怫郁……由五志过极皆为热甚故也"(《素问玄机原病式·六气为病·火类》)。

4. 刘氏在"五志过极皆为热甚"的论点上,特别注重水火、心肾的关系。从水火言之,水静火动,静则平,动则乱,"润万物者莫泽乎水",若火上有水制之,水火既济,则表现为神清气和,智聪理明,若水在下不能制火,水火未济,则表现为神迷气乱,失志狂越。以心肾言之,心属火,肾属水,诸所动乱劳伤,乃为阳火之化,一水不能制五火,故心火易旺,肾水易衰,治则当养肾水以制心火……亦即王太仆"壮水之主以制阳光"的论点。此时的病证,即为虚证,与实火为病,不可同日而语。

5. 火热病的治则。刘氏于病机力倡火热,于证治必然主用寒凉,故后世称他为"寒凉派"。他对火热病,因证而治,独有创新。①辛凉解表法。刘氏提出治疗外感热证,不应泛用辛温之品,而应以石膏、滑石、葱、豉等辛凉药物开发郁热,突破了《伤寒论》温药发表的成规,开拓了辛凉解表以治温热表证的新路,为后世温病学派的理论和实践,奠立了基础。②表里双解法。刘氏认为当表证未解,里热已盛而表现为表里俱病时,切不可再以辛甘热药复发其表,也不可但下里热。此时必须采用表里双解的方法,宣通表里郁热。其表里双解的理论依据是:郁热在表,宜辛凉以解之,郁热在里,"复得开通,则热蒸而作汗。"即所谓"热病半在表,半在里,服小柴胡汤寒药能令汗出而愈者,热甚服大柴胡汤下之,更甚者小承气汤、调胃承气汤、大承气汤下之……此皆大寒之利药也,仅能中病,以令汗出而愈"(《素问玄机原病式·六气为病·热类》)。并指出"凡治上下中外一切怫热郁结者,法当仿此"。自制防风通圣散、双解散,是表里双解的代表方。刘氏还强调治疗表里俱病时,当分辨"表热多里热少,天水一,凉膈半";或"里热多表热少,凉膈一,天水半";表证依法汗之不解,证无变异,"通宜凉膈散调之,以退其热"。即所谓"随其浅深,察其微甚,适其所宜而治之"(《素问玄机原病式·六气为病·热类》)。③下法。表证已解,而里热郁结,汗出而热不退,都可适用下法。刘氏说"不问风、寒、暑、湿,有汗无汗,内外诸邪所伤,但有可下诸证,腹满实痛者,或烦渴,或谵妄,或狂躁喘满者……通宜大承气汤下之,或三一承气汤尤良"(《伤寒直格》)。④养阴退阳法。当热邪深入于里,"失下热极,以致身冷脉微,而昏冒将死者,若急下之则残阴暴绝,阳气后竭而立死,不下亦死,当以凉膈散或黄连解毒汤养阴退阳,蓄热渐以消散,则心胸复暖,脉渐以生,至阳脉复有力者方可以三一承气汤微下之"(《伤寒直格·主序》)。刘氏认为此时虽里热炽盛,但决不能贸然急下,恐阴绝阳竭而立死,不下之则热极亦死。主张先用凉膈散合黄连解毒汤养阴退阳,清泄蓄热,待心胸转温,脉象复实,再用缓下之剂微微下之。⑤养肾水,泻心火。刘氏主张,对热病后期阴虚火旺的治疗,应养肾水,泻心火。他论述火热病机在心肾关系上的主要论点之一就是肾水易亏,心火独亢。因为肾为水脏,虚则热,实则寒,心为火脏,靠肾水制约,若肾水亏虚,水火不济,则心火独亢而为病。所以对这类疾病的治疗,养肾水是治本,泻心火是治标,标本兼治,方可达到"泻实补衰平而已矣"的效果。他的益肾养阴以治疗阴虚火旺的原则,为后人朱丹溪以滋阴为主的治疗观点,做了理论上的启蒙。

《素问·六元正纪大论》提出"火郁发之"的观点,本意是指对郁伏于体内的热邪,可顺应其"逆冲上"的特点使用因势利导,发泄散越的治法消除它。刘完素提出对表里同病的"上下中外一切怫热郁结者"均应表里双解法给予防风通圣散、双解散等治疗,即对于火郁的治疗首创在凉药清热基础上,略佐辛温之品,这些学术观点和治疗经验启发了元代名医朱丹溪对郁证的研究,尤其是"越鞠丸"的出现更是把郁证的治疗提升到了一个新高度。越鞠丸的配方极其简单,全方由香附、川芎、苍术、神曲、栀子五味药组成,将这些药各等分研为细末,制作成水丸,如绿豆大,每次服用二至三钱,用温开水送下。用来治疗气郁、血郁、湿郁、痰郁、食郁、火郁等六郁。虽然说有六郁,其实所有的郁结都是气郁引起的,所以在治疗上,以行气解郁为主。

当代李士懋国医大师将火郁证的研究推向了新的高潮。他自述对火郁证的关注受到了温病学大家赵绍琴教授的启发。他指出"火郁发之"之郁者,抑遏之谓;火郁,乃火热被郁伏于内不得透发而形成的病理改变。发之,是火郁证的治则,即疏瀹气机,使郁伏于内之火得以透达发越而解之意。热与火同义,火为热之极,热为火之渐。热,通常指全身热症而言,其中以外感六淫引起的全身热症者为多;然亦有内伤出现全身热症者,也以热称,如内伤发热等。局部热症明显,且有上炎之势者,多称为火,如咽喉肿痛溃烂、牙痛、耳鸣,以及疮疡等。以火相称者,属七情郁结化火者为多,如肝郁化火。火与热,性质相同,有所区分,又相互为用,并无严格的界限。

李士懋国医大师辨识和治疗郁火的经验可供学习参考:

1. 郁热的临床特征:掌握了郁热的特征,就不会为其纷纭繁杂的症状所惑,下面从脉、舌、神色、症分述之。

其一:脉。郁热的典型脉象是沉而躁数。脉何以沉? 郁热的一个重要病理改变就是气机郁结,使气血不能外达以充盈鼓荡血脉,故而脉沉。正为《四言举要》所云:"火郁多沉。"脉之沉伏程度,与气机郁结程度成正比。气郁轻者,脉不浮,可中取而见,如杨栗山云:"凡温病脉,不浮不沉,中按洪长滑数,右手反盛于左手,总由怫热郁滞,脉结于中也。"此即指气郁较轻者。气郁重者,脉不仅不浮,反而见沉、见伏,甚至脉厥。如《温病条辨·中焦》谓"阳明温病……脉沉伏,或并脉亦厥",此即气郁极重而致脉厥者。

脉何以躁？因热邪郁伏于内使然。热为阳邪，主升、主动，气机郁结，热伏于内，必不肯宁静，躁动不安，奔冲激荡，扰动气血，故脉躁数急迫。如《医家心法·诊法》云："怫郁之脉，大抵多弦涩凝滞，其来也必不能缓，其去也必不肯迟，先有一种似数非数躁动之象。"若郁闭重者，气血滞泣，脉可呈沉小、沉细、沉涩、沉迟乃至脉厥，例如《伤寒论》208条说"阳明病，脉迟"。

热郁脉之沉小、细、涩、迟、厥，有类虚寒，然断不可误为虚寒。对此，杨栗山曾告诫曰："凡温病内外有热，其脉沉伏，不洪不数，但指下沉涩而小急，断不可误为虚寒。"两者区别关键在于沉候有力无力，沉取按之无力者，即为虚寒，若沉取按之躁急有力者，即为实热。正如《四诊抉微》曰："阳气微，不能统运营气于表，脉显阴象而沉者，则按久越微；若阳郁不能浮应卫气于外，脉反沉者，则按久不衰。阴阳寒热之机，在于纤微之辨。"

其二：舌。郁热之舌当红，因气机郁结，邪热不能外达而上灼，故而舌红。由于郁热的轻重不同，舌红的程度亦有差异。轻者舌微红或仅舌尖红或舌尖部有晶莹突起之红点为粟状；重者全舌皆红，甚至舌绛少津，极重则舌绛干敛。但某些特殊情况下，如大出血、血液病严重贫血、大量输液等，郁热虽盛而舌淡，此时之淡舌不以虚看，当舍舌从脉。若因湿浊壅塞阻滞气机而导致郁热者，舌苔当厚腻而舌质红。湿未化热则苔白；湿初化热则苔白腻微黄；湿已化热则苔黄腻；湿已全部化热化燥则苔干黄或黑而起芒刺；若湿未化而津已伤者，则苔白厚而干或如积粉，舌质深红或绛紫。

其三：神色。郁热上冲则面赤，然因气滞而气血不畅，故面虽红而有暗滞之感，郁重者，可面色青紫而暗滞。其神，可心烦少寐，或心中躁扰不宁，或嗜语、狂躁、神昏。若因湿遏热伏者，可神情呆滞、嗜睡、朦胧。

其四：症。郁热的症状特点是，内呈一派热象，外呈一派寒象。气机郁滞，阳郁不达，外失阳之温煦，故外呈寒象，如恶寒恶风、肢厥腹冷等；热邪郁伏于内，故内呈热象，如身热、烦渴、胸腹灼热、口秽气粗、溲赤便结等。热扰于心则心烦、昏谵、狂乱；热迫于肺则咳喘、气粗；热郁少阳则口苦、咽干、目眩、胸胁苦满；热淫于肝则动风；热邪迫血妄行则动血发斑；郁热上冲则面赤目赤、咽痛头痛、头汗；郁热下迫则小便赤涩、胁热下利或热结旁流等。

以上诸项特点中，以脉沉而躁数最关紧要，其次为舌，若见沉而躁数之脉，舌质又红者，即可诊为郁热。至于症状，千差万别，只作参考，所谓外寒内热，仅指典型郁热证而言，多数没有外寒的表现，不可因无外寒而否定郁热的存在。

2. 郁热的治疗：因为郁热证的病机，一是气机郁滞不畅，二是热郁于内不能透达，所以针对上述病机，则郁热证的治疗原则为宣畅气机，清透郁热。

如何宣畅气机？原则是祛其壅塞，展布气机。因造成气机不畅的原因众多，六淫外袭、或痰湿、瘀血、食积、腑实等壅塞气机者，须祛邪以畅达气机，若情志怫郁而气机不畅者，则须行气理气以疏达气机，若正气虚馁而气机不畅者，又宜扶正以畅达气机。总之，要针对造成气机不畅的原因，有的放矢。

如何清透郁热？"热者寒之"，里有热邪，故当以寒凉之品清之。但清热时，一定要勿过用寒凉，因过寒则遏伏气机，则热邪更不易透达，当选用寒而不遏之品清热最宜。经云："火郁发之。"热郁亦即火郁,亦当发之,所以在治疗郁热证时,当以发之为首务,而清居其次。

升降散善能升清降浊,行气活血,透发郁热,不仅为治温之总方,亦为治郁热之总方。故凡郁热者皆可以升降散主之。

由于致郁原因各异,热邪轻重之殊,正气强弱不同,故临床使用升降散时,尚需依据病情灵活化裁。因湿遏热郁者,加茵陈、滑石、佩兰、菖蒲等;温邪袭肺致郁者,加豆豉、栀子皮、连翘、薄荷、牛蒡子等;情志怫郁致郁者,加玫瑰花、代代花、绿萼梅、川楝子等;瘀血而致热郁者,加赤芍、丹皮、桃仁、红花、紫草等;痰浊蕴阻致热郁者,加瓜蒌、川贝、黛蛤散、杏仁、竹沥等;食积中阻而热郁者,加焦三仙、鸡内金、炒枳壳、焦槟榔等;阳明腑实热郁者,加芒硝、枳实;郁热重者加石膏、知母、黄芩等;热郁津伤者加芦根、天花粉、石斛等;热郁兼气虚者,去大黄加生芪、党参、升麻、柴胡等;肝经郁热上扰者,加桑叶、菊花、苦丁茶、胆草、栀子、石决明等。总之,应用广泛、加减颇多。郁热经治疗透达之后,可见身热反剧,面赤、口渴反增等现象,此非病情加剧,乃郁热外达,肌表之热反呈显露之象。判断郁热已然外透的主要标志有五:一为脉由沉伏渐转浮起,由细小迟涩转洪滑数大且兼和缓之象;二为舌由绛紫干敛转红活而润;三为周身,四肢由逆冷转温;四为神识由昏昧转清;五为由无汗转周身之正汗。

对于火热兼夹湿邪者,又当兼化湿邪,热湿同治,这为温病学家所强调。其实,对于病邪相兼为患的治疗,张仲景在《金匮要略·脏腑经络先后病脉证》中早有论述:"夫诸病在脏欲攻之,当随其所得而攻之,如渴者,与猪苓汤,余皆仿此。"这句话充分体现了张仲景审因论治的思想和辨证论治精神。其言"所得"是所合、所依附的意思,指无形病邪在体内与痰湿、水饮、瘀血、宿食等有形实邪相结合,治疗当审因论治,攻逐其有形实邪,使无形之邪失去依附,则病易痊愈。湿热病的治疗原则,重点是祛湿。因为湿热相合,如油入面,合为一体,热在湿中,湿遏热伏,无形之热依附于有形之湿邪,湿不去则热不除,所以说,治湿热重点是治湿。根据湿热所在部位给予宣上、畅中、渗下不同治法,分消走泄,宣畅气机,祛除湿邪,清解热邪,则湿热可清。也就是叶天士在《叶香岩外感温热篇》第7条所说的:"再论气病有不传血分,而邪留三焦,亦如伤寒中少阳病也。彼则和解表里之半,此则分消上下之势,随证变法,如近时杏、朴、苓等类,或如温胆汤之走泄。"由此不难理解我在本案中选用温胆汤的缘由了。

既然火热湿毒为患病机清楚,本案为何屡治不绝,久治不愈? "病有不治者,未得其术也",只要识别病机准确,无有遗漏,难题自然迎刃而解。患者3年来火热症反复发作,屡服清热攻伐药而不绝,除了上述所说热与湿合,郁结于内,既往只重视清热而疏于除湿的原因外,还有虚性的因素未引起医者的注意。病有虚实,火热同理。《素问·至真要大论》有论:"帝曰:《论》言治寒以热,治热以寒,而方士不能废绳墨而更其道也。有病热者寒之而热,有病寒者热之而寒,二者皆在,新病复起,奈何治? 岐伯曰:诸寒之而热者取之阴,热之而寒者取之阳,所谓求其属也。"提出了虚热和虚寒的概念及治疗大法。经云"正气夺则虚",因正气虚,而引发的火与热,称虚火、虚热。人身之正气,包括阴阳、气血、津液、精等。因所虚的正气不同,而有阳虚发热、阴虚发热、气虚发热、血虚发热、津亏液耗发热等等。肾中因水亏不能制阳而相火旺,可称相火妄动。相火妄动而升浮于上者,法当滋阴潜阳;肝阴虚而肝阳亢,可上扰、下迫、内窜、化风,引发广泛病变,又当滋水涵木平肝潜阳。治疗均当遵王冰所言"壮水之主,以制阳光。"所以本案火热反复发作,若"求其属",必须考虑阴血亏虚,虚火内炽的因素。患者口腔溃疡,固然是火热湿毒为患,但存在阴血不足,血中伏火,湿与热合等复杂因素。如果医者认识不到这几点,则属遗漏重要病机,治疗结果必然会"缠绵难愈""反复发作""以平无期"了。本案处方以栀子、茵陈、竹茹清热泻火,清利湿热,热湿同治;丹皮、栀子凉血解毒;栀子、薄荷清透散越内郁之热;白芍、当归养阴补血,除虚火之根;白术、茯苓、法半夏渗湿运脾并绝内湿之源;陈皮、枳实疏散行气而助化湿,本方针对该案口腔溃疡发病的所有环节进行全面调整,综合施治,故而不仅起效快捷,而且疗效稳定持久。

二十四、头痛案

——李东垣补中健脾,升阳泻火法及阴火理论

张某某,女,64岁。

2016年7月3日,一诊。

主诉:头痛、头昏2个月。

现病史:2个月前无明显诱因感头皮绷紧、头胀痛、头昏,曾在多家医院就诊,行神经系统检查未发现明显异常,服中西药1个月余未见好转。现发展为全头痛,伴耳鸣,乏力肢倦,口苦,便溏,食酸冷及水果易腹泻和口苦加重,服辛热香燥之物又咽痛和口腔溃疡,纳可,舌质红,舌尖和中部无苔,舌根苔薄白微腻,脉细紧数。

体格检查:BP120/70mmHg,余无特殊。

实验室检查:头颅MRI示陈旧性腔隙性脑梗死。

西医诊断:头痛查因。

中医诊断:头痛。

证型:脾肾亏虚、血虚火炽、湿热内蕴。

治法:健脾益气、清热化湿、补肾养血。

方药:升阳益胃汤加味。

> 黄芪30g、党参30g、白术15g、陈皮10g、炒苍术10g、厚朴10g、藿香10g、白豆蔻5g、法半夏10g、炮姜5g、川芎10g、葛根30g、荷叶10g、升麻5g、柴胡10g、白芷10g、杜仲15g、淫羊藿15g、熟地20g、黄芩10g、磁石30g,2剂,水煎服,1剂服2天,每天服3次。

2016年7月11日,二诊。诉头痛、头皮发紧感消失,头昏症大减,大便已成形,四肢有力,现稍感头目欠清爽,微口苦,耳鸣,舌质红,舌苔薄白,脉弦数。原方加夏枯草继服。

> 黄芪30g、党参30g、白术15g、陈皮10g、炒苍术10g、厚朴10g、藿香10g、白豆蔻5g、法半夏10g、炮姜5g、川芎10g、葛根30g、荷叶10g、升麻5g、柴胡10g、白芷10g、杜仲15g、淫羊藿15g、熟地20g、黄芩10g、磁石30g、夏枯草15g,3剂,水煎服,1剂服2天,每天服3次。

2016年7月22日,三诊。头昏头痛完全消失,精神已恢复到正常状态,尚有轻度耳鸣,纳眠好、二便调,舌淡红,苔薄白,脉细弦。一诊方加大补肾力度。

> 黄芪30g、党参30g、白术15g、陈皮10g、炒苍术10g、厚朴10g、藿香10g、白豆蔻5g、法半夏10g、炮姜5g、川芎10g、葛根30g、荷叶10g、升麻5g、柴胡10g、白芷10g、杜仲30g、淫羊藿15g、熟地30g、枸杞30g、黄芩10g、磁石30g,3剂,水煎服,1剂服2天,每天服3次。

按：头痛、头昏病（症）见于老年患者，西医学多责之"脑梗死""脑供血不足""血管神经性头痛"等病，治疗之西药、中成药不少但疗效不能令人满意，而中医辨证论治常可得佳效。《素问·阴阳应象大论》说："清阳出上窍，浊阴出下窍"。《灵枢·口问》又论："上气不足，脑为之不满，耳为之苦鸣，头为之苦倾，目为之眩。"李东垣亦述："脾胃虚则九窍不通。"故人体头目诸窍结构、功能的正常，与人体"清阳"的滋养与温通，"上气"的升清与激发有直接的关系。该案患者除头胀痛、头昏主症外，尚见头皮发紧。《素问·生气通天论》论述过"因于湿，首如裹"，即言湿邪内困，患者可有头身如物包裹捆紧之感。《素问·至真要大论》云："诸湿肿满，皆属于脾。"提示湿气通于脾，脾虚生内湿，人体内湿邪为患首责于脾。结合患者乏力肢倦、便溏、食寒凉腹泻、舌根苔白微腻可知，患者脾胃虚弱或虚寒，出现清阳不升，浊阴不降，湿邪害清之症；患者易上火，口苦，舌红并非实热证，而是脾虚气陷，升降失常，气滞、湿郁化热也。这种脾虚生热的病机在《黄帝内经》中有过论述，如《素问·调经论》说"帝曰：阴虚生内热奈何？岐伯曰：有所劳倦，形气衰少，谷气不盛，上焦不行，下脘不通，胃气热，热气熏胸中，故内热。"这里所说的"阴"非阴阳之阴，而特指"脾脏"，阴虚内热即指脾虚发热。李东垣在此基础上多有发挥，他在《内外伤辨惑论》中指出："既脾胃有伤，则中气不足，中气不足，则六腑阳气皆绝于外……是五脏六腑真气皆不足也。惟阴火独旺，上乘阳分，致荣卫失守，诸病生焉，其中变化，皆由中气不足，乃能生发耳。"在《饮食劳倦》篇中进一步论述道："既脾胃虚衰，元气不足，而心火独盛。心火者，阴火也，起于下焦，其系系于心，心不主令，相火代之。相火，下焦胞络之火，元气之贼也，脾胃气虚，则下流于肾，阴火得以乘其土位。"我在临床工作中发现，大量患者脾虚证与火热证同见，并且呈现脾愈虚而火愈炽的病理状态，这就是典型的"脾虚阴火"证。本书记录的几个医案虽主病、主症不同但病机相似，均属脾虚阴火证，读者学习宜前后互参。本案患者食寒凉易发生腹泻，口苦加重，食辛辣又出现上火诸症也是典型的阴火表现。该患者过去医生处方中使用"温补"药物即出现口腔溃疡等"上火"病症，患者自己都述"虚不受补"。脾胃虚弱（寒）应该温补，怎么又不受补？其实是医生不知道正确的补中健脾方法。对于"阴火"的治疗，东垣创立了"补中益气汤、升阳益胃汤、升阳散火汤"等系列方剂，为内伤杂病的治疗开辟了新的路径，被后世尊为内伤杂病治疗大家，故云"内伤法东垣"。凡治中气下陷之方，后世皆仿效东垣的补气健脾升阳法，常用大补元气的黄芪，如升陷汤、举元煎等。

升阳益胃汤出自《内外伤辨惑论》，原方组成为：黄芪（30g）、半夏（15g）、人参（15g）、炙甘草（15g）、独活（9g）、防风（9g）、白芍药（9g）、羌活（9g）、橘皮（6g）、茯苓（5g）、柴胡（5g）、泽泻（5g）、白术（5g）、黄连（1.5g）。处方特点为：以六君子汤健脾益胃助阳，为"补脾胃之上药也"；加黄芪以补肺而固卫；芍药敛阴而调荣；羌活、独活、防风、柴胡除湿祛风而升清阳；茯苓、泽泻泄湿热而降浊阴；少佐黄连以退阴火。全方补中有散，发中有收，使气足阳升，则正旺而邪伏。处方立意有3个方面特点：健脾燥湿，补气升阳力宏；祛风胜湿药量适中；苦寒清热敛阴药势单力薄。升阳益胃汤主治脾胃虚弱，湿浊滞留中焦，郁而化热证，患者常症见怠惰嗜卧，四肢不收，体重节肿，口苦舌干，饮食无味，食不消化，大便不调，小便频数；或兼见肺病，洒淅恶寒，惨惨不乐，面色恶而不和者。其主治功效与本案之症状、病机吻合，故我仿该方立意拟新方治疗。本案处方以黄芪、党参、苍术、白术、陈皮、厚朴、藿香、豆蔻、法半夏益气升阳、健脾燥湿为主;炮姜助中焦阳气,温中散寒;川芎、葛根、升麻、柴胡、白芷祛风胜湿且助人体阳气升腾;黄芩主清"阴火",且可对大量温燥药形成反佐;杜仲、淫羊藿、熟地、枸杞补肾益精,填髓充脑。熟地尚可养血滋阴以滋敛虚火;磁石与荷叶一降一升调节气机之升降。本方之立意师东垣之法而不泥其药,虽处方药味较多,堪称"大方",因病机相符,用药对证,故两月之疾数剂而愈。

　　关于李东垣的阴火论,历来是个理解的难点,见仁见智,我在其他医案也论述过。近来学习李士懋教授的相关论述思路清晰,层次分明,符合临床,兹摘录于下,感兴趣的同学可以重点学习:气虚发热,以甘温法治之,乃东垣一大发明。代表方为补中益气汤。关于气虚发热,东垣称阴火、贼火,其机制在《脾胃论》《内外伤辨惑论》等著作中都有说明,但阐述得不够清晰,致后人多有歧义。在统编五版教材《中医内科学》中,曾并列了七种阴火病机,曰气郁、湿热、阴虚、血虚、气虚、阳虚等。因歧义颇多,故不避冗长,详论之。东垣于《脾胃论·饮食劳倦所伤始为热中论》曰:"若饮食失节,寒温不适,则脾胃乃伤;喜怒忧恐,损耗元气,既脾胃气衰,元气不足,而心火独盛。心火者,阴火也,起于下焦,其系系于心。心不主令,相火代之。相火者,下焦包络之火,元气之贼也。火与元气不两立,一胜则一负。脾胃气虚则下流于肾,阴火得以乘其土位。故脾证始得,则气高而喘,身热而烦,其脉洪大而头痛,或渴不止,其皮肤不任风寒,而生寒热。"这段话,是东垣解释由于脾虚而产生阴火的机制,读起来有点绕,没说清楚。东垣对阴火机制的阐述,说法有几种:第一,饮食劳倦损伤脾胃,元气耗伤,升降失司,这是阴火的始发环节。第二,"脾胃气虚,则下流于肾",乃至阴火发生。是什么东西下流于肾? 东垣于《内外伤辨惑论·辨寒热》项下云:"乃肾间受脾胃下流之湿气,闭塞其下,致阴火上冲,作蒸蒸燥热。"湿气下流肾间,闷塞其下,就是阴火发生的第二个环节。湿气下流肾间,为什么就产生阴火呢? 因肾中有相火,相者,乃辅君之臣,在生理情况下,此相火伴君火游行于全身,辅君以行事,发挥温煦激发的功能。当脾湿下流于肾时,则闭塞气机,肾中相火不能升降出入,失却其伴君游行于全身,辅君行事的功能,相火郁而成火热,东垣把这种火称为阴火。阴火上冲则出现气高而喘、身热而烦等诸症。脾湿下流之阴火,与下焦湿热之二妙丸证有别,前者为脾虚所产生的虚火,后者为下焦湿热相合之实证。脾湿下流之阴火,与肾水亏而相火妄动,及肾阳衰而龙雷之火飞腾,三者虽皆为虚火,但病机不同,治则亦异。前者为脾胃气虚所致,当健脾升清,培补元气;肾水亏者,当滋阴以配阳;阳虚而龙雷火动者,当温扶元阳,引火归原。第三,"元气不足,心火独盛"。前面已明言,脾虚湿气下流,阴火上冲,此处为什么又蹦出个"心火独盛"呢? 揣度东垣之本意,可能是为了解释气高而喘,心热而烦,头痛或渴,脉洪大等心经火盛诸症。心火乃君火,主一身之阳,犹天空之太阳,温煦激发全身脏腑器官的功能。在病理情况下,亦用心火一词,乃指心火旺、心火盛等,一般指心经实火而言,此火可上灼、下迫、内陷,引起口糜淋痛、疮疡、瞽瘿、躁狂、昏谵、动血等,法当清热泻火。而东垣此处所言之心火,乃脾湿下流,阴火上冲。心肾皆属少阴,且有经络相通,肾中阴火沿经络上达于心,于是心火独盛。但心不受邪,包络代心受邪,导致心包络之相火亦随之上冲,故曰:"心火者,阴火也,起于下焦","相火者,下焦包络之火",自与心经实火有别。第四,"心不主令,相火代之",这是指心之君火与肾中相火之间的关系。正常情况下"君火以明,相火以位",即红日当空,天运朗朗,肾中相火即安于水中。若君火衰,心不主令,则阴霾蔽空,肾中相火起而代之,称为龙雷之火飞腾,焚原燎屋,不可水灭,不可直折,当引火归原,使"离照当空,阴霾自散",龙雷之火潜于水中,安于其位。东垣所说的气虚发热是脾虚所致,此与阳衰的发热不同。扯出一个心不主令,相火代之,是对气虚发热(概念)的混淆,把读者搞蒙了。第五,东垣又扯出了血虚引发阴火的问题,于《脾胃论·脾胃盛衰论》曰"饮食不节,劳役所伤,以致脾胃虚弱,乃血所生病";于升阳散火汤解中亦云"此病多因血虚者",着眼于脾虚而言。其实,脾虚则气虚,已虚之气易浮动而热,不必再扯上血虚,徒生歧义。第六,《脾胃论·饮食劳倦所伤始为热中论》中,又提出热中问题。中,乃指脾胃;所谓热中,即脾胃热。脾胃何以热?曰"阴火得以乘其土位",故脾胃热。又云"心火下陷土中",故成热中。两者是不同的,阴火乘土者,当培土以制阴火;心火下陷土中者,当清心泻火,两者本质不同,治法相殊。第七,东垣于《内外伤辨惑论·辨阴证阳证》篇中又提出冲脉火逆的理论,曰:"谓脾胃之气不足,而反下行,极则冲脉之火逆而上,是无形质之元气受病也,系在上焦,心肺是也。"这里指的阴火上冲,是冲脉之火上逆。《黄帝内经》有"冲脉为病,逆气里急"的记载,但无冲脉火逆的论述。这无疑给气虚发热又多了一种解释,多一个枝蔓,多一分疑惑。第八,东垣于火郁汤条中又云:"胃虚过食冷物,抑遏阳气于脾土,火郁则发之。"寒遏阳郁为热,首当温散其寒,此与甘温除大热有别。总之,东垣对甘温除大热的机制提出了多种解释,我认为没有讲清楚,反把人搞糊涂了,有点欲明反晦。那么,应如何理解脾虚而阴火上冲呢?尤在泾于《金匮要略心典·痰饮篇》小青龙汤项下注云:"土厚则阴火自伏。"真乃一语破的,简洁而明了。关于五行生克的理论,往往理解得不够全面。五脏配属五行,金木水火土各代表一脏,是代表了该脏的全部功能。如水与木的关系,一般只云水能涵木,但是肾阳以温煦肝阳、肾精以充养肝血,则鲜有论者。土能克水,此水代表肾的全部功能,肾乃元阴元阳所居,土能克水,既能制约肾水之泛滥,又能制约肾中相火之上冲,这就是"土厚则阴火自伏"的道理,也是土虚而阴火上冲的病机,其治疗大法,自当培土以制阴火。倘能如此理解,就无须再扯上湿气下流、心火独盛、君不主令、血虚、冲脉火逆、寒遏等等,枝蔓愈繁,滋惑愈多。

二十五、三年盗汗案

—— "三焦膀胱者,腠理毫毛其应。"

马某某,男,74岁。

2015年3月16日,一诊。

主诉:盗汗反复发作3年余,加重3个月。

现病史:3年前患者无明显诱因夜间汗出,常浸湿衣被,在我市各医院辗转求治3年,汗出时轻时重,但一直未停止,近3个月加重。每夜汗出持续不止,衣被均湿。已在内分泌科、呼吸科、针灸科住院治疗4次无缓解。现伴见纳眠可,二便调,舌淡红偏暗,苔薄白,脉弦。视其3年病历记录,已服用过桂枝汤、六味地黄丸、补中益气汤、桂枝加附子汤、桂枝甘草龙骨牡蛎汤、玉屏风散、生脉散、甘麦大枣汤、当归六黄汤等方药。

体格检查:无异常。

实验室检查:无。

西医诊断:汗出异常。

中医诊断:汗症。

证型:三焦失畅、气津失常。

治法:条畅三焦、布达津气、敛汗摄阴。

方药:小柴胡汤加味。

> 柴胡10g、黄芩15g、党参30g、法半夏15g、甘草10g、大枣10g、生姜10g(自加)、浮小麦30g、煅龙骨30g、煅牡蛎30g、山茱萸40g,3剂,水煎服,每剂服2天,每天服3次。

2015年3月24日,二诊。欣喜告知,3剂药服完盗汗全止,为求巩固,要求继服中药。给处原方5剂继服10天。

按:《灵枢·决气》云:"……腠理发泄,汗出溱溱,是谓津。……谷入气满,淖泽注于骨,骨属屈伸,泄泽,补益脑髓,皮肤润泽,是谓液。"又谓:"上焦开发,宣五谷味,熏肤、充身、泽毛,若雾露之溉,是谓气。"《素问·阴阳别论》说:"阳加于阴谓之汗。"明确指出了津液能够濡润百骸孔窍、能够排出为汗,这些都有赖于体内阳气对津液的蒸腾气化和疏散分布。

中医理论认为与汗有关的阳气主要指的是人体之卫气。人体由水谷精微而生成的水液,依赖卫气从上焦宣布,发散,一部分水液从皮肤腠理而出,成为汗液。一部分水液下输至膀胱后由膀胱气化,通过三焦输送至全身,或化生尿液为小便排出。所以汗液的排泄,必与人体津液盈亏和运行、卫气的盛衰及功能息息相关。人体津液与卫气的运行以三焦为通道,此三焦亦即手少阳三焦腑。少阳三焦腑为元气之别使，水谷之道路，内寄相火，司气化，主决渎而通调水道，既是水火气机的通道，又是气化的场所。当三焦腑的功能失常，人体水液，气机运行障碍，气津失调会影响水液的运行导致汗液排泄失常。另一方面，《灵枢·本脏》曾论及"三焦膀胱者，腠理毫毛其应"，是说手太阳三焦与足太阳膀胱同人体皮肤毛发的功能有密切的关系。太阳经的表气（阳气、卫气）生于下焦肾气，通过膀胱的气化，以三焦为通道，输布到机体内脏和体表，发挥温养脏腑肌肤，调节体温，主司汗液和防御外邪的作用。若三焦失畅，可以导致太阳表气（卫气）失和，失其温分肉，充皮肤，肥腠理，司开合的功用，导致汗液排泄失常。综上所述，人体汗出的正常与否，既取决于人体之津液和卫气的协调与否，也与足太阳膀胱腑及足太阳膀胱经气化蒸腾、通行卫气的功能有关，还与运行津液、卫气，被称为"水火气机的通道，气化的场所"的手少阳三焦经腑的功能密切相关。

汗证虽自古有盗汗为阴，自汗为阳之分，然我证之于临床感觉此说并不符合实际。无论自汗、盗汗皆有阴证、阳证。教科书多将汗症划分为以下证型：表虚不固，营卫失调，气阳两虚，阴虚火旺，脾胃湿热等。该患者病史 3 年，诊治不辍，从其既往治疗信息提示，按常规思路进行辨证论治是行不通的，必须另辟蹊径，转换辨证思路。我的老师国医大师熊继柏教授常教导我：面对难治病从中医经典中寻求辨证灵感是一条重要的经验。

患者除盗汗一症外，并未见任何有明确辨证价值的舌脉症。既无表证、里证，也无寒证、热证，更难分虚证、实证；既无津液、卫气的有余与不足，亦不见太阳腑及太阳经的功能失常，并且汗症的常规治法其他医生多已经使用过。从上面的理论分析考虑，不排除是少阳三焦失畅，津气运行异常所致。三焦有手足之分，此三焦为手少阳三焦，而非足少阳三焦。而张仲景的创立的"和解少阳"法就是和解枢机，疏通三焦，畅达津气的治法，手足三焦均涉及，主方是小柴胡汤。《伤寒论》第 230 条是诠释小柴胡汤作用机制非常著名的条文："上焦得通，津液得下，胃气因和，身濈然汗出而解。"指服用小柴胡汤后，通过"上焦得通"，恢复了上焦开发，宣五谷味，熏肤充身泽毛，若雾露之溉的作用，则人体表里气机得以通畅。故后世据此认为小柴胡汤有"和表"的作用，可以治疗很多营卫不和的太阳表位病；同时由于上焦为水之上源，服用小柴胡汤后，随着"上焦得通"，然后"津液得下"，顺利流布于胃肠、膀胱之中，三焦水道因此得以通畅，故小柴胡汤也有疏通三焦的作用。所以一个小柴胡汤，少阳经腑同治，表里同调，针对了汗液生成、运行、排泄的几乎所有环节，使人表气里气调和，营卫之气通达，腠理开合有度，汗出恢复正常。

分析本案的治疗处方，我在小柴胡汤基础上加入浮小麦、煅龙牡、山茱萸收敛摄津，标本兼治。患者 3 年顽疾，3 剂得愈，再次证明了中医经典理论对临床难治病的指导价值。本案的选方用药未循常规，初看似"剑走偏锋"或"医者意也"。我说过，那种无凭无据，天马行空的"医者意也"只会把中医带入不可知论的烂泥塘，让中医后学们茫然不知所踪。中医治病取效是有理有据的，这个道理和依据就是中医的经典理论，包括从古至今历代中医学家的理论发挥和临床总结。我常对学生说：我们既要治得好病，也要讲得清理。我是这样来要求自己和实施教学的，这也是促使我超越自身能力写这本医案的原因。我选取平时疗效显著的案例，力图用中医理论进行解读，借此我能够加强对中医经典理论的学习和深化，同时也给我的学生予一些启发和树立中医的自信。

我处方中所用的甘草、麦芽、大枣、生姜、黄芩、龙骨、牡蛎、山茱萸占处方药物的73.74%,在既往其他医生的治疗记录中均使用过,但并不显效,说明中医处方治病不是方剂和中药的堆砌,而是方剂和中药在中医理论指导下的有序组合。对此,云南"四大名医"之一的云南戴氏经方医学学术流派代表人戴丽三先生认识尤为深刻。他强调要用中医理论指导运用方药,反对执方对病。他在《调和营卫与桂枝汤》一文中说:"《伤寒论》所载之方剂,是有理论根据的,并有严谨的法度可循。如离开理论而谈方剂的效能与应用,必将成为无源之水,无本之木,至有'千方易得,一效难求'之叹……经方,其组成一般都贯穿着理、法、方、药的有机联系。方与药,蕴藏着质量互变的规律;证与方,体现着异病同治、同病异治的辨证思想。掌握方剂的运用,必须首先掌握制方的原理,只有在理论的指导下,方能使治法、方剂和药物相互紧密联系起来,从而在中医辨证论治过程中体现出理法方药的统一性。所谓善学者,师其法而不泥其方。这说明重视理论学习,掌握精神实质的重要性。只有如此,才能真正理解与掌握经方的效用,扩大其治疗范围,突破人为的局限。"戴丽三先生这些论述,对于我们加强中医经典的学习,重视提高个人中医理论修养,正确认识经方,运用经方,处理经方与时方的关系有着现实的指导意义。

二十六、七年顽固性头痛案

——疗效是评价处方的金标准

罗某某,男,65 岁。

2016 年 7 月 15 日,一诊。

主诉:头痛 7 年,加重 1 个月。

现病史:患者自 2009 年开始无明诱因发生全头痛,逐渐加重。每日发作 1 ~ 3 次,每次发作起病迅速,痛甚则呻吟号叫,需口服消炎镇痛药止痛,否则痛不可忍。疼痛严重时可昏厥不知人,移时苏醒,不留后遗症。每年因头痛昏厥 2 ~ 7 次不等。多年服药、针灸、住院治疗无缓解。近 1 个月症状加重,曾在当地县医院行头颅 MRI、脑电图、TCD 等检查未发现明显异常,特到昆明诊治。先在西医综合医院神经科全面诊察未发现器质性病变,诊断为"血管神经性头痛"。得知西药无根治性治疗药物,遂顺便到我院就诊,希望带些中药回原籍内服。刻下伴见口干欲饮水、眠差多梦、畏风自汗、受凉头痛易发作和加重,纳可,大便稍干,舌淡红色暗,苔薄白,脉弦。

体格检查:无异常。

实验室检查:头颅 MRI、脑电图:无异常。

西医诊断:血管神经性头痛。

中医诊断:头痛。

证型:血虚肝热、风寒瘀阻、营卫不和。

治法:养血清肝、祛风散寒、调和营卫。

方药:丹栀逍遥散合羌活胜湿汤合桂枝汤加减。

丹皮 15g、炒栀子 15g、当归 15g、赤芍 20g、白术 15g、茯苓 15g、夜交藤 30g、桂枝 10g、大枣 10g、生姜 10g、炙甘草 15g、羌活 15g、川芎 40g、蔓荆子 10g、粉葛 30g、白芷 10g,3 剂,煎服,每剂药服 2 天,每天服 3 次。

力劝患者在昆明亲戚家多住 1 周服完 3 剂中药,以使我能够根据服药反应调整中药处方,患者同意延后 1 周回原籍。

2016 年 7 月 21 日,二诊。诉服药后头痛大减,每天虽仍头痛但可以忍受,不用再服镇痛药。要求带药回原籍治疗。查舌脉同前,效不更方,处原方 10 剂,服法同前。

2016 年 8 月 15 日,三诊。患者未至,其女儿代诊,诉其父头痛已愈,要求再开 1 个月中药巩固治疗,以绝病根。原方调整为如下:

丹皮 15g、炒栀子 10g、当归 15g、白芍 15g、白术 15g、茯苓 15g、夜交藤 30g、桂枝 10g、大枣 10g、生姜 10g、炙甘草 15g、羌活 15g、川芎 30g、蔓荆子 10g、粉葛 30g、白芷 10g、枸杞 20g，15 剂，煎服，每剂药服 2 天，每天服 3 次。

2019 年 8 月 12 日，四诊。患者未至，其女儿代诊，诉其父停药 2 年头痛未发作，要求再开上次中药巩固治疗，以绝病根。给开三诊方 15 剂带回煎服，每剂药服 2 天，每天服 3 次。

2020 年 8 月 17 日，五诊。患者未至，其女儿代诊，诉其父 4 年来头痛未发作，要求再开中药巩固治疗。给开 4 诊方 30 剂带回原籍服用，煎服方法同前。

至 2022 年 4 月，患者及家属未再就诊。

按：患者病位在头，以疼痛为突出表现，属头痛病。我国对头痛病认识很早，在殷商甲骨文就有"疾首"的记载，《黄帝内经》称本病为"脑风""首风"。中医认为，头为精明之府，诸阳之会，脑为髓之海，其气与肾相通。《灵枢·邪气脏腑病形》云："十二经脉，三百六十五络，其血气皆上于面而走空窍。"从经络学可知人体手足三阳经、足厥阴经和手少阴经之脉皆上行于头面。故外感六淫，邪气上逆，阻遏清阳或脏腑内伤，经脉清窍失养等实、虚因素皆可导致头痛。《素问·风论》认为头痛的外伤因素以风、寒、湿、热邪气居多。《素问·骨空论》曰："风从外入，令人振寒，汗出头痛，身重恶寒。"《素问·奇病论》云："当有所犯大寒，内至骨髓，髓者以脑为主，脑逆故令头痛，齿亦痛。"《素问·生气通天论》有"因于湿，首如裹"之论。《伤寒论》在太阳病篇、阳明病篇、少阳病篇、厥阴病篇等篇章中均论述了头痛的辨证论治，有人统计凡 17 条，其中太阳病篇论述头痛 12 条。第 1 条："太阳之为病，脉浮，头项强痛而恶寒。"第 8 条："太阳病，头痛至七日以上自愈者，以行其经尽故也。若欲作再经者，针足阳明，使经不传则愈。"第 13 条："太阳病，头痛，发热，汗出，恶风，桂枝汤主之。"第 28 条："服桂枝汤，或下之，仍头项强痛，翕翕发热，无汗，心下满，微痛，小便不利者，桂枝去桂加茯苓白术汤主之。"第 35 条："太阳病，头痛发热，身疼腰痛，骨节疼痛，恶风无汗而喘者，麻黄汤主之。"第 56 条："伤寒不大便六七日，头痛有热者，与承气汤。其小便清者，知不在里，仍在表也，当须发汗。若头痛者，必衄。宜桂枝汤。"第 92 条："病发热头痛，脉反沉，若不差，身体疼痛，当救其里。四逆汤方。"第 110 条："太阳病，二日反躁，凡熨其背，而大汗出，大热入胃，胃中水竭，躁烦必发谵语；十余日振栗自下利者，此为欲解也。故其汗从腰以下不得汗，欲小便不得，反呕，欲失溲，足下恶风，大便鞕，小便当数，而反不数，及不多，大便已，头卓然而痛，其人足心必热，谷气下流故也。"第 134 条："太阳病，脉浮而动数，浮则为风，数则为热，动则为痛，数则为虚。头痛发热，微盗汗出，而反恶寒者，表未解也。医反下之，动数变迟，膈内拒痛，胃中空虚，客气动膈，短气躁烦，心中懊憹，阳气内陷，心下因鞕，则为结胸，大陷胸汤主之。若不结胸，但头汗出，余处无汗，剂颈而还，小便不利，身必发黄。"第 140 条："太阳病，下之，其脉促，不结胸者，此为欲解也。脉浮者，必结胸。脉紧者，必咽痛。脉弦者，必两胁拘急。脉细数者，头痛未止。脉沉紧者，必欲呕。脉沉滑者，协热利。脉浮滑者，必下血。"第 142 条："太阳与少阳并病，头项强痛，或眩冒，时如结胸，心下痞鞕者，当刺大椎第一间，肺俞、肝俞，慎不可发汗；发汗则谵语，脉弦，五日谵语不止，当刺期门。"第 152 条："太阳中风，下利呕逆，表解者，乃可攻之。其人漐漐汗出，发作有时，头痛，心下痞鞕满，引胁下痛，干呕短气，汗出不恶寒者，此表解里未和也。十枣汤主之。"少阳病篇论述头痛的条文有1条，即第265条："伤寒，脉弦细，头痛发热者，属少阳。少阳不可发汗，发汗则谵语，此属胃，胃和则愈，胃不和，烦而悸。"阳明病篇论述头痛的条文有1条，即第197条："阳明病，反无汗，而小便利，二三日呕而咳，手足厥者，必苦头痛。若不咳不呕，手足不厥者，头不痛。"厥阴病篇论述头痛的条文有1条，即第378条："干呕，吐涎沫，头痛者，吴茱萸汤主之。"霍乱病篇论述头痛的条文有2条，即第383条："问曰：病发热头痛，身疼恶寒吐利者，此属何病？答曰：此名霍乱。霍乱自吐下，又利止，复更发热也"，以及第386条："霍乱，头痛发热，身疼痛，热多欲饮水者，五苓散主之；寒多不用水者，理中丸主之。"后世在《黄帝内经》《伤寒论》的基础上对头痛的病因病机认识又有发展，《诸病源候论》已认识到"风痰相结，上冲于头"可致头痛。《东垣十书》指出外感可引起伤寒头痛、湿热头痛、偏头痛、真头痛。《丹溪心法》认为头痛多因痰与火。《普济方》认为："气血俱虚，风邪伤于阳经，入于脑中，则令人头痛。"上面几部中医经典著作论述了风、寒、痰、湿、火（热）邪气皆可引起头痛，且六淫头痛各有特点，对现代中医临床诊疗仍具有指导意义。

除了六淫致病，《黄帝内经》认为内伤也是头痛的重要原因。《素问·五脏生成》提出"是以头痛巅疾，下虚上实"的病机。《素问·刺热》认为五脏气热会引起头痛，并进行了重点描述："肝热病者，小便先黄，腹痛多卧，身热。热争则狂言及惊，胁满痛，手足躁，不得安卧。庚辛甚，甲乙大汗，气逆则庚辛死。刺足厥阴、少阳。其逆则头痛员员，脉引冲头也。心热病者，先不乐，数日乃热。热争则卒心痛，烦闷善呕，头痛面赤无汗；壬癸甚，丙丁大汗，气逆则壬癸死。刺手少阴、太阳。脾热病者，先头重颊痛，烦心颜青，欲呕身热。热争则腰痛不可用俯仰，腹满泄，两颌痛。甲乙甚，戊己大汗，气逆则甲乙死。刺足太阴、阳明。肺热病者，先淅然厥，起毫毛，恶风寒，舌上黄，身热。热争则喘咳，痛走胸膺背，不得大息，头痛不堪，汗出而寒。丙丁甚，庚辛大汗，气逆则丙丁死。刺手太阴、阳明，出血如大豆，立已。肾热病者，先腰痛胻酸，苦渴数饮，身热。热争则项痛而强，胻寒且酸，足下热，不欲言，其逆则项痛员员淡淡然。戊己甚，壬癸大汗，气逆则戊己死。刺足少阴、太阳。诸汗者，至其所胜日汗出也。"指出了五脏气热所致头痛的特点和治疗方法，具有临床指导意义。其他如内伤七情，脏腑失和，经气逆乱，升降失序，空窍壅滞，气血阻滞所致头痛也各有特点，论述经气逆乱致头痛者如《素问·脏气法时论》云："肝病者……气逆则头痛。"脾胃影响五官九窍而致头痛，如《素问·通评虚实论》曰："头痛耳鸣，九窍不利，肠胃之所生也。"或气血精津亏损，髓海不足，不能充养清窍脑髓，不荣则痛，如《素问·五脏生成》云："头痛巅疾，下虚上实，过在足少阴、巨阳，甚则入肾。"或瘀血阻滞经气，痹阻气血，不通则痛，如《灵枢·厥病》说："头痛不可取于腧者，有所击堕，恶血在于内。"又说："厥头痛，头脉痛，心悲善泣，视头动脉反盛者，刺尽去血，后调足厥阴。"此外，《黄帝内经》还论述了真头痛、偏头痛、六经头痛等多种头痛类型，内容十分丰富。《灵枢·厥病》说："真头痛，头痛甚，脑尽痛，手足寒至节，死不治。"《难经·六十难》亦说："手三阳之脉受风寒，伏留而不去者，则名厥头痛；入连在脑者，名真头痛。"对此，张介宾注释："盖头为诸阳之会，四肢为诸阳之本，若头痛甚而遍尽于脑，手中寒至节者,元阳败竭,阴邪直中髓海,故最为凶兆。"《三因极一病证方论》对内伤头痛也有较充分的认识,认为"有气血食厥而疼者,有五脏气郁厥而疼者"。《东垣十书》指出内伤可分为气虚头痛、血虚头痛、气血俱虚头痛、厥逆头痛等,还补充了太阴头痛和少阴头痛,从而为头痛分经用药奠定了理论基础。《古今医统大全·头痛大法分内外之因》对头痛病进行总结:"头痛自内而致者,气血痰饮、五脏气郁之病,东垣论气虚、血虚、痰厥头痛之类是也;自外而致者,风寒暑湿之病,仲景伤寒、东垣六经之类是也。"可见,中医古代医籍对头痛病的症状表现、病因病机、病证分论、治疗方法均作了大量的描述,为现代中医论治头痛病症提供了丰富的素材。

本案头痛历7年未愈,具有"脑尽痛"甚则昏不知人的特点,发则病势急重,类似于"真头痛",但迁延7年未有变证,多方检查并未有重大疾病发现,说明预后应不凶险。在辨证思路方面,本案伴随症状虽不多,但均提示医者重要信息。《素问·痹论》说:"寒气胜者为痛痹……痛者,寒气多也,有寒故痛也。"故痛势剧烈和遇寒加重是寒邪致痛之特征;病在高位之头部,起病迅疾,是风性趋上,善行数变的特点;病程绵长为正气内虚的表现;舌淡红、便秘、口干欲饮水为血虚津伤内热之征象;畏风、汗出为营卫不调的典型表现;脉弦、眠差多梦提示病位涉肝,是阳亢不潜,魂不守舍之指征;舌质暗为血有瘀阻的特征。综合分析,本病既有外感因素还有内伤基础,属本虚标实证,实为风寒外袭,脉络瘀阻,虚为血虚津伤,水不涵木,虚热内生,营卫不和。故我予丹栀逍遥散合羌活胜湿汤合桂枝汤三方合方,祛风散寒、养血清肝、活血通络、调和营卫,一击中的,7年顽疾2诊得以解除。

现在到省级中医医院就诊的外地患者,相当一部分是在原籍各级医院、省城综合医院经过中西医结合诊治效果不佳的患者,病情十分复杂。现代人的平均寿命是古代人的2~3倍以上,多种疾病兼夹。现代环境因素、社会因素对患者生理和心理的影响也是十分巨大的。一些患者寄希望于中医能够用最短的时间治好他们的痼疾,对中医既抱有一线希望又充满怀疑。现代中医医生面临的困难与压力不比古代中医少。本案处方用药多、剂量大是由复杂病机决定的,或许有人认为这有失古代中医的风格。作为一个中医生,应该勤求古训,博采众方,不断提高辨证选方用药水平,但是在治病时也没有必要去刻意追求药味的多少,总以治病为第一目的,以疗效为第一标准。唐代的孙思邈、金元时期的李东垣、近现代的施今墨均是公认的名医大家,处方尽管偏大,但谁也不会否定他们的诊疗水平。所以,不能简单以处方药味多少论英雄。

二十七、口腔溃疡案

—— "谨守病机,各司其属,有者求之,无者求之。"

李某,男,38岁。

2015年8月10日,一诊。

主诉:口腔溃疡反复发作3年,再发1个月。

现病史:3年来口腔溃疡反复发作,1～2个月要发作1次,本次1个月前复发,迁延不愈,溃疡点此伏彼起,痛苦不堪,口苦眠差,纳呆便调,舌暗红,舌体胖大,舌苔黄腻,脉细。

体格检查:舌面、舌边、口腔黏膜可见数个白色溃疡点。

实验室检查:无。

西医诊断:复发性口腔溃疡。

中医诊断:口疮。

证型:肝经湿热、血虚脾弱。

治法:清肝养血,化湿健脾。

方药:丹栀逍遥散合封髓丹加味。

> 丹皮15g、栀子15g、柴胡10g、赤芍15g、当归10g、茯苓15g、白术15g、苍术15g、薄荷10g、生地20g、黄柏30g、砂仁10g、甘草10g、青皮15g、蜂房10g、肉桂10g,3剂,水煎服,每剂服2天,每天服3次。

2015年8月26日,二诊。诉口腔溃疡十愈八九,疼痛明显减轻,无新发溃疡。原方继服3剂。嘱避免饮酒及进食牛肉、辛辣燥火、生冷油腻食物。

2015年12月5日。因他病就诊,述上次口腔溃疡二诊方服完即完全愈合,至今近4个月尚未复发过。

按:口腔溃疡俗称"口疮",最早见于《黄帝内经》。《素问·气交变大论》中记载:"岁金不及,炎火乃行……民病口疮……"《素问·五常政大论》也说:"少阳司天,热气下临,肺气上从……鼻窒……疮疡。"《素问·气厥论》曰:"膀胱移热于小肠,隔肠不便,上为口糜。"从运气和六淫的视角提出了口疮的病因病机。巢元方的《诸病源候论》中提出热病、伤寒和时气三种口疮病机类型,即脾热上炎、伤寒化热上冲,时邪毒气熏蒸上灼等。明清时期医家对口腔溃疡的论述更趋全面,与现代中医认识已基本相同。如《医宗金鉴·杂病心法要诀》指出:"口舌生疮糜烂,名曰口糜,乃心脾二经蒸热深也。""口糜阴虚阳火成,膀胱湿水溢脾经,湿与热瘀熏胃口,满口糜烂色红疼。"现代中医理论延续上述认识,认为口疮多属内热上熏所致,内热多为心脾二脏积热,循经上蒸于口舌而致病。治疗多用苦寒清热之剂,多亦能收一时之效,但易反复发作。本病历年经月,反复发作,缠绵难愈。更有甚者,此起彼伏,持续不愈,饮食困难,患者痛苦异常。

该患者口腔溃疡反复3年,多方治疗而不绝,实属难治病,如何辨治呢？我认为对疑难病症的辨治应遵《素问·至真要大论》"谨守病机,各司其属,有者求之,无者求之,盛者责之,虚者责之,必先五胜"的教导。这一段经典原文蕴含着深邃的辨证论治思想,每一位中医人都应该认真学习思考。关于这段话的理解,如果断章取义,确实很难弄懂。有的学者认为结合上下文理解较符合原意。这句话是紧接在"病机十九条"后面概括性的文字。原文这样说:"诸风掉眩,皆属于肝。诸寒收引,皆属于肾。诸气膹郁,皆属于肺。诸湿肿满,皆属于脾。诸热瞀瘛,皆属于火。诸痛痒疮,皆属于心。诸厥固泄,皆属于下。诸痿喘呕,皆属于上。诸禁鼓栗,如丧神守,皆属于火。诸痉项强,皆属于湿。诸逆冲上,皆属于火。诸胀腹大,皆属于热。诸躁狂越,皆属于火。诸暴强直,皆属于风。诸病有声,鼓之如鼓,皆属于热。诸病胕肿,疼酸惊骇,皆属于火。诸转反戾,水液浑浊,皆属于热。诸病水液,澄澈清冷,皆属于寒。诸呕吐酸,暴注下迫,皆属于热。故《大要》曰:谨守病机,各司其属,有者求之,无者求之,盛者责之,虚者责之,必先五胜,疏其血气,令其调达,而致和平。""谨守"就是要谨记遵守,"病机"就是指前面列举的十九条病机。"各司其属"就是说各种病机都有自己的特点,不能混淆,医生通过疾病的表象,根据藏象理论,运用类比的方法,进行分类归属,辨别判断,找出病象与脏腑的所属关系。"有"就是指前面"十九条"里提到的各种内外病因,"有"和"无",都是指是否属于"病机十九条"的情况,如果病象属于"十九条"的范围,就求之于"十九条",如果病状不在其列,那就是求之于"十九条"之外。《黄帝内经》原意指出,临床病状变化多端,数不胜数,辨证不能拘泥于这"病机十九条"。根据这些文字所述,后代医家进行了拓展引申,成为中医辨证论治思想极其重要的组成部分。广义的理解是,不管有、无此病象,都要探求其有、无的原因,并对临床出现的症状,同中求异、异中求同,明确真相,明确病机。"有"或"无"应包括辨别症状和病机的对应关系。所有脉症应该最终确定病机的归属,有某症状就必须推求出其相应的病机;有某病机应该出现某症状而未出现,要探究不出现的原因;某病机不应该出现某症状而出现,要探究出现的原因。对"盛者责之,虚者责之"的理解,《素问·通评虚实论》有论:"邪气盛则实,精气夺则虚","盛"和"虚"就是实证、虚证的意思。当辨证为实证时,需要"责"外邪是哪一种、盛大到什么程度;当辨证为虚证时,需要"责"哪种正气不足,不足到什么水平。这两个"责"就是让我们寻根究本的意思。"必先五胜"指在各种发病机转中,在错综复杂,变化多端的各种临床表现中,分析其五行相生、相克规律以及五脏的所胜、所不胜的归属。出现的病象是由于五脏中哪一脏出现了偏胜偏衰,五气中哪一气出现了偏实偏虚,确定哪一个脏腑和哪一种病理生理改变在其中起主导作用。总之,"有者求之,无者求之""必先五胜"高度概括了中医在诊断、辨证时探求病机的过程,是千百年来中医学形成、固化的认识和思维方式,我们只有深刻、全面地理解,才能正确地认识疾病,真正掌握在整体观念下的辨证论治真谛。

我在临床中观察到,具有反复发作特征的热性病,病机特点常夹虚夹湿,虚实相兼,寒热兼备。本案亦然,其虚证为肝肾阴血亏虚,脾胃纳运虚弱;实证则是肝火热炽,湿热阻滞。阴血虚则内生火热,与湿热火毒相合,熏灼于口,黏膜破溃,热邪扰动神魂故眠差;病机十九条言"诸痛痒疮,皆属于心",对于"心"的解释是心属火,其属热,故疮疡皆生于心。所以有学者认为高士宗把本条改为"诸痛痒疮,皆属于火"于文颇顺,即此义也;脾胃虚弱,水湿滞留则见纳呆,舌体胖大,亦即"诸湿肿满,皆属于脾"所言;口苦、苔黄腻即肝胆湿热之明证。肝火热炽,热毒上攻,血败肉腐内生口疮。湿与热合,如油入面,胶结难解,加之正虚与邪实交织的因素,故口疮缠绵难愈,反复发作。本案的治疗,只攻邪则正愈伤,仅扶正则易助邪,徒清热则湿难除,唯利湿则阴愈伤。必须攻邪扶正共施,清热化湿同治。故而我并未使用甘草泻心汤、龙胆泻肝汤、黄连解毒汤、知柏地黄丸、泻黄散等常用清热解毒,滋阴清热方,而是选取丹栀逍遥散合封髓丹加减,方中用当归、赤芍、生地养血、滋阴、凉血以除虚火之根,滋水涵木以息内生虚风,如此则风火不得相扇;茯苓、白术、苍术、砂仁、甘草健脾胃以绝生湿之源,同时"土厚则阴火自伏";栀子、黄柏、丹皮清热解毒凉血,直折火热;柴胡、薄荷、蜂房辛凉宣透,散上焦郁热;患者纳呆、舌胖,喻示兼夹脾肾阳虚水湿证,加砂仁、肉桂,作用是暖脾温肾,希望有助于上浮之火的回复敛降,引火归原。本方以火热为着眼点,养之、折之、发之、敛之,多法联合,复方合剂,收效甚捷。处方寒温并用、攻补兼施、上中下发力,符合"盛者责之,虚者责之,必先五胜,疏其血气,令其调达,而致和平"的指导思想。

二十八、重度恶寒案

——表里、虚实、寒热的辨别

张某某,女,55岁。

2015年7月15日,一诊。

主诉:全身恶寒6个月。

现病史:6个月前自觉怕冷,初时全身恶寒,继而冷彻骨髓,逐渐加重,穿衣盖被不减。家在外省某地,当地诊治半年未效,后到昆明各医院检查均不能明确诊断,中西医治疗也未有缓解。时逢盛夏,患者穿棉衣棉裤就诊,伴尿频便溏、畏风脱发、口干欲饮水、腰酸溲黄、纳眠可,舌暗红,苔薄白偏少,脉沉细。触诊患者皮肤干燥,询知平素身无汗出。

体格检查:无异常。

实验室检查:无。

西医诊断:怕冷原因待查。

中医诊断:恶寒。

证型:表里阳虚、寒郁化热。

治法:温阳固表、散寒透热。

方药:麻黄附子甘草汤合大青龙汤合栀子豉汤合玉屏风散。

> 制附片30g、麻黄5g、桂枝15g、甘草10g、大枣10g、栀子10g、淡豆豉15g、黄芪30g、炒白术15g、防风10g、熟地15g、白芍15g、狗脊15g,3剂,水煎服,1剂药服2天,每天服3次。

2015年8月3日,二诊。诉畏寒明显减轻,口干及腰酸减少,尿已不黄。感眼干,胁下不适,畏风,流清涕、喷嚏、食后脘痞,纳尚可,便溏,舌暗红,苔薄白,脉沉细数,原方去狗脊,加炒扁豆,5剂继服。

> 制附片30g、麻黄5g、桂枝15g、甘草10g、大枣10g、栀子10g、淡豆豉15g、黄芪30g、炒白术15g、防风10g、熟地15g、白芍15g、炒扁豆20g,3剂,水煎服,1剂药服2天,每天服3次。

2015年11月25日,三诊。患者女儿代诊,诉其母恶寒畏风、脱发、口干、腰酸溲黄均已消失,唯易感冒,已回原籍,要求开中药带回老家巩固治疗。处方调整如下:

> 制附片30g、麻黄5g、桂枝10g、甘草5g、大枣10g、栀子10g、淡豆豉15g、黄芪30g、炒白术15g、熟地15g、白芍10g、白豆蔻10g,10剂,水煎服,1剂药服2天,每天服3次。

2019年8月7日,其女因病就诊,诉其母恶寒完全痊愈,没有反复,身体健康。

按:依据中医理论分析,人体对自身及外界温度的感觉总与阳气的功能有关,而阳气有表里之分。里阳多指脾肾之阳,表阳多指卫阳(气)。对于卫气的来源,《黄帝内经》有多种表述:①卫出于中焦。《灵枢·营卫生会》云:"人受气于谷,谷入于胃,以传与肺,五脏六腑,皆以受气,其清者为营,浊者为卫,营在脉中,卫在脉外,营周不休,五十而复大会……"明确指出中焦水谷精微化生卫气。②卫出于下焦。同样是《灵枢·营卫生会》又有"营出于中焦,卫出于下焦"之论。张介宾在《类经·经络类》中对此作了解释:"卫气者,出其悍气之剽疾……始于足太阳膀胱经而行于阳分……日西阳尽,则始于足少阴肾经,而行于阴分,其气自膀胱与肾,由下而出,故卫出于下焦。"③卫气出上焦。《灵枢·决气》曾论:"上焦开发,宣五谷味,熏肤、充身、泽毛,若雾露之溉,是谓气。"《灵枢·痈疽》也说:"肠胃受谷,上焦出气,以温分内,而养骨节,通腠理。"上述对卫气的各种表述实际上并不矛盾,它们是从不同角度对卫气的来源、运行、功用进行论述。第一种强调卫气的日常功用依赖于脾胃阳气的化生充养;第二种侧重于卫气生成及功能依赖于肾藏阳气之激发助长;第三种提示卫气运行依赖心肺阳气的推动布散。总之,脾胃、肾脏、肺脏在人体卫气的生成、运行、功用方面发挥至关重要的作用。因而,卫阳功能之不足或数量的减少须着眼于肺脾肾三脏。本案患者恶寒畏风、便溏尿频、腰酸脱发、脉沉,可知肺脾肾三脏里阳均有不足;恶寒虽重但无小便清长、下利清谷、但欲寐诸症,故知脏腑里阳虽不足而未至大衰;恶寒无汗,冷彻骨髓,增衣被而不减提示既存在畏寒现象更有恶寒的特征,是表受寒侵,抑遏卫阳,营卫不和的典型特征;口干欲饮,溲黄,脉细是热郁于内,热邪伤阴的表现。分析至此,大家可以回忆一下《伤寒论》治疗表感寒而内郁热有哪个方证?

《伤寒论》第38条:"太阳中风,脉浮紧,发热恶寒,身疼痛,不汗出而烦躁者,大青龙汤主之。若脉微弱,汗出恶风者,不可服之,服之则厥逆,筋惕肉瞤,此为逆也。"第39条:"伤寒脉浮缓,身不疼,但重,乍有轻时,无少阴证者,可与大青龙汤发之。"《金匮要略》第十二篇:"病溢饮者,当发其汗,大青龙汤主之;小青龙汤亦主之。"上述条文从不同角度论述了大青龙汤的病因、临床表现、病机、治法、适应证、方药。本方由麻黄、桂枝、炙甘草、杏仁、生姜、石膏、大枣组成,是辛温散寒,清解里热之方。方中麻黄六两,是《伤寒论》中使用麻黄剂量最大的,更伍桂枝、生姜,发汗作用甚强。历代医家强调,误用之,或不遵服法,可有大汗淋漓、筋惕肉瞤、四肢厥逆等伤气亡阳之变,需引起特别重视,确系表里俱实方可用之,表里阳气俱虚者不可轻尝。柯韵伯云:"仲景凭脉辨证,只审虚实,故不论中风伤寒,脉之缓紧,但于指下有力者为实,无力者为虚,不汗出而烦躁为实,汗出而烦躁者为虚,病在太阳而烦躁者为实,病在少阴而烦躁者为虚,实者可服大青龙,虚者便不可服……脉微弱,汗出恶风,是桂枝证,不可与大青龙。"其论述较为中肯。不汗出而烦躁,为大青龙汤方之主症。曹颖甫先生指出:"厌闻人声,畏见生客,时怒小儿夜啼,或忽喜观览书籍,不数行辄弃去,是之谓烦";"欲卧不得,欲坐不得,欲行不得,反复颠倒,顷刻间屡迁其所而手足不得暂停,是之谓躁"。曹颖甫先生结合自身的临床经验对烦、躁做了精辟的论述。大青龙汤证之烦躁属表邪不解,汗不得出,不能宣泄,阳气内郁化热所致,与阳明病烦躁病机迥然不同。因其证系麻黄汤证加一烦躁,故用麻黄汤加石膏、生姜、大枣,发汗宣泄,清热除烦。《金匮要略·痰饮咳嗽病脉证并治》云:"饮水流行,归于四肢,当汗出而不汗出,身体疼重,谓之溢饮。"由肺失宣降,卫阳郁闭,饮不能从汗而解,泛溢于肌肤所致。其证为身体疼痛、沉重,其形如肿,若兼发热恶寒,咳嗽喘促,不汗出而烦躁者,亦大青龙汤的适应证。有学者提出:大青龙汤证虽属表寒里热,然毕竟表寒重而里热轻,故须把握好方中诸药用量,尤其麻黄、桂枝、石膏。通常桂枝为麻黄剂量的三分之一。若恶寒甚,口渴、烦躁较轻者,桂枝可与石膏等量,或石膏略大于桂枝;口渴、烦躁甚,见口鼻衄血,舌质红赤者,石膏倍桂枝。若不遵此比例,桂枝量大,则内热益甚;石膏量大,则汗不得出,表难以解。此说可供参考。

本案虽无大青龙汤证条文之"烦躁"症,但患者"口干欲饮,溲黄,脉细"是热郁于内,病机与"不汗出而烦躁者"之表闭兼热郁是一致的。大青龙汤用石膏大辛大寒,清郁热,除烦躁。经典的大青龙汤证表寒、热闭俱重而阳未虚,麻黄量大散表寒,石膏清里热。本案是表寒、热郁皆轻同时表里阳气俱不足,用大青龙汤减麻黄去石膏代之以栀子豉汤,减少麻黄剂量为恐发表太过伤虚阳之体,去石膏代之以栀子豉汤,是为了避免石膏寒凉再损弱阳,改用栀子清宣三焦郁热。此师其法而不泥其方。

大青龙汤治表里俱实之人,若表里阳虚者服之难免伤阳损气,故合以麻黄附子甘草汤、玉屏风散以温阳助表,固护表里之阳气。此合方思维来源于桂枝加附子汤、麻黄附子甘草汤(麻黄附子细辛汤)。此处多说一句,为何用麻黄附子甘草汤而不选麻黄附子细辛汤读者应该思考,此处不再赘述。

以上即本案选用大青龙汤、栀子豉汤、麻黄附子甘草汤、玉屏风散四方相合的辨证思路。虽然理论分析似显繁杂,但临床疗效很是满意。中医辨证思路和选用方药也许并无统一的标准,本案处方用药视之为麻桂各半汤合栀子豉汤合麻黄附子甘草汤合玉屏风散也未尝不可,说理亦通,其思路读者可以自行分析。本例重度恶寒案,涉及卫表不足,风寒抑遏,里阳虚弱,郁热内生,正邪交结,虚实互兼,医者如果表里失辨、虚实不清、寒热混淆、不知标本、选方失准,不唯病不得愈,反至病深不解。故标题言之"表里、虚实、寒热的辨别"。

二十九、口干案

——"太阴阳明为表里……阴阳异位……所从不同,故病各异也……故阳道实,阴道虚。"

王某,女,42 岁。

2015 年 6 月 15 日,一诊。

主诉:口干欲饮 20 余日。

现病史:近 3 周来口干欲饮、饮不解渴、口臭、胃脘处灼热、夜尿频多、大便调、纳可、眠可,舌淡红质暗,舌体胖大,苔薄白偏少,脉滑数。

体格检查:无异常。

实验室检查:胃镜:慢性非萎缩性胃炎。

西医诊断:慢性非萎缩性胃炎。

中医诊断:口干。

证型:胃热、津伤、脾虚。

治法:清热、养阴、健脾。

方药:玉女煎合调胃汤加味。

> 生石膏 40g、蒲公英 30g、麦冬 30g、天冬 30g、百合 30g、白及 30g、桔梗 10g、砂仁 10g、党参 30g、白术 15g、茯苓 15g、枳壳 15g、香橼 10g、川楝 10g、延胡 15g、神曲 15g,2 剂,水煎服,每剂药服 1 天,每天服 3 次。

2015 年 6 月 17 日,二诊。述服药后诸症已失八九,舌质暗,舌体胖大,少苔,脉弦,原方加减治疗。

> 生石膏 20g、蒲公英 15g、麦冬 30g、天冬 20g、百合 30g、白及 15g、砂仁 10g、党参 30g、白术 15g、茯苓 15g、桔梗 10g、枳壳 15g、香橼 10g、川楝 10g、延胡 15g、神曲 15g,3 剂,水煎服,每剂药服 2 天,每天服 3 次。

按:本案以口干欲饮为主症,伴口臭、胃脘处灼热,应属中医脾胃病范畴。《黄帝内经》对脾胃功能和关系的认识,散见于各篇章中。较集中的部分见于《素问·太阴阳明论》,如:"太阴阳明为表里,脾胃脉也,生病而异者……阴阳异位,更虚更实,更逆更从,或从内,或从外,所从不同,故病异名也。""阳者,天气也,主外;阴者,地气也,主内。故阳道实,阴道虚。""四肢皆禀气于胃,而不得至经,必因于脾,乃得禀也。今脾病不能为胃行其津液,四肢不得禀水谷气,气日以衰,脉道不利,筋骨肌肉皆无气以生,故不用焉。""脾者土也,治中央,常以四时长四脏,各十八日寄治,不得独主于时也。脾脏者,常著胃土之精也,土者生万物而法天地,故上下至头足,不得主时也。"从以上论述中我们可以明白以下几层意思:①太阴脾与阳明胃同居中焦互为表里,司人体水谷的受纳运化及水谷精微的化生,生理上相互为用,紧密联系。②脾与胃所主不同,功能各异,受邪不同,故病各异,病理上相互影响。③胃对食物的受纳、腐熟,必须借助脾的运化与转输,才能滋养五脏六腑,四肢百骸。否则人体将"无气以生"。④脾胃病变,阳经(胃腑)的病变多实证,阴经(脾脏)的病变多虚证。⑤由于脾(胃)的重要功能,在五脏中、五行中、四时中都处于中心的地位。脾在五行中属土,主管中央之位,分旺于四时以长养四脏,不单独主旺于一个时季。由于脾脏经常为胃土传输水谷精气,所以它能从上到下,从头到足,输送水谷之精于全身各部分。⑥由于其"治中央",与其余四脏联系密切,相互影响,尤其易受肝木的影响,故而张仲景有名言"见肝之病,知肝传脾,当先实脾"。

复习上述经典理论,可以让我们对脾胃的定位与功能,脾胃与四脏的关系有更全面和清晰的认识,指导我们的辨证思维,根据中医脏腑生理病理的不同特性分析问题,判别病机,拟定治法。在诊治脾胃病时,既要定位准确,突出重点,又要统筹兼顾,面面俱到。本案以口干欲饮、口臭、胃脘处灼热、脉数为突出表现,不难得出胃热阴伤的结论,自当清胃热,养胃阴为主治方向;患者夜尿多,舌体胖大则提示存在脾虚水饮因素。脾虚不能"著胃土之精",不能"为胃行其津液",影响水液的输布,水液趋下,偏渗膀胱故尿频多。津失气化蒸腾,人体局部器官组织失于濡养,表现出口干的症状。从上述病机分析可知该患者脏腑病机呈现阴阳异位,更虚更实,更逆更从,所从不同,阳道实,阴道虚,所病各异的特征。治疗本案清热、养阴、健脾三者缺一不可。我在本案中清热养阴仿玉女煎拟方,健脾运脾,调和寒热用调胃汤加减。玉女煎方出《景岳全书·新方八阵》。组成为生石膏三五钱,熟地三五钱或一两,麦冬二钱,知母、牛膝各一钱半。水一盏半,煎七分,温服或冷服。方中石膏、知母清阳明有余之火为君;熟地黄补少阴不足之水为臣;麦门冬滋阴生津为佐;牛膝导热引血下行,以降炎上之火,而止上溢之血为使。临床上我加减用于治疗属胃热火盛,胃肾阴虚的多种病症,临床疗效显著,景岳实为我古代的老师!本案我弃知母、熟地黄、牛膝而用。调胃汤为我当代的老师龙祖宏教授的经验方。龙祖宏教授是国医大师邓铁涛教授早年亲传弟子,是全国老中医药专家学术经验继承工作指导老师,全国著名的中医脾胃病专家。我是龙祖宏教授第五批全国老中医药专家学术经验继承工作师承弟子,跟师学习期间看到老师擅用"调和"治法治疗脾胃病,其中以运用调胃汤为特色,遂对该方用心研究学习。调胃汤由香砂六君汤、左金丸、温胆汤、乌贝散、舒肝散、金铃子散、枳术丸等数方综合加减而成,药用蒲公英、竹茹、党参、白术、茯苓、白芍、枳壳、香橼、桔梗、元胡、川楝子、丁香、神曲、麦芽、柴胡、白及等十余味药物组配而成。处方立意兼顾了中焦之补泄、升降、寒热、润燥、气血及肝脾关系,有益气健脾、温中和胃、清热化湿、柔肝理气、制酸护膜之功效。主治慢性胃炎、上消化道溃疡、反流性胃炎(食管炎)、功能性消化不良等诸多脾胃病属寒热虚实夹杂者,灵活加减,可用于各种脾胃疾病。本案患者主要属胃热、津伤、脾虚证,我选用调胃汤针对脾虚胃热、肝脾失和证,但养阴生津、清热祛火力量不足,故加入张介宾的玉女煎则照顾周全。

三十、单侧耳鸣案

——从典籍中探寻理论指导，从脉症中寻找辨证依据

李某，女，73 岁。

2016 年 4 月 12 日，一诊。

主诉：左耳鸣响 1 个月。

现病史：耳鸣如蝉 1 个月，安静时明显，影响睡眠。发病后到耳鼻喉科就诊，予服血塞通、甲磺酸倍他司汀和甲钴胺 2 周未效。每日解大便 3～4 次，大便先干后稀，口渴口苦，眠差，舌红，苔薄白，舌苔可见部分剥脱，脉细数。

体格检查：无异常。

实验室检查：电测听提示神经性耳聋。

西医诊断：神经性耳聋。

中医诊断：耳鸣。

证型：中气下陷、肾精亏虚、阳亢火炽。

治法：补中益气、补肾益精、平肝清热。

方药：自拟双补通窍汤加味。

> 黄芪 30g、党参 30g、香橼 15g、苏梗 15g、苍术 15g、厚朴 15g、陈皮 5g、豆蔻 5g、法半夏 15g、杜仲 15g、狗脊 15g、骨碎补 15g、熟地 20g、生地 20g、黄芩 10g、石菖蒲 10g、煅磁石 30g、龙骨 30g、牡蛎 30g、川芎 15g、葛根 20g、荷叶 10g，3 剂，水煎服，每剂服 2 天，每天服 3 次。

2016 年 4 月 27 日，二诊。诉耳鸣明显减轻，已不影响休息，口已不苦不渴，大便排出顺畅，日 3～4 次。感烘热，汗出，腰部不适，尿黄，舌红苔薄白少津，脉弦细数。考虑脾虚夹湿热明显，加炒栀子 10g、炒扁豆 20g，加大清泄热邪、健脾化湿之力。

> 黄芪 30g、党参 30g、香橼 15g、苏梗 15g、苍术 15g、厚朴 15g、陈皮 5g、豆蔻 5g、法半夏 15g、杜仲 15g、狗脊 15g、骨碎补 15g、熟地 20g、生地 20g、黄芩 10g、石菖蒲 10g、煅磁石 30g、龙骨 30g、牡蛎 30g、川芎 15g、葛根 20g、荷叶 10g、炒栀子 10g、炒扁豆 20g，3 剂，水煎服，每剂服 2 天，每天服 3 次。

2016 年 5 月 11 日，三诊。诉耳鸣基本消失，口稍干，进食后肩背作胀，烘热，足心汗出，大便变溏，日解 4 次，眠差，眼干涩发痒，舌质红少苔，脉弦细数。原方去骨碎补，狗脊、杜仲均减为 10g，改炒扁豆至 30g，加山茱萸 30g、青葙子 15g。

黄芪30g、党参30g、香橼15g、苏梗15g、苍术15g、厚朴15g、陈皮5g、豆蔻5g、法半夏15g、杜仲10g、狗脊10g、熟地20g、生地20g、黄芩10g、石菖蒲10g、煅磁石30g、龙骨30g、牡蛎30g、川芎15g、葛根20g、荷叶10g、炒栀子10g、炒扁豆30g、山茱萸30g、青葙子15g，3剂，水煎服，每剂服2天，每天服3次。

2016年5月18日，四诊。诉耳鸣已愈，烘热及足心汗出减少，大便每日2次，偏稀溏，眼稍干已不痒，舌红苔薄白，脉弦细数，给三诊方减黄芩、菖蒲、荷叶、龙骨、牡蛎，加菊花10g、枸杞30g、炒白术30g，5剂善后。

黄芪30g、党参30g、香橼15g、苏梗15g、苍术15g、厚朴15g、陈皮5g、豆蔻5g、法半夏15g、杜仲10g、狗脊10g、熟地20g、生地20g、菊花10g、煅磁石30g、川芎15g、葛根20g、炒栀子10g、炒扁豆30g、山茱萸30g、青葙子15g、枸杞30g、炒白术30g，5剂，水煎服，每剂服2天，每天服3次。

按： 耳鸣耳聋为耳疾之常见症状，《黄帝内经》多篇文章中论及耳疾，认为耳病与五脏相关，与肾、脾、肝关系最为密切。《灵枢·师传》云："肾者主为外，使之远听，视耳好恶，以知其性。"指出了耳的听觉功能由肾所司。《灵枢·脉度》更明确提出："肾气通于耳，肾和则耳能闻五音矣。"一旦肾气、肾精亏虚或邪气侵犯及肾，就可能会出现耳鸣耳聋症。如《灵枢·决气》云："精脱者，耳聋；液脱者……脑髓消……耳数鸣。"《灵枢·海论》则指出："髓海不足，则脑转耳鸣。"均认为肾虚是耳鸣耳聋的主要原因。除了重视肾的作用，《灵枢·本神》还说："脾气虚则四肢不用，五脏不安。"《素问·玉机真脏论》也说"脾为孤脏……其不及，则令人九窍不通"。《灵枢·口问》还说："耳者，宗脉之所聚也，故胃中空而宗脉虚，虚则下，溜脉有所竭者，故耳鸣。"《素问·通评虚实论》又言："头痛耳鸣，九窍不利，肠胃之所生也。"指出了脾脏在维持全身脏器、五官九窍功能中发挥着重要作用以及脾之升清降浊功能和作为气血生化之源的重要地位及与耳鸣耳聋的关系。受此启发，李东垣十分重视脾胃在耳窍发病和治疗中的主导作用，据此创建了补中益气汤、益气聪明汤、调中益气汤等著名方剂治疗耳鸣耳聋等头面五官疾病，疗效显著。除肾脾两脏外，耳疾还也与感受外邪和肝胆关系密切，《素问·热论》云："伤寒……少阳受之……故胸胁痛而耳聋。"《素问·脉解》说："所谓耳鸣者，阳气万物盛上而跃，故耳鸣也。"《素问·气交变大论》也说："岁金太过，燥气流行，肝木受邪。民病两胁下少腹痛，目赤痛眦疡，耳无所闻。"与肝脏有关的耳鸣耳聋，多为邪犯肝胆经气不利、气郁血瘀经脉不通、肝阳上亢扰动清窍、肝胆火炽上犯双耳等多实少虚类型。

后世医家论述耳鸣病因病机及治疗方法者众多，多在继承中医经典学说的基础上又有发挥，具有代表性的如《医碥·杂症·耳》论述道："耳鸣《经》谓上气不足。又谓脑髓不足，则脑转耳鸣。皆精气虚弱之故也。王汝言谓耳鸣甚者，多是痰火上升，又感恼怒而得。若肾虚而鸣者，其鸣不甚，当见劳怯等证。薛立斋云：若血虚有火，四物汤加山栀、柴胡。气虚补中益气汤。血气俱虚八珍加柴胡。若怒而鸣，气实小柴胡加芎归、山栀，虚用八珍加山栀。若午前甚者，阳气实，热也，小柴胡加黄连、山栀；阳气虚，补中益气加柴胡、山栀。午后甚者，阴血虚也，四物加白术、茯苓。若肾虚火动哄哄然，胫酸，或痰甚作渴，必用地黄丸。甚者当镇坠,正元饮咽黑锡丹,有热者龙齿散。肾者,宗脉所聚,开窍于耳,宗脉虚,风邪乘虚随脉入耳,气与之搏而鸣,先用生料五苓散加制枳壳、橘红、紫苏、生姜同煎,吞青木香丸,散邪疏风下气,续以芎归饮和养之。若更四肢抽掣痛,睡着如打战鼓,耳内觉有风吹奇痒,黄芪丸甚效。"《类证治裁·耳证·论治》论述道:"足少阴肾开窍于耳,肾气充则耳听聪,故经言精脱者耳聋也。又言肝病气逆,则头痛耳聋。以胆附于肝,而胆脉上贯耳中也。精脱失聪,治在肾;气逆闭窍,治在胆。凡耳聋以及耳鸣,治法悉准乎此。第就中条析之,有因劳力伤气者(补中汤加盐水炒黄柏、知母、茯苓、菖蒲),有因房劳伤肾者(滋阴地黄汤、益肾散,加盐炒知、柏),有因阴虚火动者(磁石六味丸加减),有因病后虚鸣者(四物汤加盐炒知、柏,肾气丸加磁石、龟板),有因心肾亏,肝阳逆,虚风上旋蒙窍者(用填阴镇逆,佐以酸味入阴,咸以和阳,如山萸、地黄、磁石、龟板、天冬、麦冬、白芍、五味、牛膝、秋石),有脏气逆为厥聋者(流气散、当归龙荟丸),有风入络为风聋者,必兼头痛(防风通圣散),有因怒气壅者(流气散、清神散),有因惊火郁者(清胆汤),有气闭猝聋者(芎芷散),有年久耳聋者(胜金透关散),有小儿耳聋者(通鸣散),有肾经热,右耳重听,兼苦鸣者(地黄汤),有肝胆火升,常闻蝉鸣者(龙胆泻肝汤、清胆汤),有因痰火升而鸣者(加减龙荟丸),总之,由痰火者其鸣甚,由肾虚者其鸣微。"上述论述对我们诊治耳鸣病症仍然有较大的指导意义。

从本案来看,患者便溏、便频为脾虚气陷表现;年迈耳鸣、眠差、舌红苔剥、脉细是肾阴肾精亏虚,阴虚阳亢之象;口苦、舌红、脉数为邪热内炽征象,总属脾虚气陷,肾精亏虚,阳亢火炽证。本案治法由四部分组成:补中益气,补肾益精,平肝潜阳、降火通窍。综观四诊用药,悉以益气健脾为基础,仿照东垣立法,药用黄芪、党参、豆蔻、苍术、厚朴、陈皮、法半夏、炒扁豆、香橼、苏梗,重在健脾补气升阳;肾阴肾精亏虚当补肾益精,药选熟地、生地、山茱萸、杜仲、狗脊、骨碎补滋阴补肾,阴阳兼顾;煅磁石、龙骨、牡蛎、石菖蒲、荷叶、川芎、葛根潜阳平肝,升清开窍,恢复气机升降;炒栀子、黄芩清肝降火,清除风火湿热痰浊,调理中焦气机,使补而无滞。要注意的是本证非纯虚无邪,如只着眼于脾肾虚而一味蛮补,难免壅滞气机,滋腻碍胃,温燥助热,变生他证,补益脾肾法亦终将半途而废不能建功。三诊发现患者不耐燥热,有伤阴燥火表现,删减杜仲、狗脊、骨碎补等温补燥烈药以免温燥伤阴;全程用药始终是着眼于肾脾肝三脏及正邪关系标本兼治,补不足损有余,平调阴阳。

三十一、舌尖疼痛案

——"有病热者,寒之而热;有病寒者,热之而寒……其故何也?"

张某某,女,60岁。

2015年6月27日,一诊。

主诉:舌尖疼痛2年。

现病史:2年前无诱因舌尖疼痛,持续不减,逐渐加重,食辛辣尤甚,伴牙龈疼痛。乏力肢倦、纳呆、自汗、尿黄,食水果、生冷即腹泻,眠可,舌淡红,舌胖大有齿痕,舌苔薄白,舌苔偏少,脉沉细数。自诉2年来多方求医,常年服清热泻火等方药未有好转,对治疗已失去信心,然近日舌尖、牙龈剧痛难忍,要求只开2剂中药试服。

体格检查:无异常。

实验室检查:无。

西医诊断:舌痛查因。

中医诊断:舌尖疼痛。

证型:火热阴虚、中寒气陷。

治法:泻火滋阴、温中益气。

方药:封髓丹加味。

> 炒黄柏30g、龟板15g、生地20g、熟地20g、白茅根30g、通草5g、青皮15g、蜂房10g、砂仁10g、甘草10g、肉桂10g、丁香5g、黄芪15g,2剂,水煎服,1剂服2天,每天服3次。

2015年7月2日,二诊。诉舌尖疼已消失,牙疼明显减轻,饮食大增,仍乏力,汗出,口干欲饮,尿黄,舌红,舌尖少苔,舌中部、根部苔薄白泛黄,脉沉细缓,原方增黄芪剂量,加石膏。

> 炒黄柏30g、石膏20g、龟板15g、生地20g、熟地20g、白茅根30g、通草5g、青皮15g、蜂房10g、砂仁10g、甘草10g、肉桂10g、丁香5g、黄芪50g,3剂,水煎服,1剂服2天,每天服3次。

此后患者未再复诊。

按:本案舌尖疼痛2年,伴牙痛,尿黄、脉数,可知属热证。然而为何病史中屡服清热泻火药未见效呢?《素问·阴阳应象大论》有"南方生热,热生火,火生苦,苦生心,心生血,血生脾,心主舌。其在天为热,在地为火,在体为脉,在脏为心,在色为赤,在音为徵,在声为笑,在变动为忧,在窍为舌""舌为心之苗"等论述,都在强调舌与心,心与火热在生理病理上的关系。病机十九条有"诸痛痒疮,皆属于心"之论述,即人体局部肿疼、瘙痒、疮疡等病症,多与心主之火有关。中医理论认为心属火,肾属水,生理情况下心火下济肾水使肾水不寒,肾水上济心火使心火不旺,此现象《易经》称为"水火既济"。病理情况下肾水不能上济,则心火无制而成为"壮火"。关于"壮火"的危害在《素问·阴阳应象大论》曾论述:"壮火之气衰,少火之气壮;壮火食气,气食少火;壮火散气,少火生气。"这段话原义讲的是药食气味阴阳,气属阳,味属阴。气厚者为阳,比如说附子、肉桂这些气厚大热之药是阳中之阳,食之可以使人发热,类属"壮火"。"壮火食气"本义是讲大热的、气厚的药食气味(称为壮火)可以消耗人体正气,此处"食"通"蚀"。"少火"指的是人参、当归之类温性的药物,可以助长人体的正气,补养人的气血。"气食少火",是指人体的正气食之于少火(温性的药物),即温性的药食气味(称为少火)可以滋养人体正气,和前面的"少火之气壮"是一个意思。同样"壮火散气"是进一步解释"壮火食气",壮火消蚀了人体正气;"少火生气",少火可以生长人体的正气,和"气食少火"意思相同。但后世把少火、壮火普遍理解为生理之火和病理之火也符合医理。一旦心火失去承制由少火异化为壮火,失去温煦生化的功能,会表现出炎上、耗气、伤津、动血、生风、扰神、长疮、成痈等病状。心火是否成为少火或壮火,与肾水的盛衰是密切相关的。肾阴充足,"水火既济"的生理状态得到维持,心火不亢则"少火之气壮……少火生气";若肾阴亏损,"水火既济"的生理状态被破坏,人体将出现火炽失制的病理现象,临床表现为"壮火食气……壮火散气"。医者在临床上遇到火热证,若只见心火旺而不察肾水亏,只考虑"实"未想到"虚",则治疗必有偏差,轻者无功,重者病情加重。对此,《素问·至真要大论》已论述过:"帝曰:《论》言治寒以热,治热以寒……有病热者寒之而热,有病寒者,热之而寒。二者皆在,新病复起……服寒而反热,服热而反寒,其故何也?岐伯曰:治其王气,是以反也。"原文的大义是"黄帝问:医论上说,治寒证当用热药,治热证当用寒药……但是有些热病,服寒药后而更热;有些寒病,服热药后而更寒。不但原有的寒与热证仍旧存在,而且更有新病增加,这应该怎样治疗呢?服寒药而反热,服热药而反寒,是什么原因呢?岐伯说:仅注意治疗其亢盛之气,而忽略了虚弱之根本,所以有相反的结果。"岐伯紧接着提出了正确的治疗策略是:"诸寒之而热者取之阴,热之而寒者取之阳,所谓求其属也。"用现代语言说就是"凡是用寒凉药反出现热象加重的,应该滋其阴,用辛温药反而出现寒象加重的,应该补其阳,这就是寻其根本而治的方法。"此言"求其属",实则是"治病求本"之意。

考封髓丹一方,最早见于元代许国祯编纂的《御药院方》一书《补虚损门》中:"封髓丹:降心火,益肾水。黄柏三两,缩砂仁一两半,甘草二两。上药捣罗为细末,水煮面糊稀和丸如桐子大,每服五十丸,用苁蓉半两,切作片子,酒一大盏,浸一宿,次日煎三四沸,滤去滓,送下,空心食前服。"清代名医郑钦安十分推崇该方,认为黄柏味苦入心,禀天冬寒水之气而入肾;甘草调和上下,又能伏火,真火伏藏。黄柏之苦和甘草之甘,苦甘能化阴。砂仁之辛合甘草之甘,辛甘能化阳,阴阳化合,交会中宫,则水火既济,心肾相交。

本案患者舌痛,牙龈痛,尿黄,脉数为火热之象;由于兼见舌苔偏少,脉细数,结合前期治疗结果"有病热者,寒之而热"的现象,本案兼有阴虚无疑;乏力肢倦、纳呆、自汗、食水果、生冷即腹泻,舌淡红,舌胖大有齿痕,脉沉为中阳不足,中气下陷之征。综合而论,本案应为火热内炽,阴精亏虚,中寒气陷证,治法应该是泻火滋阴、温中升阳,调和水火。此与郑钦安对封髓丹"降心火,益肾水……苦甘能化阴……辛甘能化阳……水火既济"的主治功效的论述是一致的。我对本案治疗给予黄柏、白茅根、石膏清除病理的壮火;生地、熟地、龟板大补真阴,滋内亏的肾水,水升则火降,是遵王冰"壮水之主以制阳光"之教;茅根、通草、甘草使心经火热从小便排出,给热邪以出路,是寓导赤散之意;青皮、蜂房畅达气机,宣散郁热,符合《素问·六元正纪大论》"郁之甚者治之奈何? 岐伯曰:木郁达之,火郁发之,土郁夺之,金郁泄之,水郁折之。然调其气,过者折之,以其畏也,所谓泻之"中"火郁发之"之意。所谓"发之"即宣发、发泄。临床见火郁之证,必先用解郁、疏利、宣泄、轻扬等方法,开散郁结,宣通其滞,条畅气血,使营卫通达,郁火方有泄越之机。赵绍琴先生解说"火郁"形成的原因时说"火郁是由于清气不升,浊气不降,邪气阻滞气机,内郁不宣,蕴蓄于里而成。"人的生命活动处于不停的运动状态之中,而升降出入又是人体生命运动的基本形式。在正常生理状态下,人体无时无刻不在进行升降出入运动,不断从自然界摄入所需物质,排出代谢的废物,清气上升,浊气下降,吐故纳新,维持气血循行不息,才能使脏腑功能健旺,生机蓬勃;一旦升降出入失常,气机滞塞,清气不升,浊气不降,则百病由生,甚则危及生命。正如《素问·六微旨大论》所云:"成败倚伏生乎动,动而不已则变作矣……非出入,则无以生长壮老已;非升降,则无以生长化收藏。是以升降出入,无器不有。""出入废则神机化灭,升降息则气立孤危。"火郁的形成,正是由于邪气阻滞气机,气的升降出入失常所致,可见气的运动变化对人体健康的重要意义。因此,诊疾疗病之时,务须注意病体气机升降出入之正常与否,治疗宜疏理气机,调和阴阳,"令其调达,而致和平"。

人体上焦心阳、水谷精微,依赖肺气布散下降,下焦肾水、元阳,依赖肝气的气化上升,都是通过以中焦脾胃为中轴的三焦通道完成的。黄元御在《四圣心源》中将这个理论发挥到了极致。他认为脾胃如人体脏腑气机升降运动的中轴,脾升胃降正常则轴心能够运转,全身脏腑气机才能够如车轮正常运动。脾升带动肝气、肾水上升,胃降带动肺气、心火、胆气下降,共同完成人体脏腑气机的升降运动,气机升降运动构成一个围绕脾胃中轴循环运动的环。黄元御把人体一切疾病的产生都归结于这个圆圈的运转失常,若"中气虚衰,升降失调"就会产生人体脏腑功能紊乱,肝脾不升,心肺不降,肾水下寒,心火上炎,气血精神逆乱等等,其关键环节就是脾不升胃不降。如清代吴达在《医学求是》中言:"脾以阴土而升于阳,胃以阳土而降于阴。土位于中,而火上水下,左木右金。左主乎升,右主乎降。五行之升降,以气不以质也。而升降之权,又在中气……故中气旺,则脾升而胃降,四象得以轮旋;中气败,则脾郁而胃逆,四象失其一运行矣。"黄元御认为中气虚衰的主要环节是土湿、阳虚、水寒,治疗以顾护脾胃中气兼顾调节升降为治疗原则,提出培土建中、扶阳抑阴、祛湿利水等治疗大法。对于脾胃病的诊疗,李东垣、郑钦安、黄元御均有较高的造诣并各有特点。有学者指出,黄元御与李东垣比较,李东垣重视脾土中气之升,黄元御重视中土阳气的作用及脾胃升降平衡;黄元御与郑钦安比较,郑氏重视肾阳,善用姜附桂等药物,黄元御善用人参、干姜等药。虽然都是"重中""重阳"的代表医家,他们的学术思想和诊疗风格是有差别的。

读者可以参照本书其他医案及相关资料学习。

　　本案患者乏力肢倦、纳呆、自汗、食水果即腹泻、舌淡红，舌胖大有齿痕提示中气不足，脾胃虚寒，水湿滞留。四诊合参，不难得出脾胃虚寒，气陷于下，火炽于上的结论。只有温中健运，升阳举陷，恢复气机升降，才能复原人体脾胃作为五脏气机运转的"中轴"和"水火既济"通道的生理功能。故我用了黄芪、砂仁、丁香、甘草、肉桂健中温胃，益气升阳。砂仁、肉桂尚有潜敛浮阳之功效。或问，既有阳气不足，为何弃附子而不用？因患者虽属阴阳两虚，但以阴虚为主要矛盾，且阳虚重在中焦而非下焦，此时若以燥烈之附子治之，恐助阳伤阴，故弃而不用。当然，加用附子也是可以的，但是必须是小剂量，如 3～5g。总之，本案处方取法于封髓丹的立意，清热泻火，补土伏火，兼益肾水，但加强了泻火、滋阴、温中、升阳、开郁的力度，师"封髓丹"之法不泥其方，较经典之"封髓丹"又有新意。

三十二、下肢寒冷、足跟疼痛八年案

—— "故阳蓄积病死,而阳气当隔,隔者当泻。"

张某,男,46岁。

2017年8月16日,一诊。

主诉:间断双下肢畏寒8年余,持续畏寒3年,加重3个月。

现病史:患者于8年前无明显诱因出现双下肢畏寒发冷,初时症状时轻时重,近3年来症状明显加重,持续畏寒,夜晚自觉双下肢冰冷,常于夜间被冷醒。伴足跟疼痛,不能久站久行,已经3年不能穿皮鞋。2017年5月以来,上述症状加重,双下肢畏寒持续存在,虽处炎夏,每夜双足均要用毛毯包裹再盖厚被才能入睡。患者既往无特殊病史,3年来辗转求医,在综合性医院神经内科、血管外科反复检查未发现异常,不能明确诊断。在各中医医院、医馆服药数百剂,无明确疗效。刻下症见夜间双足冰冷,全身疲乏,四肢困倦,大便溏,尿稍黄,纳眠可,口不苦不渴,舌质淡红色暗,苔薄白有津,脉细弱稍浮数。

体格检查:无异常。

实验室检查:无。

西医诊断:下肢怕冷查因。

中医诊断:厥证。

辨证:湿热阻滞、郁遏卫气。

治法:清热利湿、宣透解表、分消走泄。

方药:麻黄连轺赤小豆汤合温胆汤。

> 麻黄6g、杏仁10g、连翘10g、赤小豆15g、独活10g、桑白皮10g、茯苓10g、陈皮10g、法半夏10g、竹茹10g、枳壳15g、防风6g、黄芪15g,3剂,水煎服,每剂药服2天,每天服3次。

2017年8月22日,二诊。诉一诊当日下午回家,傍晚服药一次,夜间全身微微汗出,即感双下肢寒冷感减少三分之一,3剂药服完,寒冷感减少近半。令他意想不到的是足跟痛也明显减轻,二诊可以穿着皮鞋来了。自述3年来首次穿皮鞋。全身困重乏力,肢体酸软症状也明显好转。舌质淡红色暗,苔薄白有津,脉细弱稍浮数。原方加怀牛膝10g。

> 茯苓10g、陈皮10g、法半夏10g、竹茹10g、枳壳15g、麻黄6g、杏仁10g、连翘10g、赤小豆15g、独活10g、桑白皮10g、防风6g、黄芪15g、怀牛膝10g,3剂,水煎服,每剂药服2天,每天服3次。

2017年8月29日,三诊。下肢基本无冷感,足跟仍有轻微疼痛,全身疲乏,困倦明显减轻,纳眠可,舌质淡红色暗,苔薄白,脉弦细。原方继服3剂。

2017年9月7日,四诊。诉下肢恶寒、足跟痛、乏力等不适已基本消失,舌质淡红色暗,苔薄白,脉弦细。方药不变,三诊方继服4剂。

此后患者未再就诊。

按:该患者以下肢畏寒甚则冰冷为主症,根据《伤寒论》第337条"厥者,手足逆冷者是也"的论述,当属中医学"厥证(病)"范畴。本案患病历时数年,久治不效,症状较重,属难治病。

用中医经典理论指导辨治难治病已被证明是一条成功的经验。

(一)《黄帝内经》论厥

《黄帝内经》全书有关厥的论述散见于60多篇之中,计有寒厥、热厥、尸厥、煎厥、薄厥、大厥、暴厥、痹厥、厥气、阳厥、痿厥、清厥、十二经之厥等,内涵丰富,外延宽泛,其含义约有以下四种。

1. 指病名。即各种原因所致的神志昏昧性疾病,如尸厥、煎厥、薄厥、大厥、暴厥等。如《素问·厥论》云:"厥……或令人暴不知人。"《素问·调经论》说:"血之与气并走于上,则为大厥,厥则暴死,气复反则生,不反则死。"

2. 指病机。病机之厥,指因气逆而引起的气血悖乱。《素问·方盛衰论》:"气之多少,何者为逆?……是以气之多少,逆皆为厥。"此厥指阴阳之气逆乱不常。

3. 指致病因素。作为厥证病因分类的说理工具。有内虚所致、内实所致、外邪所致等因素。

内虚所致:①阳气虚衰。《素问·厥论》:"阳气衰于下,则为寒厥……气因于中,阳气衰,不能渗营其经络,阳气日损,阴气独在,故手足为之寒也。"②气血不足。《灵枢·阴阳二十五人》:"足阳明之下……血气皆少则无毛,有则稀枯悴,善痿厥足痹。"③阴精亏虚。如《素问·生气通天论》:"阳气者,烦劳则张,精绝,辟积于夏,使人煎厥。"

内实所致:①情志过激。如:"大怒则形气绝,而血菀于上,使人薄厥。"②气血亢越。如:"血之与气并走于上,则为大厥。"③病理瘀滞:血脉瘀阻。《素问·五脏生成》:"血凝于肤者为痹,凝于脉者为泣,凝于足为厥";《灵枢·逆顺肥瘦》:"别络结在跗上不动,不动则厥,厥则寒矣"。

外邪所致:《素问·五常政大论》说:"太阴司天,湿气下临……当其时,反腰脽痛,动转不便也,厥逆。"指出湿邪从外侵入,可致厥逆之症发生。

4. 指手足逆冷的症状。如《素问·厥论》云:"阳气衰于下,则为寒厥……阳气日损,阴气独在,故手足为之寒也。"

可见《黄帝内经》厥之含义广泛,甚至一厥有多种含义,但强调气血或气机的逆乱,侧重于病因病机方面。

(二)《伤寒论》论厥逆

《伤寒论》对厥逆的论述相较于《黄帝内经》更侧重于对临床的指导意义,主要有以下几个方面。

1. 指症状而言。"厥者,手足逆冷者是也。"除蛔厥外多指症状,而非病名。

2. 指基本病机。阴阳偏盛偏衰不相维系,阴阳之气不相顺接是其总的病机。正所谓"凡厥者,阴阳气不相顺接,便为厥。"

3. 提示病位。厥症在《伤寒论》中是少阴病和厥阴病的重要特征。

《伤寒论》对厥证的论述在病机上有虚实两端,虚者为阳气虚和气血虚;实者为热郁、气郁、蛔虫窜扰、水饮、湿邪、痰食阻遏阳气。

根据《伤寒论》厥证相关条文,我们可以对该患者的相关脉症进行梳理:有双下肢寒冷感,但无全身畏冷、躁无暂安时等症,非脏腑阳气大虚之脏厥;有大便溏,但纳可不吐,无腹胀腹痛、自利等表现,非太阴病;有下肢逆冷、自诉乏力肢倦症状,但冷感仅限于双下肢,闻诊声音洪亮,望诊精神尚好,无全身畏寒、冷汗自出、完谷不化等全身心肾阳虚的表现,乏力肢倦亦并非持续存在,非典型少阴寒化证;脉浮细弱微数,非沉而无力、微细、微欲绝或沉伏不出等少阴脉,故亦不符合少阴病脉象特征;症见小便稍黄,非小便色白,这一点亦不符合少阴寒化证;虽自觉下肢寒冷,但无四肢厥寒、脉细欲绝、腹冷痛症,且手指温暖,故非厥阴经寒证及经脏两寒证(当归四逆汤证、吴萸四逆汤证);四诊合参,患者也不具备实证之热厥、少阴气滞阳郁、水阻胃阳、蛔厥、寒湿水气内蕴及痰浊宿食阻遏致厥的临床特点。

(三)《金匮要略》所论之厥

《金匮要略·水气病脉证并治》:"黄汗之病,两胫自冷……若身重,汗出已辄轻者,久久必身瞤,瞤即胸中痛,又从腰以上必汗出,下无汗,腰髋弛痛,如有物在皮中状,剧者不能食,身疼重,烦躁,小便不利,此为黄汗,桂枝加黄芪汤主之。"本段讲的是水寒郁滞肌腠,卫郁营热交蒸之寒湿黄汗的治疗。因为水湿注于下,阳气被遏而产生"两胫自冷",用桂枝加黄芪汤治疗。

《金匮要略·水气病脉证并治》:"厥而皮水者,蒲灰散主之。"《金匮要略·妇人妊娠病脉证并治》:"妊娠有水气,身重,小便不利,洒淅恶寒,起即头眩,葵子茯苓散主之。"前者讲四肢厥冷的皮水,要用蒲灰散进行治疗(主之),后者讲妇人妊娠患水气病,表现为畏寒、身体困重,小便不利、头眩者,选葵子茯苓散治疗。两条条文描述的"厥"和"洒淅恶寒"症具备厥冷的症状特点,分别用蒲灰散和葵子茯苓散治疗。由于此二方均具有清热利水的功效,仲景在这里明确告诉我们,水湿热邪内蕴也可发生肢厥、畏寒症,其机制显然是湿热郁遏人体阳气致厥。《金匮要略》对水湿热邪阻遏阳气证的治疗用清热利水(湿)法,方选蒲灰散或葵子茯苓散。

(四)温病学对厥、恶寒(畏寒)症的论述

温病学家对湿热证与恶寒症的关系也进行过论述,薛生白在《湿热病篇》提出湿热证的提纲证为"湿热证,始恶寒,后但热不寒,汗出胸痞,舌白,口渴不饮"。他还指出:"湿热证,恶寒,无汗,身重,疼痛……"他多次强调了湿热证初起常见卫分证的恶寒症,反复提醒人们,湿邪抑遏卫阳故见"始恶寒"。吴鞠通明确指出伏暑初发,卫气同病的卫分证病位在"太阴",类似伤寒出现恶寒症,他说:"头痛,微恶寒……舌白,脉濡数者,虽在冬季,犹为太阴伏暑也。"吴鞠通更是认识到只要是湿热类温病,发病初期都有可能出现类似太阳伤寒的恶寒症,如湿温病,他说:"头痛,恶寒,身疼痛,舌白,不渴,脉弦细而濡,面色淡黄,胸闷,不饥,午后身热……名曰湿温。"薛生白还指出湿热病特点是"太阴内伤,湿饮停聚,客邪再致,内外相引",明确指出湿热病以中焦脾胃为病变中心。"太阴之表四肢也,阳明之表肌肉也、胸中也。"所以湿热证又常因湿热困遏足太阴、足阳明之表而见四肢倦怠困重、肌肉烦痛、四肢感觉异常等症。温病学家均指出治疗湿热类温病必须湿热两清,不可偏废,否则"徒清热则湿不退,徒祛湿则热益炽",总以清热利湿,通利三焦为主。叶天士特别强调治疗湿热证重在畅达气机。他说"热病……通阳最难……通阳不在温,而在利小便"。告诉我们湿热病最易阻滞气机,抑遏阳气,治疗以疏通阳气为要,通阳不可辛散温补,只能用渗利小便驱邪复阳的方法。"利小便"实质是通过畅达气机,分消走泄三焦湿热痰浊,使湿热之邪从小便及大便而去,三焦气机遂能恢复升降出入,阳气通达全身,而非单指利小便一法。对于湿热类温病的转归,叶天士指出:"若其邪始终在气分留连者,可冀其战汗透邪……令邪与汗并,热达腠开,邪从汗出。"其认为湿热病邪缠绵难愈,最易在气分留连,治疗应该因势利导,使表里、上下、内外气机调畅宣通,就近驱逐邪气。使湿从汗、尿外排,热从腠理宣散,湿除热解。否则"必致里结"出现湿热内传中焦,阻遏膜原,蕴结胆肠,蒙上流下,热痰瘀滞,甚则伤阴损阳,变证百出。从卫气营血理论分析患者的脉症,因见恶寒,头身困重,脉濡数,当属湿温病湿遏卫气证。患者虽然病情迁延数年,但仍处于卫分证与气分证阶段,这与夹湿温病中气分湿热证最普遍、病程最长、证情最复杂、变化最多端这一特点是吻合的。

患者以下肢寒冷感为主症,覆被增衣而仍觉寒冷,此为典型的"恶寒"症,属表证。与"自觉怕冷,但加衣被或近火取暖,可以缓解"的里证之畏寒症是不同的。

分析归纳该案的四诊资料,可以将脉症归纳为 2 大症状群,对应 2 类基础证候:

1. 便溏、下肢冷、身倦怠、脉濡(脉细弱浮即为濡)可知水湿为患。

2. 尿黄、烦躁(候诊期间反复询问就诊时间即为烦躁不安)、脉稍数可知里有郁热。

总之,从六经辨证分析本病病位在足太阳、足阳明两经,病机为外有邪遏太阳,内有阳明湿热,属表里同病,肢厥为湿热遏阻卫分阳气所致;从卫气营血辨证看本病是湿温病,湿热并重,湿热抑遏手太阴卫分和气分,即邪遏卫气证;从脏腑辨证看本病是实证、热证,湿热为患,病位涉及表、里,在肺、脾胃、三焦,病机为湿热内蕴,肢厥为湿热遏阻阳气所致。治疗应该宣透解表,清热利湿,分消走泄。

第四诊时让患者带既往其他医院就诊的病历,检视患者曾服中药方剂,四逆汤及其类方、附子桂枝汤、四逆散、当归四逆汤、吴萸四逆汤、潜阳封髓丹、黄芪桂枝五物汤等赫然在列。服用的制白附片从 80～200g 不等(曾连续服用大剂量附片最长达 2 个月)。

分析该患者既往被辨为虚寒证并给予大量温热、补益类药物治疗的原因,根源在于医生辨证错误。《黄帝内经》对这类把阳气被郁遏的实证误诊为虚寒证的情况有过精辟的论述,《素问·生气通天论》说:"故病久则传化,上下不并,良医弗为。故阳蓄积病死,而阳气当隔,隔者当泻,不亟正治,粗乃败之。"探究本案中医多年失治误治的原因,我体会作为医生的失误体现在 4 个方面:①中医经典理论和基础知识欠扎实。对畏寒、恶寒之鉴别诊断和临床意义认识模糊。对濡脉的辨识未掌握。甚至核心证候概念不清,把表、里,寒、热,虚、实全都辨反了。②未遵循"三因制宜"特色和精华,辨证思维欠深刻。目前大型中医医院专科化,专科诊治规范化。我的学生告诉我在一些科室年轻医生都在用"重点病种诊疗常规"套病定证,完全未遵循传统中医"三因制宜"等辨证论治思想,令人担忧。辨证是一种深刻、精细而复杂"至精至微"的思辨活动,不能"求之于至粗至浅之思"。③中医学术思想欠包容。中医流派的传承发展有利于继承老中医药专家学术思想和临床诊疗经验,更好地适应人民群众多层次、多样化的中医药服务需求。但是当前中医某些流派在发展的过程中学术偏执,思想偏激,以偏概全。部分医生封闭于某流派的小圈子,不能掌握中医理论全貌,不能全面认识到各流派的长处与不足,不能客观地认识疾病,分析病情,以至遣方用药时有偏差。甚至有人提出以一派、一法、一方而御万病的观点,这是十分危险的。云南著名医家吴佩衡老先生对这种错误思潮曾经批判过,他说:"医者,苟执一法,鲜有不失且误也。"④中医诊疗思维欠变通。疾病病机错综复杂,中医治法千变万化。医生要具备敏锐的感知能力,灵活的思维能力,才能及时感知病情变化,准确识别病机转化,及时调整治疗方法,否则,只能感慨"神明变化出乎规矩之外"。

医者须识医道之全体,既不能持一派之见,也不能宗一家之言。读《黄帝内经》不明《伤寒杂病论》,未必都能领会通透;学《伤寒杂病论》不解温病,容易囿于一家之说!

三十三、急性胃肠炎发热休克案
——少阴寒化证常用方的联系、区别与应用

周某某,女,79岁。

2018年8月15日,一诊。

主诉:发热、吐利4天,嗜睡1天。

现病史:4天前因饮食不慎出现发热,逐渐增高,自测体温T38.8℃,伴呕吐腹泻,每日呕吐胃内容物4～6次,泄泻水样便6～8次。在家自服"藿香正气水,参苓白术颗粒,盐酸左氧氟沙星"3日治疗无明显好转,病情日渐加重,今日出现嗜睡。因搬动不便,遂请笔者的老师到家诊治。症见发热,面部潮红、恶心呕吐痰涎、利下稀水气腥、嗜睡、阵阵烦躁,入夜稍安,畏寒肢冷,不欲饮食,渴不多饮,心慌头晕,面部冷汗,舌淡红无苔,脉沉细数弱。家人诉患者因股骨颈骨折卧床1年。要求服中药,放弃到医院系统诊治。

体格检查:T38.8℃,P96次/min,R20次/min,BP80/50mmHg。

实验室检查:无。

西医诊断:急性胃肠炎;

休克(感染性?)。

中医诊断:少阴病。

证型:阳亡津伤、虚阳外越。

治法:破阴回阳、交通内外、益气固脱、温肾健脾。

方药:通脉四逆加猪胆汁汤合茯苓四逆汤合理中汤。

> 制附子15g、炮姜15g、茯苓15g、法半夏15g、炒白术15g、炙甘草15g、黄连6g,2剂,免煎颗粒,每天1剂。每天自备红参20g,红参煎汤兑入颗粒剂中,分3次服。

2018年8月18日,二诊。2剂后体温正常,呕吐、下利全止,躁烦减轻,精神好转,嗜睡消失,食欲增加,四肢转温,血压回升到110/60mmHg,继以附子理中汤合香砂六君子汤加减口服2周。

> 制附子30g、砂仁10g、炮姜10g、炒白术20g、炙甘草5g、党参30g、陈皮6g、半夏10g、苏梗10g、炒苡仁20g、茯苓15g,7剂,免煎颗粒,每天1剂,分3次服。

2018年8月26日,三诊。诸症基本消失,纳眠可,二便调,舌质淡红苔薄白,脉细弦。体温36.8℃,血压120/70mmHg。嘱服桂附理中丸调养。

按:《伤寒论》第7条明示:"病有发热恶寒者,发于阳也;无热恶寒者,发于阴也。"此处

的阴阳实指"表里"。本案以"发热、畏寒"为主症，是发于"阳"吗？

全面分析该案临床表现，虽有发热、畏寒、口渴类似阳经证候，但更多的是吐利清稀、畏寒肢厥、神疲嗜睡，面赤冷汗、渴不多饮、心慌头晕、舌淡红无苔、脉沉细数弱等一派虚弱、虚寒性证候。再结合《伤寒论》第11条"病人身大热，反欲得衣者，热在皮肤，寒在骨髓也。身大寒，反不欲近衣者，寒在皮肤，热在骨髓也"的训示，提示该案非表证、非热证、非实证、非阳证，而是里虚寒之少阴病真寒假热证。

所谓少阴病是外邪侵犯少阴后少阴经及其所属脏腑以及阴阳、气血、津液、精神的生理功能体系在和外邪斗争的过程中所表现出的各种症状和体征的综合。病位涉及手少阴心脏、足少阴肾脏和足少阴肾经。其致病来源有两种情况，第一种情况是外寒直中少阴，叫作"直中"，主要是平素少阴肾阳虚，起病之初就表现为肢厥、头昏、但欲寐等周围循环衰竭状态，中医就叫少阴伤寒。第二种是循经传导，邪气由其他经传来，如太阳之邪传少阴。有自然传经入里的，也有误治伤阳，他经邪气乘虚内传少阴的。

本案表现出的呕吐清水、利下清稀腥臭粪汁、畏寒肢厥、神疲躁烦嗜睡、入夜稍安、身热面赤、口渴饮少、心慌头晕、脉沉细数弱，与《伤寒论》第281条"少阴之为病，脉微细，但欲寐也"、第282条"少阴病，欲吐不吐，心烦，但欲寐，五六日自利而渴者，属少阴也，虚故引水自救。若小便色白者，少阴病形悉具。小便白者，以下焦虚有寒，不能制水，故令色白也"、第323条"少阴病，脉沉者，急温之，宜四逆汤"、第353条"大汗出，热不去，内拘急，四肢疼，又下利厥逆而恶寒者，四逆汤主之"、第354条"大汗，若大下利，而厥冷者，四逆汤主之"、第389条"既吐且利，小便复利而大汗出，下利清谷，内寒外热，脉微欲绝者，四逆汤主之"所描述的病症一致，所以本案属少阴病寒化证无疑。

少阴病是以《伤寒论》第281条"脉微细，但欲寐"为提纲的。郝万山教授指出，脉微主阳虚，脉细主阴虚，这样的脉象体现了少阴病阴阳俱虚，而又以肾阳虚衰为主的这样一个病变本质。所谓但欲寐就是精神萎靡不振的精神状态，提示了人的阴精阳气不足，精神失养。第282条指出少阴寒化证的临床特征是以自利而渴、小便清长为主要临床表现，病机是肾阳虚衰火不暖土，腐熟无权。原文第323条"少阴病，脉沉者，急温之，宜四逆汤"，这个少阴病脉沉，还没有发展到脉微欲绝，脉沉伏不出的危重程度，也没有发展到手足逆冷，下利清谷，畏寒蜷卧的严重程度，仲景指出要"急温之"，这体现了见微知著，防患于未然的思想。少阴病是全身性正气衰弱的证候，出现这个证候就要积极地救治，如果等少阴证的全部症状都出现再救治就困难了。所以后世医家总结少阴病要"急温""少阴急温如救溺然"。

本案表现出躁烦嗜睡症，也符合《伤寒论》第61条"下之后，复发汗，昼日烦躁不得眠，夜而安静，不呕，不渴，无表证，脉沉微，身无大热者，干姜附子汤主之"所描述的情况。本条重点讲了少阴病烦躁症病机。肾阳虚衰，昼间肾阳得天阳资助，还能够勉强和阴寒相争，所以白天出现躁动不宁，夜间阴气盛，肾阳无力和阴寒相争，故而表现出夜间烦躁减轻。"夜而安静"是病情更加严重，阳气虚弱无力和阴寒邪气相争；"不呕"提示不是少阳病胆热扰心的心烦；"不渴"就除外了阳明里热、里实上扰心神的烦躁。阳明的经别上通于心，所以当阳明里热里实，循经上扰心神的时候会出现烦躁。"不渴"提示不是阳明实热扰心所造成的心烦；

"无表证"是除外了"不汗出而烦躁"的太阳病大青龙汤证。这里的不呕、不渴、无表证,除外了三阳经病可能出现的烦躁;"脉沉微"是里阳虚衰;"无大热",是指尚未出现"身大热,反欲得衣者"的阴盛格阳、真寒假热证候。张仲景在辨证上把证候限定在首先它不是三阳证,不呕、不渴、无表证,除外了三阳的烦躁;脉沉微是真阳衰微但是还没有发展到真寒假热证。

本案的烦躁和茯苓四逆汤证也极相似。茯苓四逆汤是在四逆汤基础上,加了茯苓和人参两味药。茯苓有补心气的作用,所以茯苓四逆汤方证,是少阴阳虚阴盛而有躁动,同时又有少阴心阴不足,而有虚热上扰的心烦。人参在这里有很好的补津液的作用。茯苓四逆汤具有回阳益阴、阴阳双补的作用。本案烦躁、无苔也有津液大伤,阴精不足,虚热上扰的因素,符合茯苓四逆汤之方证。

本案出现的"身热面赤、畏寒肢厥"症与第317条"少阴病,下利清谷,里寒外热,手足厥逆,脉微欲绝,身反不恶寒,其人面色赤,或腹痛,或干呕,或咽痛,或利止脉不出者,通脉四逆汤主之"所描述的"里寒外热"特征相一致,属于少阴格阳证。少阴阴盛格阳证就是在少阴阳衰阴盛证的基础上出现身热、反不恶寒、面潮红等外部假热症状。张仲景在太阳病篇说的"身大热,反欲得衣者,热在皮肤,寒在骨髓也"讲的就是少阴病阴盛格阳证。少阴格阳证阴寒太盛,所以要破阴,阳气衰亡欲脱失,所以要回阳,阴盛于内虚阳被格拒于外,阴阳相阻隔,所以要交通内外,在治疗上用通脉四逆汤破阴回阳,交通内外。《伤寒论》格阳证和戴阳证的病机是一致,治疗有相似之处,互参学习相关条文才能全面领会格阳证与戴阳证的精神实质。结合第315条戴阳证的条文:"少阴病,下利脉微者,与白通汤。利不止,厥逆无脉,干呕烦者,白通加猪胆汁汤主之。服汤脉暴出者死,微续者生。"指出戴阳证服了白通汤以后出现一些症状加重如"利不止,厥逆无脉,干呕烦"。阴盛戴阳证用白通汤是正治法,治疗是正确的。个别患者吃了药以后,症状反而加重,由原来的下利加重为"利不止",由原来的脉微,出现了厥逆加深甚至"无脉",这是病重药轻,激惹了邪气的势力,出现"格拒现象"。大热证用了大寒药,人体就会拒而不受;大寒证用了大热药,人体也会拒而不受。"利不止,厥逆无脉"是正邪相争,邪气占优势的一种表现。这里的"干呕烦"也是正气抗邪的"格拒"现象。防止"格拒"的方法,一是热药凉服,冷药热服,另一个方法可以加反佐药。白通汤加了猪胆汁和人尿(童便),这就叫白通加猪胆汁汤,童便是咸寒的,猪胆汁是苦寒的,在大热药中,加上两个偏寒的药,这就是起到引阳药入阴的反佐效果,全方具有破阴回阳,交通上下,咸寒反佐益阴的功效。

综上所述,本案为少阴寒化证的阳亡津伤,虚阳外越证。中医治法为破阴回阳、益气生津、交通内外。给予通脉四逆加猪胆汁汤、理中汤、茯苓四逆汤三方合方治疗。实际上处方中还包括四逆汤、干姜附子汤、甘草干姜汤。因为属少阴寒化证吐利故选四逆汤、理中汤(同属四逆辈)作为基础;患者躁烦不安,昼重夜轻,舌无苔,故选干姜附子汤、茯苓四逆汤回阳益阴除烦;发热、面赤为虚阳被格于外的表现,故用通脉四逆汤;为防出现大寒证用大热药后出现格拒反应,仿照通脉四逆加猪胆汁汤方义,在上述合方中加黄连苦寒反佐。舍猪胆汁、童便而用黄连,此师仲景之法而不泥其药也。

三十四、尿频，小便不利三个月案

——简约而不简单的"五苓散"

纳某某,女,75 岁。

2018 年 1 月 9 日,一诊。

主诉:尿频,排尿困难反复发作 3 个月。

现病史:3 个月来反复发作尿频,伴排尿不畅,排尿无力,到多家医院查小便均无异常,曾服"缩泉丸、盐酸坦索罗欣缓释胶囊、琥珀酸索利那新片"等中西药症状无改善。每昼夜小便十余次,伴口干,不欲饮水,面色淡黄,眠差,饮食、大便及精神好,无尿痛、尿急及尿血症。舌淡红,舌质嫩,苔薄白腻,脉浮弦滑缓。

体格检查:无异常。

实验室检查:尿常规:正常;泌尿系 B 超:正常。

西医诊断:膀胱过度活动症。

中医诊断:尿频。

证型:太阳病膀胱蓄水证。

治法:通阳、化气、行水。

方药:五苓散加减。

> 桂枝 6g、白术 10g、茯苓 20g、猪苓 30g、炒泽泻 10g、萹蓄 15g、瞿麦 15g、乌药 10g,3 剂,每剂药服 2 天,每天服 3 次。

2018 年 1 月 15 日,二诊。患者诉尿频、排尿不畅、排尿无力症状完全消除,仍感眠差,夜间口苦,口干,舌红,苔薄白泛黄,脉弦缓。

> 桂枝 6g、白术 10g、茯苓 10g、猪苓 10g、炒泽泻 10g、龙骨 15g、牡蛎 15g,4 剂,每剂药服 2 天,每天服 3 次。

2018 年 1 月 23 日,三诊。诉睡眠明显好转,口苦口干减轻,舌红,苔薄白泛黄,脉弦缓。原方加减继服。

> 桂枝 6g、白术 10g、茯苓 10g、猪苓 10g、炒泽泻 10g、龙骨 15g、牡蛎 15g,五味子 10g,4 剂,每剂药服 2 天,每天服 3 次。

按:患者反复发作尿频,伴排尿不畅,无尿痛、尿急及尿血症,可与淋证鉴别。因伴见口干不欲饮水,面色淡黄,舌淡红嫩,苔薄白腻,可知病症非热属寒。《伤寒杂病论》中以小便不利为突出表现的方证有猪苓汤证、瓜蒌瞿麦丸证和五苓散证,前者为阴虚湿热证与本案不符,是否是五苓散证呢?复习《伤寒论》五苓散方证条文有如下几条。第71条:"太阳病,发汗后,大汗出,胃中干,烦躁不得眠,欲得饮水者,少少与饮之,令胃气和则愈。若脉浮,小便不利,微热消渴者,五苓散主之。"第72条:"发汗已,脉浮数烦渴者,五苓散主之。"第73条:"伤寒,汗出而渴者,五苓散主之。"第74条:"中风发热,六七日不解而烦,有表里证,渴欲饮水,水入则吐者,名曰水逆,五苓散主之。"第127条:"太阳病,小便利者,以饮水多,必心下悸;小便少者,必苦里急也。"第156条:"本以下之,故心下痞,与泻心汤。痞不解,其人渴而口燥烦,小便不利者,五苓散主之。"《金匮要略·消渴小便不利淋病脉证并治》也有小便不利的条文:"小便不利者,有水气,其人若渴,瓜蒌瞿麦丸主之"。五苓散、瓜蒌瞿麦丸两方均治疗阳失气化,水液的输布障碍引起的小便不利、口渴症。瓜蒌瞿麦丸由天花粉、瞿麦、山药、附子、茯苓五味药物组成,方中山药、茯苓、瞿麦健脾利水,天花粉润燥增液,附子温阳恢复气化。仲景方后注中指明以腹中温为知,可知有腹部寒冷感。尤在泾在《金匮要略心典》中指出:"夫上浮之焰,非滋不熄,下积之阴,非暖不消,而寒润辛温,并行不悖,此方为良法。"本方合寒润、辛温、渗利于一炉,有温阳利水,生津止渴的功效,适用于口渴、小便不利、水肿、畏寒属下寒上燥,阳虚津亏证。本案口干口渴小便不利为主症,四诊合参并无肾阳虚见症,与瓜蒌瞿麦丸病机不符,故本案并不适用本方。五苓散组成为猪苓十八铢,去皮,泽泻一两六铢,白术十八铢,茯苓十八铢,桂枝半两,去皮。上五味,捣为散,以白饮和服方寸匕,日三服,多饮暖水,汗出愈。如法将息。本方以茯苓、猪苓、泽泻淡渗利水;白术健脾燥湿以制水;桂枝化气以行水,兼解表邪。全方以淡渗通利、化气行水为其功效。剂型之所以制作散剂,目的是迅速发挥药效。以白饮(米汤)送服,目的是滋养胃气,生津助汗,故方后注"汗出愈"。当然现在五苓散剂多改作汤剂。至于方中是桂枝还是肉桂,众说不一。气化不利而兼有表邪者,宜桂枝化气解表。假如下焦虚寒,州都之官不开,当用肉桂。太阳病,表实发汗,顺理成章,当以微似汗出为佳,五苓散多数条文是论述伤寒发汗后产生的两种变证,明显是汗不得法。大汗出,津伤阳耗,产生两种不良后果,第一是有伤津液,伤津会口渴,欲饮水者,要少量饮水,补水生津,或与稀粥频饮,资助胃气,令其津生,胃气和则愈。第二是伤阳气。太阳膀胱的阳气被伤,阳气外散就会脉浮,甚至出现微微的发热。内部的气化会出现障碍,出现小便不利,口干,口渴。这种口渴一般是不欲饮水、饮水不多或但喜热饮,多饮水则呕吐。消渴者,欲饮水而渴不解,是蓄水而津不上承,非饮一溲一之消渴证。脉浮微发热,除上述"太阳膀胱的阳气被伤,阳气外散就会脉浮,甚至出现微微的发热"的说理外,理解为风寒未尽,表证仍在,于文亦顺。此时投五苓散化气行水,兼解表邪可得表里两解。后世扩大了本方的主治病症,《医方集解》谓"五苓散通治诸湿腹满、水饮水肿、呕逆泄泻、水寒射肺、或喘或咳、中暑烦渴、身热头痛、膀胱积热、便秘而渴、霍乱吐泻、痰饮湿疟、身痛身重"等。可见五苓散能治疗的病症是十分丰富的。

本案四诊合参,患者尿频,小便不利,口干,不欲饮水,面色淡黄,舌淡红质嫩,苔薄白均提示气阳不足,膀胱气化无力;本案并无表邪不解,脉浮应为阳气有上浮之象;失眠症是阳气浮越扰动心神所致。总属气阳不足,膀胱气化无力,虚阳浮越证。予五苓散通阳、化气、行水。服药后小便不利症迅速消除说明辨证正确,用药精准。同时表现出口苦、舌苔泛黄是机体得药物温解之余,身体津液一时性、局部性不足所致。

五苓散虽运用范围日益广泛,主治病症丰富,但万变不离其宗,方证的本质为膀胱阳气被伤,气化无力,津液输布障碍,局部、暂时津液不足,或兼有表证未解。主治功效就是温通阳气、助力气化、行瘀利水,兼能解表。只要能识别其病机,不论临床表现如何变化,均可以选用。"五苓散"本是一个小方,但是灵活使用可以解决很多临床问题,疗效常出人意料,故言"简约而不简单"。

黄煌教授从方证对应的角度认为五苓散的辨证要点为:口渴而小便不利,或水入则吐,或汗出,或呕吐,或口燥,烦,或悸动,或癫眩,或下利者。适用人群为:体型不一,胖瘦均有,特征是口渴,渴感明显,茶杯不离身,常喝热水润口,喝多胃内不适;舌胖大质嫩边齿痕,苔白厚腻或水滑苔;上腹部不适,容易吐水或涎沫,胃内振水音,或明显肠鸣音,腹泻或大便不成形,饮冷或进食瓜果易于腹泻;小便量少,色黄不畅,欲尿而不得出,或浮肿,或体腔积液;头晕头痛,走路不稳,畏光,眼花缭乱,或复视,心悸脐跳;皮肤黄,缺乏光泽,易浮肿,多汗,易渗出,多水疱;醉酒、味精滥用、保健品滥用者以及代谢障碍者多见。可供参考。

三十五、五年紫癜案

——相反的治法协同产生的疗效该如何说理

裴某某,女,75 岁。

2016 年 6 月 20 日,一诊。

主诉:双下肢皮肤反复出现紫红斑点 5 年,加重 1 年。

现病史:患者为某医科大学附属医院的一名退休教授,5 年前无明显诱因双小腿皮肤出现紫红斑点,无痛痒,逐渐增多,无腹痛、关节痛,尿检正常,在医科大学附属医院皮肤科诊断为"过敏性紫癜"。经过西药系统正规治疗(具体情况不详)后皮疹仍持续不消,时轻时重。近一年双下肢皮疹逐渐增多,两小腿皮肤紫斑连片成块,大腿皮肤也开始出现连片紫斑。曾到中医皮肤科就诊服中药汤剂 2 个月疗效不佳,经朋友介绍来治疗。刻下见双小腿皮肤多发玫瑰红色斑点,甚至密集成片,大腿散发玫瑰红色斑点,斑点不高出皮肤。纳可口和,舌质淡白,舌尖和舌中部舌苔薄白,舌根苔黄腻,脉沉细弦数。自诉平素脾胃差,食寒凉食物和药物即腹泻。患者曾服用过"荆芩四物汤、犀角地黄汤、化斑汤、麻黄连翘赤小豆汤、归脾汤、潜阳封髓丹、麻辛附子汤"等中药处方。

既往史:有高血压病史 10 年,服降压药治疗,血压平稳。家族史无特殊。

体格检查:双小腿 60% 的皮肤密布玫瑰色斑点,甚至连成片状,不高出皮肤,大腿散发紫红斑点。皮疹无瘙痒,无脱屑。

实验室检查:血常规正常。

西医诊断:过敏性紫癜。

中医诊断:血证·紫癜。

中医证型:热入营血、脾胃虚寒、湿热下注。

治法:清营凉血、温阳健脾、清热利湿。

方药:犀角地黄汤合附子理中汤合二妙散。

> 水牛角 40g、生地 30g、丹皮 15g、赤芍 15g、紫草 10g、制附子 30g、炮姜 10g、炒白术 15g、炒扁豆 30g、炒苍术 10g、黄柏 15g,免煎颗粒 7 剂,每天服 1 剂,每天服 3 次。

2016 年 6 月 27 日,二诊,诉服药后下肢皮肤紫斑颜色似有转淡,未发生腹泻腹胀。舌根黄腻苔有消退。原方继服免煎颗粒 15 剂,每天服 1 剂,每天服 3 次。

2016 年 7 月 13 日,三诊。大腿紫斑已全部消失,小腿皮疹转淡,数量明显减少,无任何不适。视舌根黄腻苔已消失,大便由稀溏转正常。患者信心大增。原方去苍术、黄柏,继服

1个月。

> 水牛角 40g、生地 30g、丹皮 15g、赤芍 15g、紫草 10g、制附子 30g、炮姜 10g、炒白术 15g、炒扁豆 30g,免煎颗粒 30 剂,每天服 1 剂,每天服 3 次。

2016 年 8 月 15 日,四诊。双下肢紫斑已基本消退,仅散在数点。上方减水牛角为 30g,继服 1 个月。

> 水牛角 30g、生地 30g、丹皮 15g、赤芍 15g、紫草 10g、制附子 30g、炮姜 10g、炒白术 15g、炒扁豆 30g,免煎颗粒 30 剂,每天服 1 剂,每天服 3 次。

2016 年 9 月 28 日,五诊。全身皮疹已完全消失。四诊方继服 1 个月。

> 水牛角 30g、生地 30g、丹皮 15g、赤芍 15g、紫草 10g、制附子 30g、炮姜 10g、炒白术 15g、炒扁豆 30g,免煎颗粒 30 剂,每天服 1 剂,每天服 3 次。

2021 年 4 月因其他疾病就诊,述紫癜未复发过。检视患者双下肢皮肤未见皮疹。

按:从患者的诊治经历可以知道,本案病程长,经中西医专科正规治疗多年未愈,属难治病无疑。作为大内科医生诊治专科疾病的劣势是对专科病的诊断和专科用药不是太熟悉,但是中医大内科医生的优势是可以跳出专科思维窠臼诊治专科疾病。对该例患者诊治思路首先应抓主症。患者以皮肤紫癜为主要表现,主症自然是紫斑。本病皮疹的特点符合《临证指南医案》卷五所述:"有触目之色,而无碍手之质,即稠如锦纹,稀如蚊迹之象也。"故而属"斑"无疑。就"斑"这一主症之"病位、主证",叶天士谓之"斑属血者恒多",认为属阳明胃热内迫血分,外溢肌肤所致,即阳斑。其治疗原则为"入血就恐耗血动血,直须凉血散血""急急透斑为要"。其言"透斑"是指通过凉血散血方法而使邪热有外达之机,并非指升提透发。阳斑之主方是犀角地黄汤。但为何该患者既往应用清热凉血法及该类方剂治疗未效,还发生严重腹泻?我认为原因是抓主症有缺漏。患者虽平日无明显腹泻症,但是大便稀溏,服清热寒凉药即发生严重腹泻,故这一隐性症状也当列为本病的主症。《伤寒论》第 273 条太阴病提纲证明言:"太阴之为病,腹满而吐,食不下,自利益甚,时腹自痛。若下之,必胸下结鞕。"本病泄泻的临床特点符合太阴病特征。第 277 条还言:"自利不渴者,属太阴,以其脏有寒故也,当温之,宜服四逆辈。"泄泻的主证是脾阳虚弱,所以选方是附子理中汤。热入营血应该舌质红绛,为何患者舌淡白。我认为是该患者素有脾阳不足,虽有邪入营血而舌色不显。其实叶天士也注意到虚寒证也有发斑的,发斑不一定纯属热病,他称之为"虚斑""阴斑"。至于其原因,叶天士总结为:"皆是邪之不一。"他说:"如淡红色、四肢清、口不甚渴、脉不洪数,此非虚斑即阴斑。或胸前微见数点,面赤足冷,或下利清谷,此阴盛格阳于上……"亦有"阴寒内盛之斑"出现。综上所述,斑有寒热虚实之分,有阳斑、阴斑之别。虚寒者谓之阴斑,实热者称之阳斑,由此可见,斑疹的形成,并非纯责之于热邪。温病发斑固属实热者多,但亦须与虚寒证之阴斑相区别,除从其色泽、形态进行辨察外,更重要的是结合患者全身证候分析、判断,才能正确认证,拟定正确的治疗方案。本案患者脉象为沉细弦数也提示本病既有阳虚的因素又有邪热的成分。患者病发于下肢,迁延不愈,舌根苔黄腻属湿热下注无疑,且符合湿性趋下,缠绵难愈的特点。舌根苔黄腻代表的湿热证,应视为本病的一个次要伴随证,须加以干预,选方二妙散治疗。总之,本病的主症为紫斑、泄泻,次要伴随症为黄腻苔,对应的主证是热入营血、脾阳亏虚,次证是湿热下注。证既已明而法随证立,方随法出。治法为凉血消斑,温阳健脾,清利湿热。选方犀角地黄汤、附子理中汤、二妙散三方合方。

本案复杂之处在于患者具有一明一暗二个主症和一个重要伴随症,治疗成功的关键在于抓准、抓全了主症,关注了伴随症。顺着主症、伴随症的线索探寻,疾病的主证、伴随证就一览无遗。我认为本案属热入营血,脾胃虚寒,湿热下注证,这三个证型之间彼此独立。热入营血而发斑,脾胃虚寒易腹泻,湿热下注黄腻苔,三证各成体系,互不影响。证既明则法易立。治疗需视三证为独立证型分别拟定治法,三法合一,对疾病分进合围。虽选择一首经方合二首时方合方,由于方证合拍,切中肯綮,故而疗效非常满意。同时让一位从不相信中医的西医教授此后生病常找我中医治疗。

我们在日常工作中,辨证选方多数情况下凭的是平时知识积淀、经验的积累和思维的定式,即一种惯性和直觉。临床匆忙不可能给医生那么多时间思考。本案因为疗效出乎意料的好,遂整理记录在案。复盘推演分析,寻找经典证据,欲通过总结成功的经验找到临床和理论的结合点,增加自己对中医经典理论理解应用的能力,提高思辨和诊疗水平。我按照当时的思路整理的医案和按语是从病机多元论出发,将2个主症和1个伴随症分别用3个不同的病机来说理的。本文完成后作为作业交给老师修改,老师给我的评价是:"此案于医理不通!"老师的大意是真实世界里在一个患者身上不可能同时存在冰火两重天的病机,把两种相反的治法统合在一起进行治疗也是难以实施的,他可能认为这个医案缺乏真实性。该案来源于我的临床案例,疗效显著,这些我都没有进行过修饰和改动,也许我的说理不能令老师信服,让老师产生了误解!能否用一个病机来解释呢?我反复分析思考,本案主症(证)和伴随症(证)共有3个,用一个共同病机来解释似有牵强。按照叶天士对阴斑病机"此阴盛格阳于上"的论述,本案当为阴寒内盛,格拒其阳在外,内真寒,外假热,真阳浮越于外成斑。章虚谷、吴锡璜等医家亦认为"阴斑"之成因属元气素弱,心肾亏虚,当补不补,则阴凝不解,或服凉剂太过,以致变成阴证。认为此寒郁于下,逼其无根失守之火,聚于胸中,熏灼脾胃,传于皮肤而发斑点。治疗应温补托邪,或用引火归原法。这样解释本案发斑的病机就算有了经典理论的支持,是否于医理能通呢?按照这个阴盛格阳为阴斑病机的一元论思路,处方应该为通脉四逆加猪胆汁汤、白通加猪胆汁汤或潜阳封髓丹一类的方剂于理更顺,这样治疗是否有相似的疗效呢?遗憾的是历史是不可能重来的!我思考再三,觉得当时治病就是按前面那个思路考虑的,疗效摆在那里,也就没有进行修改。这事倒是提醒我们临床医生会遇到的尴尬:有时临床疗效很好但医理难释,有时自认为理法方药丝丝入扣但毫无显效!现在将本案原貌刊登于此,若有贤能帮助我分析,不吝赐教,亦吾师也!

三十六、反复腹泻案
——吴佩衡先生应用附子和四逆辈的经验

江某某,女,30岁。

2018年10月13日,一诊。

主诉:反复腹泻3个月。

现病史:3个月前因进食过多引起大便泄泻,未及时治疗。此后每遇多食,食生冷之物即发生腹泻,呈水样便。平时大便稀溏,日解2～3次,腹痛则泻,泻后痛减。伴乏力肢倦,口淡不渴,腹胀矢气,舌淡白,苔薄白腻,脉细弱。大便无黏液、脓血和里急后重症。自服"参苓健脾胃颗粒、金匮肾气丸、蒙脱石散"等药无好转。

既往史:平素体质较差。无过敏史。

体格检查:BP90/60mmHg,一般可,心肺腹阴性。

实验室检查:大便常规及潜血检查:阴性。

西医诊断:腹泻查因。

中医诊断:泄泻。

证型:脾虚湿盛(太阴寒湿)。

治法:健脾渗湿、温阳止泻。

方药:参苓白术散合附子理中汤。

> 制附子(另包开水先煎3小时)60g、党参30g、炒白术15g、茯苓20g、炮姜10g、陈皮10g、木香10g、炒扁豆30g、莲子20g、茯苓30g、山药30g、桔梗10g、芡实15g、败酱草30g、防风10g、神曲15g、麦芽30g、大枣10g、甘草6g,3剂,每剂药服2天,每天服3次。

2018年10月20日,二诊。服上方后大便转为软便,色黄,每天1次,腹胀矢气明显减轻,腹痛消失,白腻苔变薄白苔。药证已符,原方减防风继服5付。

> 制附子(另包开水先煎3小时)60g、党参30g、炒白术15g、茯苓20g、炮姜10g、陈皮10g、木香10g、炒扁豆30g、莲子20g、茯苓30g、山药30g、桔梗10g、芡实15g、败酱草30g、神曲15g、麦芽30g、大枣10g、甘草6g,5剂,每剂药服2天,每天服3次。

2019年1月10日因他病就诊,述上次腹泻服二诊方10天后大便性状已完全正常,每天1次,腹胀、矢气、腹痛消失,舌淡红,苔薄白。停药至今已3个月,腹泻病症未反复过。

按:参苓白术散出自《太平惠民和剂局方》。《太平惠民和剂局方》一名《和剂局方》,共十卷,为宋太医局编写,是全世界第一部由官方主持编撰的成药标准。初刊于1078年以后。本书是宋代太医局所属药局的一种成药处方配本。宋代曾多次增补修订刊行,而书名、卷次也有多次调整。最早曾名《太医局方》。徽宗崇宁间(1102—1106年),药局拟定制剂规范,称《和剂局方》。大观时(1107—1110年),医官陈承、裴宗元、陈师文曾加以校正。成五卷21门、收279方。南渡后绍兴十八年(1148年)药局改"太平惠民局",《和剂局方》也改成《太平惠民和剂局方》。其后经宝庆、淳佑,陆续增补而为十卷,成为现存通行本。该书将成药方剂分为诸风、伤寒、一切气、痰饮、诸虚、痼冷、积热、泻痢、眼目疾、咽喉口齿、杂病、疮肿、伤折、妇人诸疾及小儿诸疾共14门,788方。均系收录民间常用的有效中药方剂,记述了其主治、配伍及具体修制法。其中有许多名方至今仍在医界广泛使用,如至宝丹、牛黄清心丸、苏合香丸、紫雪丹、四物汤、逍遥散等。是一部流传较广、影响较大的临床方书。有的刊本在书末附有陈师文等撰《图经本草药性总论》(为本草提要性质的著作)和许洪撰《用药总论指南》(为药物总论性质的著作)各3卷。现存多种明、清刻本。参苓白术散也是《太平惠民和剂局方》收录的一代名方,它的组成为:莲肉、薏苡仁、砂仁、桔梗、白扁豆、茯苓、人参、白术、山药、甘草、大枣。组方以人参、白术、茯苓益气健脾为君药组;配伍山药、莲肉助人参益气健脾止泻,白扁豆、薏苡仁助白术、茯苓健脾渗湿,为臣药组;砂仁醒脾和胃,行气化滞,桔梗宣肺利气,通调水道,载药上行;甘草健脾和中,调和胃气。全方有补脾胃,益肺气,渗湿止泻的作用。用于脾胃虚弱,食少腹泻,气短咳嗽,肢倦乏力证。现代研究主要有调节胃肠运动,改善代谢和提高免疫等作用。

本案病例始于饮食不节,符合中医经典"饮食自倍,肠胃乃伤","清气在下,则生飧泄;浊气在上,则生䐜胀"等脾胃虚弱,脾失健运,清浊不分之描述。腹泻便溏即是脾不升清,湿浊不化的表现。乏力肢倦,口淡不渴则是脾胃虚弱的表现。气机升降失调,胃肠失和则腹痛腹泻,腹胀矢气。舌淡白,苔薄白腻,脉细弱也是脾虚湿困的表现。参苓白术散是健脾益气、渗湿止泻的典型方剂。因患者有腹痛即泻,泻后痛减的特点,故方中加入防风、麦芽以疏肝郁,助脾运,寓有痛泻要方之义。症见食生冷之物即发生腹泻,呈水样便,口淡不渴,腹胀,舌淡白,苔薄白腻,脉细弱是典型的脾胃虚寒的表现,参苓白术散主治的是脾虚湿盛之泄泻,功效以健脾益气,渗湿止泻为主,不足于温阳,故加制附子和炮姜温中暖脾。败酱草为清热解毒,祛痰排脓类中药,味辛、苦,性微寒,归胃、大肠、肝经。败酱草辛以行散,苦寒降泄,用于清泄蕴蓄于胃肠的湿火热毒,既能解毒、消痈、排脓,又能祛瘀止痛,是治疗肠痈腹痛的妙药。患者虽无大便脓血,里急后重等症,但有腹痛明显,下泻急迫的表现,结合起病于过量饮食之后,考虑有宿食壅滞在肠,郁积化热的因素,所以加败酱草清热、祛瘀、止痛,同时在大队温药中起反佐作用。这就是脏腑辨证的思路。

如果用《伤寒论》六经辨证如何思考呢?这就必须熟悉《伤寒论》相关原文。与腹胀、腹痛、泄泻相关的条文多见于太阴病,如太阴病提纲证第273条:"太阴之为病,腹满而吐,食不下,自利益甚,时腹自痛。若下之,必胸下结鞕。"太阴病本证第277条:"自利不渴者,属太阴,以其脏有寒故也,当温之,宜服四逆辈。"太阴腹痛证第279条:"太阳病,医反下之,因尔腹满时痛者,属太阴也,桂枝加芍药汤主之。大实痛者,桂枝加大黄汤主之。"第 280 条:"太阴为病,脉弱,其人续自便利,设当行大黄芍药者,宜减之,以其人胃气弱,易动故也。"太阴病转愈与转属阳明病的辨证如第 278 条:"伤寒脉浮而缓,手足自温者,系在太阴。太阴当发身黄,若小便自利者,不能发黄。至七八日,虽暴烦下利日十余行,必自止,以脾家实,腐秽当去故也。"上述条文中只有第 273、277 条符合本案脾虚寒湿证特点。《伤寒论》与虚寒性腹泻相关的还有少阴病部分条文。第 282 条:"少阴病,欲吐不吐,心烦,但欲寐,五六日,自利而渴者,属少阴也,虚故引水自救。若小便色白者,少阴病形悉具。小便白者,以下焦虚有寒,不能制水,故令色白也。"第 317 条:"少阴病,下利清谷,里寒外热,手足厥逆,脉微欲绝,身反不恶寒。其人面色赤,或腹痛,或干呕,或咽痛,或利止脉不出者,通脉四逆汤主之。"第 315 条:"少阴病,下利脉微者,与白通汤。利不止,厥逆无脉,干呕烦者,白通加猪胆汁汤主之。服汤脉暴出者死,微续者生。"第 316 条:"少阴病,二三日不已,至四五日,腹痛,小便不利,四肢沉重疼痛,自下利者,此为有水气,其人或咳,或小便利,或下利,或呕者,真武汤主之。"少阴病上述条文不同程度涉及下利、腹痛症,均属少阴寒化证。但少阴寒化证是心肾阴阳两虚,以阳虚为主的一类危重证候,除下利、腹痛症外,更突出的表现为精神萎靡,蜷卧恶寒,面色苍白,脉细微或沉或数而无力,四肢不温,甚至厥逆,下利清谷,小便清长,口不渴或渴喜热饮,严重者冷汗如油,晕厥,呼吸困难,脉微欲绝。本案临床表现与上述脉证明显不符。所以,本案主要属太阴病脾虚寒湿证。治疗方法第 277 条已明言:"当温之,宜服四逆辈。"《刘渡舟伤寒论讲稿》对此做了解释:当温之,治法要用温药来温太阴脾;宜服四逆辈,应该吃四逆汤这一类的药,包括理中汤、四逆汤。为什么张仲景不说具体一点儿? 说个理中汤也好,说个四逆汤也好,为什么这一条这么特殊,说一个概括之词? 因为中焦的太阴下利和下焦的少阴下利,不是不可逾越的。中焦下利重了,就要形成下焦的下利,太阴的寒泻重了,就要导致少阴肾阳的虚衰……张仲景就说是要根据情况,如果太阴病的下利,中焦下利的自利不渴,还没影响到下焦肾而导致肾阳虚衰的时候,这时候可以吃理中汤。如果下利时间长了,脾阳虚,甚至脾肾阳虚,有下利清谷,火不能生土,肾阳不能生脾土了,这时候就得用附子剂,用四逆汤,就不得用理中汤了。理中者,理中焦,此利在下焦,那得加附子……要根据病情的需要,斟酌情况,在中焦的用理中汤,在下焦属于肾阳虚寒的就用四逆汤……附子理中丸……根本是治中焦下利,现在方中加个附子,就是中焦下利也治,下焦下利也治,这样治疗的面要宽阔一些,这都是后世的发展。

该例患者运用了大剂量的制附子,剂量达每剂药 60g,与药典规定 3～15g 的法定剂量比较差距很大。运用如此大剂量制附子的原因有 3 点:一是患者肾阳虚程度重;二是个人经验;三是地域用药习惯。我从学生时代就喜读云南名医吴佩衡老先生的《吴佩衡医案》,此后又跟诊吴佩衡先生之子吴生元教授数年,学习了云南吴氏扶阳学术流派辨识阳虚证和使用附子的经验与技能,虽然我极不认同某些"扶阳派"医生"世上没有阴虚,只有阳虚,阴虚也是阳虚""人人为阳虚,方方用附子"的观点和风格,但我也常常据证处方附子,教患者如何煎煮附子。另外,云南全省各地各民族都有秋冬季节煮食附子的习俗,老百姓在家里煮食生附子就像吃煮熟的芋头一样,剂量很大。云南医生运用附子的剂量也偏大,所以,我给患者治疗阳虚证处方附子的剂量也会大。

著名中医学家吴佩衡先生是云南四大名医之一,云南中医学院首任院长,从医63年,大力倡导经方学理,强调阴阳学说为中医理论的精髓,辨证论治是临证诊疗的准则。大胆创新,古为今用。他对阳虚阴寒证的治疗经验较为丰富,十分尊崇《伤寒论》"温扶阳气"的治疗大法,对于人身须当保存"元气"的重要意义有深刻体会,主张对阳虚阴寒证,必须抓住温扶先天心肾这一主要环节,认为扶阳驱寒宜温而不宜补,温则气血流通,补则寒湿易滞。临床上擅用长沙诸方,很少用滋补药品,采用四逆汤、通脉四逆汤、白通汤、麻黄附子细辛汤等扶阳散寒之剂,治愈许多阳虚阴寒病证。创立了具有特色的吴佩衡扶阳学术流派,为中医学术的发展做出了贡献。他对附子的临床应用较有研究,经验纯熟,具有独到之处。作为全国火神派主要代表性人物,吴佩衡先生不仅广用附子,而且善用大剂量附子,惊世骇俗,可谓无出其右者。吴佩衡先生在73岁时曾经撰写过《中药十大主帅》一文,其中有专论附子一节,兹摘录于此,供读者学习参考:附子其母根名川乌,产于四川龙安县(编者注:今绵阳市安州区)高寒山区。由农民每年秋后采回,移种江油与彰明两县,再由人工培养而成。冬月种植入土,到次年二月苗高近尺,始施肥,稍长即打台并割去旁枝小根,使其气坐根长,少生几枚,而附子生长较为肥壮,成熟体大。因该两县是黑油砂土,比较肥沃,其他各县土质则不适合,故附子为此两县特产,四川俗谚有"江油附子龙安种"之说,此为药物中比较特殊之种植法也。在六月至七八月之间,即可采收。其附子主根(川乌)新生二三枚者,名曰附子,独生一枚较长形者,名曰天雄,效力更大。新采收的附子,应先用盐胆水(即卤水)浸泡,以防止霉烂,浸数日后取出,再用清水漂洗,将胆水漂净,蒸去皮,切片制晒而成附子片(但亦有未去皮者)。其母根名四川乌头,体质已粗老而轻松,其效用只能祛风逐寒,不似附子体重粉质多而能回阳救逆也。上古及后汉张仲景,系用生附子与火炮附子两种,其量一枚至三枚,煎煮时,用水一斗,煮取三升,或五升,药若煮透,服之不麻口。后世因煎煮不得法,服后往往产生麻醉,始用种种制法而成熟附片,意在减少其麻醉之性。其实附子只在煮透,不在制透,故必煮到不麻口,服之方为安全。现在一般应用,除附片外,尚有一种生盐附子,效力更大。其驱逐阴寒,回阳救逆,可用生附子。用之以温暖水寒,补命门真火,回阳生津,则用熟附片。其作用小有差别,临床时应分别使用。《神农本草经》云:"附子气味辛温有大毒,主治风寒咳逆邪气,寒湿踒躄,拘挛膝痛,不能行步,破癥坚积聚,血瘕金疮"。张隐庵曰:"附子禀雄壮之质,具温热之性,故有大毒。《本经》下品之药,大约有毒者居多。《素问》所谓毒药攻邪也。夫其攻邪而正气复,是攻之即以补之。"陈修园曰:"《素问》谓,以毒药攻邪,是回生妙手,后人立补养等法,是模棱巧术,究竟攻其邪而正气复,是攻之即以补之也。附子味辛气温,火性迅发,无所不到,故为回阳救逆第一品药。《本经》云:风寒咳逆邪气,是寒邪之逆于上焦也。寒湿踒躄,拘挛膝痛,不能行步,是寒邪着于下焦筋骨也。癥坚积聚,血瘕,是寒气凝结,血滞于中也。考《大观本草》咳逆邪气句下,有温中金疮四字,以中寒得暖而温,血肉得暖而合也。大意上而心肺,下而肝肾,中而脾胃,以及血肉、筋、骨、营卫,因寒湿而病者,无有不宜。即阳气不足,寒自内生,大汗,大泻,大喘,中风卒倒等证,亦必仗此大气大力之品,方可挽回,此《本经》言外之意也。"吴绶云:"附子禀雄壮之质,有斩关夺将之气,能引补气药通行十二经,以追复散失之元阳,能引补血药入血分,以滋不足之真阴;引发散药开腠理,以驱逐在表之风寒;引温暖药达下焦,以驱逐在里之寒湿。"张隐庵《本草崇原》论附子云:"凡人火气内衰,阳气外驰,急用炮熟附子助火之原,使神机上行而不下殒,环行而不外脱,治之于微,奏功颇易,奈世医不明医理,不识病机,必至脉脱厥冷,神去魄存,方谓宜用附子。夫附子治病者也,何能活命。甚至终身行医,而终身视附子为蛇蝎,每告人曰,附子不可服,服之必发狂而九窍流血,服之必发火而痈毒顿生,服之必内烂五脏,今年服之,明年毒发,嗟嗟!以若医而遇附子之证,何以治之,肯后利轻名而自谢不及乎?肯自居庸浅,而荐贤以补救乎?必至今日药之,明日药之,神气已变,然后复之,斯时虽有仙丹,莫之能救,贤者于此,或具热衷,不忍立视其死,间投附子以救之,投之而效,功也,投之不效,亦非后人之过。前医惟恐后医奏功,只幸其死,死后推过,谓其死,由饮附子而死。噫!若医而有良心者乎?医不通经旨,牛马而襟裾,医云乎哉?"按此段论说,痛快透彻,洞见癥结,执行此道者,应熟读勿忘,深入钻研,切勿效终身行医,而终身视附子为蛇蝎,若医而遇附子之证,何从治之?于临证时,应分清虚实寒热,当用则用,有是病用是药,定能指下生春,活人无量,切勿以人命为儿戏也。黄元御曰:"附子味辛苦,性大温,入足太阴脾、足少阴肾经,暖水燥土,泄湿除寒,走中宫而温脾,入下焦而暖肾,补垂绝之火种,续将断之阳根,治手足厥冷,开脏腑阴滞,定腰腹之疼痛,舒踝膝之挛拘,通经脉之寒瘀,消疝瘕之冷结,降浊阴之上逆,能回哕噫,提清阳下陷,善止胀满。"可见本品为温燥脾湿,温暖肾水之良剂也。根据以上昔贤之论证,可知附子对保障人类健康之功用极为宏伟,其主要方剂之组合,仅就张仲景《伤寒论》中最常用者述之。四逆汤:甘草二两(炙),干姜一两五,附子一枚(生用,去皮,破八片)。上三味,以水三升,煮取一升二合,去滓,分温再服。按四逆汤为少阴正药。太阳少阴合病,重发其汗,则汗出不止,而现亡阳,此证用之,以招纳欲散之阳;太阳证亦有用之以温经,与桂枝汤同用之以救里;太阴证用之以治寒湿;少阴证用之以救元阳;厥阴证用之以回厥逆。此方以生附子、干姜彻上彻下,开辟群阴,迎阳归舍,交接十二经,为斩旗夺关之良将,而以甘草主之者,从容筹划自有将将之能。治太阴伤寒,脉沉腹胀,自利不渴者,以寒水侮土,肝脾俱陷,土被木贼,是以腹胀下利。附子温补其肾水,干姜、甘草温补其脾土也。脾主四肢,脾土湿寒,不能温养四肢,则手足厥冷,四肢温暖为顺,厥冷为逆,方用甘草为君,姜附所以温中而回四肢厥逆,故以四逆名焉。治少阴病膈上有寒饮干呕者,以其肾水上凌,火土俱败,寒饮泛溢,胃逆作呕,姜附草温补水土,而驱寒饮也。治厥阴病,汗出,外热里寒,厥冷下利,腹内拘急,四肢疼痛者,以寒水侮土,木郁贼脾,微阳不归,表里疏泄,姜附草温补水土,以回阳气也。此方,将干姜加倍为三两,名通脉四逆汤,治少阴下利清谷,手足厥逆,脉微欲绝者,以寒水侮土,木郁贼脾,是以下利,脾阳颓败,四肢失温,是以厥逆。经气虚微,是以脉微欲绝。姜甘附子温补里气,而益四肢之阳也。郑钦安曰:"按四逆汤一方,乃回阳救逆之主方。世多畏惧,由其不知仲景立方之意也。夫此方既列于寒入少阴,病见爪甲青黑,腹痛下利,大汗淋漓,身体畏寒,脉微欲绝,四肢逆冷之候,全是一团阴气为病,此际若不以四逆回阳救逆,一线之阳光,即有欲绝之势。仲景于此,专主回阳以祛阴,是的确不易之法。细思此方,既能回阳救逆,则凡世之一切阳虚阴盛为病者,皆可服也,何必定要见以上病形,而始放胆用之,未免不知几也。夫知几者一见阳虚证,而即以此方在分两轻重上斟酌预为防之,万不可致酿成纯阴无阳之候也。一旦养成纯阴无阳之候,吾恐立方之意固善,而追之不及……不知用姜附之不早也。仲景虽未一一指陈,凡属阳虚之人,亦当以此投之,未为不可。所可奇者,姜附草三味,即能起死回生,实有令人难尽信者,余亦始怪之,而终信之;信者何,信仲景之用姜附而有深义也。故古人云:热不过附子,可知附子是一团烈火也。凡人一身,全赖一团真火,真火欲绝,故病见纯阴。仲景深通造化之微,知附子之力,能补先天欲绝之火种,故用之以为君,又虑群阴阻塞,不能直入根蒂,故佐以干姜之辛温而散,以为前驱,荡尽阴邪,迎阳归舍,火种复兴,而性命立复,故曰回阳。阳气既回,若无土以复之,光焰易熄,虽生不永,故继以甘草之甘,以缓其正气。缓者,即伏之之意也。真火伏藏,命根永固,又得重生也。"观郑钦安先生此段按语,极为精辟,既指出一切阳虚阴盛之病皆可用此方,并说明当用而用之不早,则恐追之不及,其指导临床之意义颇大,切勿草草读过。至于以本方加减分两或药味而成之变方,在《伤寒论》中总名之为四逆辈。

四逆辈包括四逆汤、通脉四逆汤在内,共十方,具体如下。

四逆汤:(详前)。

通脉四逆汤:生附子一枚,干姜三两,炙甘草二两。

通脉四逆猪胆汤:即通脉四逆汤加猪胆汁半合。

四逆加人参汤:生附子一枚,干姜一两五钱,炙甘草二两,人参一两。

茯苓四逆汤:即四逆人参汤加茯苓四两。

吴萸四逆汤:生附子一枚,干姜一两五钱,炙甘草二两,吴萸一两。

干姜附子汤:生附子一枚,干姜一两。

白通汤:生附子一枚,干姜一两,葱白四茎。

白通加猪胆汁汤:生附子一枚,干姜一两,葱白四茎,人尿(即童便)五合,猪胆汁一合。

甘草干姜汤:炮干姜二两,炙甘草四两。

附方,潜阳封髓丹:附子二两,西砂三钱,龟板四钱,黄柏二钱,甘草二钱(本方剂量为老旧称)。

承气,攻阳之方也;四逆,回阳之方也。以干姜温气,则上焦之阴寒散而外阳回矣。以附子温水,则下焦之阴寒散而内阳回矣。得甘草之和中,则姜附之力合,上下连成一气,而旭日当空,表里之阴霾自散。而误用汗、吐、下等法,或未经误治而病至阳亡,已现四肢厥逆者,即以此方主之,故名四逆汤也。加重干姜名通脉四逆汤,治阴盛格阳无脉之重证。加参则兼救真阴。加参苓名茯苓四逆汤,并可以救阴制水而交心肾。去甘草则名干姜附子汤,其热力愈强。去附子名甘草干姜汤,专回上中焦气分之阳。去甘草加葱白名白通汤,专交心肾之阳,以收水火既济之效。至于白通加猪胆汁汤,以胆汁味苦入心,人尿味咸入肾,若咸性寒之品能引阳入阴,而交通心肾之阴阳,故能阴阳并救也。通脉四逆加猪胆汤亦是此意,大补心肾之阴阳,有起死回生之功。加吴萸名吴萸四逆汤,其作用在于大温肝肾之阴寒,而降浊阴之气,治四逆阴盛格阳,阴盛之方也。阴消则阳自旺,而病自愈。至于在四逆汤中加参、苓、葱、胆、尿,是防止火热之药伤阴,且或升或降,阴阳并救者也。自后汉以还,配有附子之方剂,实不可胜数,兹不过介绍其重要者而已。但是只要切实掌握此十方,且能圆通运用,即可治疗百数十种比较疑难之病,其功用亦不小矣。

三十七、全身疼痛畏寒案

——为何说潜阳丹与白通加猪胆汁汤皆为助阳通阴的同类方剂

李某某,女,54 岁。

2018 年 6 月 6 日,一诊。

主诉:全身肌肉、关节疼痛、畏寒反复十年,再发加重 2 个月。

现病史:患者素易感冒,十年前无明显诱因渐感畏寒,全身肌肉酸痛,关节疼痛,尤以肩背为甚,感冒则发作加重,常年服消炎镇痛药以减轻痛苦。自述多方诊治,曾服大剂量"附子"中药数十剂,仅有小效,且极易上火,面部易发痤疮,常年大便秘结干燥,不服泻下药不能自行排大便。恶风,口干不欲饮水,纳眠尚可,舌质淡红,舌体胖大,舌苔薄白偏少,脉弦细。

既往史:无特殊。过敏史:无。

体格检查:BP100/70mmHg,一般可,心肺腹(-),四肢关节无肿痛。生理反射存在,病理反射未引出。

实验室检查:抗核抗体谱、抗角蛋白抗体、抗环瓜氨酸抗体及类风湿因子检查均为阴性,肝肾功能均正常。

西医诊断:全身肌肉关节疼痛原因待查。

中医诊断:痹证。

证型:阳虚寒滞。

治法:温阳益气、散寒通络。

处方:麻黄附子细辛汤合玉屏风散合桂枝汤。

> 制附片(另包开水先煎 3 小时)15g、麻黄 10g、细辛 6g、黄芪 30g、白术 15g、桂枝 15g、白芍 15g、防风 10g、羌活 15g、大枣 10g、生姜 10g、甘草 10g,3 剂,每剂药服 2 天,每天服 3 次。

2018 年 6 月 13 日,二诊。关节疼痛、恶风有所好转,但咽痛,口干,面部新长痤疮,大便秘结加重,"上火"明显。再查舌胖大淡红,质嫩,苔白偏少,脉弦细。考虑患者在阳虚寒滞的基础上同时存在阴血亏虚,虚阳僭越的状态,治予温阳散寒,滋阴清热,潜敛浮阳为法,更方四逆汤合潜阳封髓丹加味如下:

> 制附片(另包开水先煎 3 小时)30g、干姜 10g、黄芪 30g、熟地 30g、砂仁 10g、炙甘草 10g、黄柏 15g、羌活 15g、肉桂 10g、决明子 30g,3 剂,每剂药服 2 天,每天服 3 次。

2018年6月19日，三诊。服二诊方后全身肌肉、关节疼痛，畏寒明显缓解，口干、面部痤疮也减少，大便较前易解，舌胖大淡红，质嫩，苔白而少，脉弦细。方证已符，原方5剂继服。

2018年6月30日，四诊。全身肌肉、关节疼痛，畏寒基本缓解，面部痤疮未新发，大便仍秘结，舌胖大淡红，质嫩，苔白而少，脉弦细。原方加当归。

制附片（另包开水先煎3小时）30g、干姜10g、黄芪30g、熟地30g、砂仁10g、炙甘草10g、黄柏15g、羌活15g、肉桂10g、决明子30g、当归30g，5剂，每剂药服2天，每天服3次。

2018年7月10日，五诊。全身肌肉、关节疼痛及畏寒基本缓解，面部痤疮平复，大便仍干结，舌淡红，舌体胖大，舌质嫩，舌苔薄白偏少，脉弦细。四诊方加白芍继服5剂。

制附片（另包开水先煎3小时）30g、干姜10g、黄芪30g、熟地30g、砂仁10g、炙甘草10g、黄柏15g、羌活15g、肉桂10g、决明子30g、当归30g、白芍30g，5剂，每剂药服2天，每天服3次。

按：该患者之病证，学中医之人一看便知阳虚受寒之痹证。痹者，闭阻之意也。阳气亏虚，卫外不足，卫气不能温分肉、肥腠理，故身体畏寒，易受风寒湿侵袭。因阳虚寒侵，寒性凝滞收引，故而全身疼痛。因正虚寒盛，祛邪无力，故疾病迁延不愈，反复发作。选取温阳益气，散寒通络之法实属对证，一诊后主症减轻就是证明。但为何患者出现"上火"等一系列表现？此时如只盯着主症改善坚持原方不变继续治疗必然出现更严重的火热证，增加患者痛苦，不但影响继续治疗，患者丧失信心，甚至出现变证，产生不必要的纠纷。分析上火的原因是患者素体阴阳两虚，阴阳失调。一方面阴虚阳亢，虚火上炎，另一方面阳虚寒凝，盛阴格阳，虚阳外越。一诊服麻黄附子细辛汤、玉屏风散、桂枝汤三合方后虚阳得到温扶，阴寒有所消散，故关节疼痛、恶风有所好转。但附桂麻芪温补发越，加重虚阳上浮外越之势。同时因附桂麻芪温燥伤津，加重了虚火上旺状态，两阳相合故上火明显，影响了进一步治疗。易上火的根本原因在于患者并不是单纯的阴虚、阳虚，而是阴阳俱不足，提示之前我没有认清患者的整体病机。治疗的重点应该在里而不在表，扶正应重于祛邪，以扶阳为主不忘阴阳兼顾。二诊弃用麻黄附子细辛汤、玉屏风散、桂枝汤改用四逆汤与潜阳丹、封髓丹配合，身痛继续减轻，同时"上火"症状也逐渐消失。

二诊方药为什么效果好，副作用少？要全面回答这个问题，还必须对四逆汤、潜阳丹、封髓丹组方和主治功效进行细致分析。四逆汤为辛甘化阳、救逆回阳之峻剂，主治伤寒少阴寒化证。但不专为少阴立法，而上、中、下三部之法俱备。郑钦安曾说："此方功用颇多，得其要者，一方可治数百种病，因病加减，其功用更为无穷。余每用此方救好多人，人咸目余为姜、附先生。"是郑氏能透过表面现象，而洞达致病之源，俱由于阳气虚、阴寒盛所引起，故虽无《伤寒论》原文所列典型少阴病厥逆、下利、恶寒、但欲寐、脉微细的脉症，亦以四逆汤施治而辄效。麻黄附子细辛汤治疗少阴病反发热脉沉者，系少阴与太阳同病，里阳虚而外寒束，故以发表温经、表里两解之治，系取其温经散寒的作用。治寒邪入里，表里同病，其效果常常出于意外。

临床常有表里同病的情况发生，在这种情况下，先治表，还是先治里，或是表里同治？

《伤寒论》第91条论述:"伤寒,医下之,续得下利,清谷不止,身疼痛者,急当救里;后身疼痛,清便自调者,急当救表。救里宜四逆汤,救表宜桂枝汤。"第92条:"病发热头痛,脉反沉,若不差,身体疼痛,当救其里。四逆汤方。"这两条就是专论表里同病时表里先后处理原则的。郝万山教授认为,张仲景区别不同情况,采取了3种不同的处理原则。①表证兼里实:一般原则是先发汗解表,待表邪解除之后,再议攻下里实。如果不遵循这一原则,而先行攻下,因为在运用攻里药物的时候,往往将正气引向体内,在里的实邪虽然可能被驱除出体外,但表邪随着正气趋向体内,必然随之内陷,传于何经,陷于何脏,难以预料,于是就容易使病情失控,使病情更加复杂。此即"本发汗",即表里同病本应先发汗的病证。正如第106条"太阳病不解,热结膀胱,其人如狂,血自下,下者愈。其外不解者,尚未可攻,当先解其外。外解已,但少腹急结者,乃可攻之,宜桃核承气汤"所论的"其外不解者,尚未可攻,当先解其外。外解已,但少腹急结者,乃可攻之"就是先表后里的典范。但如表里同病而里证急重,宜先用下法急去实邪。待里实解除之后,若表证仍在,再议发汗。此时若不迅速攻下里实,便可能出现阴液枯竭、邪盛正衰、气机阻绝的结果。所谓"本先下之"的病证即属于这种情况,如第124条"太阳病六七日,表证仍在,脉微而沉,反不结胸,其人发狂者,以热在下焦,少腹当鞭满,小便自利者,下血乃愈。所以然者,以太阳随经,瘀热在里故也,抵当汤主之"所论之"瘀热在里"而"表证仍在"的病证,由于其人发狂,病情急重,故不解表而径投抵当汤攻里。后世温病学家在临床实践中对这一原则有很多发挥。对于里证急重的表里同病,如果拘泥于先表后里的常法,先行发汗解表,那就可能会贻误病情,更伤津液,导致正虚邪盛,所以就有温病下不厌早的说法。而《伤寒论》常常强调先表后里,故又有"伤寒下不厌迟"的认识。②表证兼里虚:太阳表证兼少阴阳虚寒盛之里证,其临床表现有身体疼痛等表证,又有下利清谷,完谷不化之里证。应当迅速投四逆汤急救回阳,否则便有阳亡阴脱的危险。又因为解表药物是通过正气来发挥作用的,如果正气先虚,即使服用解表药,正气也无力运药而达不到发汗解表的效果。如果服四逆汤后,脾肾之阳回复,下利停止,而身体疼痛等表证未罢者,应立即用解肌祛风、调和营卫的桂枝汤治其表证,否则里虚初复,表邪仍会有内传的可能。后世的医学家用"实人伤寒发其汗,虚人伤寒建其中"来概括表证兼里实和表证兼里虚的两种不同证候的处理方法,可以说是简明扼要。当然也有急者先治,缓者后治的原则,应当和上述原则结合起来应用。后世医学家在治疗表里同病的时候,有不少发展。如对表证兼里实者,有的采用了解表攻里双解法;对表证兼里虚者,有的采用了助阳解表、滋阴解表、益气解表、养血解表等表里同治的方法,并创制了许多名方。这都是值得借鉴和学习的。③表里同病:表证、里证病机关系密切或里证非大虚大实证多可表里同治,如表证兼里热的大青龙汤证、表证兼里有水饮的小青龙汤证,均为表里证的病机关系密切,而里证皆非需要大补的虚证或者大泻的实证,皆表里同治。又如第34条的葛根芩连汤证(太阳病,桂枝证,医反下之,利遂不止,脉促者,表未解也,喘而汗出者,葛根黄芩黄连汤主之)、第163条的桂枝人参汤证(太阳病,外证未除,而数下之,遂协热而利,利下不止,心下痞鞭,表里不解者,桂枝人参汤主之)、第301条的麻黄细辛附子汤证(少阴病,始得之,反发热脉沉者,麻黄细辛附子汤主之)、第302条的麻黄附子甘草汤证(少阴病,得之二三日,麻黄附子甘草汤,微发汗。以二三日无证,故微发汗也)均为表里同病,里证非大实大虚,也皆表里同治。但第92条"病发热头痛,脉反沉,若不差,身体疼痛,当救其里,宜四逆汤",虽然证属太少两感,少阴里证也仅仅是脉沉,并没有下利清谷、手足厥冷等严重的里虚寒证的临床表现,为什么也要先"救其里,宜四逆汤"呢?这是因为"若不差"三字,提示在此前已经用过麻黄细辛附子汤和麻黄附子甘草汤治疗而仍然不瘥,也就是说,此证表里同病,里证虽然不是大虚证,但是用过温经发汗表里同治的方法以后,病情并没有缓解,这就说明里虚的程度相对比较严重,在这种情况下,就要先补其里,而不再表里同治了。可见对于表证兼里虚的病证,尤其应当注重里虚的治疗。

本案虽表里同病,经麻黄附子细辛汤表里同治后关节疼痛、恶风有所好转,但出现咽痛,口干,面部新长痤疮,大便秘结加重,"上火"症状明显,再查舌胖大淡红,质嫩,苔白偏少,脉弦细。考虑患者在阳虚寒滞的基础上同时存在阴血亏虚,阴虚火旺的状态。属表有寒滞,里为阴阳两虚,表里同病而里虚严重,治予温阳散寒,滋阴清热,潜敛浮阳为法,更方为四逆汤合潜阳封髓丹加味,这就是充分遵循《伤寒论》第91条和第92条的精神实质处理疾病的表里关系。

资料记载,封髓丹一方,最早见于元代许国祯编纂的《御药院方》一书"补虚损门"中。原文:"封髓丹:降心火,益肾水。黄柏三两,缩砂仁一两半,甘草二两。上药捣罗为细末,水煮面糊稀和丸如桐子大,每服五十丸,用苁蓉半两,切作片子,酒一大盏,浸一宿,次日煎三四沸,滤去滓,送下,空心食前服。"《删补名医方论》引赵羽皇的话说:"若缩砂仁者,以其味辛性温,善能入肾,肾之所恶在燥,而润之者惟辛,缩砂仁通三焦达津液,能内五脏六腑之精而归于肾。"《黄帝内经》中说:"肾苦燥,急食辛以润之,开腠理,致津液,通气也。"《本草纲目》中说:"肾恶燥,以辛润之,缩砂仁之辛,以润肾燥。"可以这样认为,水不足则燥,水足则润,方中砂仁之功在于润肾燥,纳气归肾。那么"益肾水"也与"润肾燥"同义,只不过砂仁辛润肾燥是通过辛散温通、布气化液而完成,与地黄类药直补肾水截然不同。《医宗金鉴》有"封髓丹为固精之要药"赞语。清代医家郑钦安更是难掩对此方的喜爱,他在《医理真传》中说:"此一方不可轻视,余常亲身阅历,能治一切虚火上冲、牙疼、咳嗽、喘促、面肿、喉痹、耳肿、面赤、鼻塞、遗尿、滑精诸症,屡获奇效,实有出人意外,令人不解者。余仔细揣摩,而始知其制方之意重在调和水火也。至平至常,至神至妙,余经试之,愿诸公亦试之。"而当代中医界特别是高等医药院校教材,似很少论及封髓丹一方。而后学们对郑氏的"调和水火"、治疗"虚火上冲"诸论述也无法真正理解。我认为,此方并无那么神秘,要领会通透它的功效只需以方测证,用中药学语言解读它,其义自明。重点应明确砂仁在处方中的作用,砂仁并无益肾水的功效,如果说辛散的药能益肾水,那中药教科书的药物岂不要重新分类了?我认为封髓丹既能治虚火上冲,也可治实热内炽,就是一首清热泻火的方剂。由于方中清热药不杂,无大队苦寒碍胃之品,同时更有温中健胃的砂仁辅佐,甘草调和诸药兼补中健脾,特别适合郑钦安时期中国人脾胃虚弱的普遍身体素质,对于属脾虚兼火热者再合适不过,故而被郑氏喜爱而大加推崇。总之,封髓丹的适应证病机就是热邪内炽兼脾胃虚弱。只要是脾胃虚弱,又兼体内火热见症,无论虚火还是实火,均可单独使用封髓丹或联合使用封髓丹进行治疗。而砂仁此药,药性辛、温,归于脾、胃、肾经,属于化湿开胃、温脾止泻、理气安胎的药物,有温中暖肾,助力气化之功,其实与丁香、豆蔻、肉桂等辛温燥湿药的功效相似。我认为砂仁因其药性辛温燥烈,对于脾胃虚弱偏寒之人殊为对证,但对于脾阳不弱、阴血津液不足和湿热壅滞之人,还须减少剂量或弃用。

潜阳丹出自清代郑钦安《医理真传》,由砂仁、附子、龟板、甘草4药组成。郑钦安认为砂仁辛温,能宣中宫一切阴邪,又能纳气归肾。附子辛热,能补坎中真阳,真阳为君火之种,补真火即是壮君火也。况龟板一物,坚硬,得水之精气而生,有通阴助阳之力,世人以利水滋阴目之,悖其功也。佐以甘草补中,有伏火互根之妙,故曰潜阳。本方不似四逆汤用干姜,而是以姜汁炒砂仁,以求潜阳纳气,而不易伤精耗气。附子、西砂之辛,合甘草之甘,辛甘化阳。龟板得水之精气而生,至阴之物,有通阴助阳之力,能引阳入阴,与童便、猪胆汁有异曲同工之妙。郑钦安认为潜阳丹体现纳气归肾之法,从上述论述中可以知道郑钦安视潜阳丹为与四逆汤同类的温阳立法方剂,温法赖砂仁、附子、甘草以实现,脾肾双温,龟板、甘草有引阳入阴的功效。以方测证,我认为潜阳丹有治疗阴阳两虚,阴盛格阳,虚阳不潜以及弱阳不藏,阴虚火旺之双重功用,其奥妙全在药物剂量的变化。按照郑钦安的认识龟板有通阴助阳之力,能引阳入阴,与童便、猪胆汁有异曲同工之妙。我认为更重要的是用其滋阴补肾潜镇之功,只有肾阴充足才有能力潜敛虚火,实现"阴在内阳之守也"的功用。砂仁、附子、甘草温扶脾肾虚阳,阳气旺盛才能对抗盛阴,利于浮阳归位。砂仁、附子、甘草和龟板、甘草两组药物相伍可双补阴阳,邪去正复,阴阳相合,水火既济。

本案患者症见大便秘结,舌质嫩,苔少,脉弦细,提示存在阴血亏虚的因素。阴血亏虚则阳气亢越,出现阴虚火旺的现象。需要强调的是,本案出现火热症状的机制为阴阳两虚基础上的虚阳外浮和阴虚阳亢两种因素交织。前者是虚阳被盛阴(阴寒邪气)格拒不得入于阴(正常阴精)而浮游于外,治疗只需扶阳抑阴,潜敛浮阳即可,主要运用温阳法;后者为阴虚不制阳,是阴虚火旺证,应该使用滋阴降火法。所以二诊方的治疗既有扶助阳气的附子、干姜、肉桂、砂仁、炙甘草、黄芪"益火之源,以消阴翳",使虚阳回归其位;又有滋阴补血益精的熟地(代替龟板)"壮水之主,以制阳光",消除虚热,配合清热泻火的黄柏清解亢越的虚火,如此治疗阴阳兼顾,正邪并治,寒热同调,疗效明确。

中医治病,强调"治病必求于本","本"即阴阳,要求医者无论是诊断、辨证首分阴阳。阴阳是哲学的概念,疾病的阴阳看似复杂,其实就是病性、病位,也就是寒热、表里、虚实。中医用不同辨证论治方法辨治疾病,只是用不同的中医理论和术语来说理罢了,最终都是要落实到病性、病位的。疗效的高低就是看医生对疾病寒热、表里、虚实辨识与治疗的准确性。寒热不清,开口动手便错,虚实不明,犯虚虚实实错误,表里不分,处方用药无的放矢。从本案的诊治过程,读者应该能有所体悟吧!

三十八、失眠、五心烦热案
——云南名医姚贞白先生的十九个逍遥散加减方

陈某某,女,45岁。

2018年7月3日,一诊。

主诉:失眠、五心烦热1年。

现病史:1年来无明显原因睡眠不佳,每晚仅入睡3个小时,伴五心烦热,月经紊乱,乳房胀痛,口苦,餐后胃胀不适,口中流涎夜甚,便稍溏,纳尚可,乏力眼花,腰酸困重,舌暗红,苔薄白腻,脉滑细数。

既往史:慢性胃炎史10年。过敏史:无。

体格检查:BP130/70mmHg,一般可,心肺阴性,上腹正中轻压痛,肝脾未扪及。

实验室检查:2017年胃镜检查示"慢性非萎缩性胃炎"。

西医诊断:围绝经期综合征。

中医诊断:不寐;绝经前后诸证。

证型:肝旺脾虚、湿热扰神。

治法:疏肝健脾、清热化湿。

方药:丹栀逍遥散加减。

> 丹皮15g、栀子10g、茵陈15g、柴胡10g、当归15g、白芍15g、菊花10g、白术10g、茯苓15g、佛手15g、郁金15g、丹参15g、神曲15g、甘草6g,3剂,每剂药服2天,每天服3次。

2018年7月10日,二诊。服药后每晚可入睡5小时左右,五心烦热,乳房胀痛明显减轻。余症变化不明显,舌脉同前见。药证相符,原方基础上加大益气养阴力度。

> 丹皮15g、栀子10g、茵陈15g、柴胡10g、黄芪30g、女贞子30g、当归15g、白芍15g、菊花10g、白术10g、茯苓15g、佛手15g、郁金15g、丹参15g、神曲15g、甘草6g,3剂,每剂药服2天,每天服3次。

2018年7月20日,三诊。睡眠恢复正常,余症也基本消失,舌脉同前。要求巩固治疗,二诊方继服6剂。

按:绝经前后诸证,中医治疗习惯从肝肾阴虚论治,虽多有效验,然无效者也不少,究其原因,诚如云南名医吴佩衡所言"医者,苟执一法,鲜有不失且误也"。我恒信中医论治一切疾病当以辨证论治为依据,谨守病机,随证治之。该患者除主症失眠外,以乳房胀痛、烦热、口苦症见,肝郁化火可知;虽有五心烦热但未见舌红、少苔、口干、便秘等阴津亏虚表现,故主非肝肾阴虚证;更有便溏、流涎、上腹不适为脾失运化之明证;口苦、苔腻是湿浊夹热之象。四诊合参,证属肝胆郁热,脾虚湿滞。虽有乏力、腰酸困重,类似"虚证",但也不尽为然,湿邪困阻经脉、阻滞气机也可见到此类表现。医者切不可学盲人摸象,一叶障目,不见森林。即使有轻度肾虚证,亦属次要矛盾。故给予疏肝健脾,清热化湿为法。3剂得效说明辨证不忒。二诊气机稍畅,湿邪渐化,热邪得清,可加大扶正力度,故原方加入黄芪、女贞益气养阴,标本兼治。

本案所用"丹栀逍遥散"是《校注妇人良方》记载的"加味逍遥散"的别名。逍遥散出自宋代《太平惠民和剂局方》。加味逍遥散是在逍遥散的基础上加丹皮、栀子而成,故又名丹栀逍遥散、八味逍遥散。因肝郁血虚日久,则生热化火,此时逍遥散已不足以平其火热,故加丹皮以清血中之伏火,除热蒸,炒山栀清肝热,除烦躁。本方养血健脾,疏肝清热,主治肝郁血虚,内有郁热之潮热晡热,烦躁易怒,或自汗盗汗,或头痛目涩,或颊赤口干,或月经不调,少腹胀痛,或小便涩痛,舌红苔薄黄,脉弦虚数等病证。本方冠时方之名而有经方之质,凡肝血不足,脾失运化相关的血亏、脾弱、气滞、湿困、肝火诸证,无论妇男老幼均可加减使用,临床疗效显著,绝不是所谓"四平八稳的调理方",是我临床喜用的方剂之一。灵活加减或合方使用更可以扩大该方的应用范围,屡起沉疴。本书有几个医案即以该方为主方,读者宜前后互参,切不可以其非经方轻视之。

云南四大名医之一姚贞白先生及其女姚克敏主任医师以擅用逍遥散闻名昆滇,形成了"以阴阳气血为整体,以气化原理为辨证线索,因地、因人、因时为治疗特点"的学术风格。其于妇科诸疾之诊治,尤重肝脾冲任之机转权变,析理精透,法有常变,医理处方时有创新。姚派以肝脾冲任为辨证机要,结合妇女以血为主、善感而多郁的性格特点,从"运转机枢"的治法着眼,用逍遥散一方广治多种妇科病证。姚派认为此方之所以命名曰"逍遥",乃在于它能畅达肝木,遂其曲直之性,使木郁达之。该方调理肝脾而以柔肝、养肝、疏肝为中心,全方药物性味平和,轻灵舒缓,寓四君、四物气血双补之妙,无党参、熟地滋腻之弊;有四逆散疏肝理气之功,却无枳实峻烈破气之性;行而不破,补而不壅,行中有补,补中有清,寄补益之意于调和之中。其养血柔肝,使肝体得以滋涵;健脾和营,让木气得以培养;疏肝解郁,令木气得以调达;达到木疏土运,肝平脾旺,气血顺畅,冲任调和的目的。故凡因七情内伤,肝郁气滞,肝郁血虚,肝脾不和所致之月经不调、痛经、闭经、崩漏、带下、不孕以及胎前产后诸疾,皆可以本方为基础化裁。姚贞白老中医在该方基础上,去烧生姜加牡丹皮、栀子、香附,组成姚氏逍遥散。余敏主任认为,姚派在逍遥散基础上加入香附、牡丹皮、栀子3味,实则与姚氏医学流派中"女子多郁火,气结百病生""女子以血为本,以气为动"等理论相呼应。方中柴胡疏肝解郁,调气清热,通达表里,能顺遂肝木伸展之性,使木得条达;香附行气解郁,调经止痛,《滇南本草》载:"香附……调血中之气也……开郁气而调诸气……忧郁开而疾病不生,开郁调气要药,女人之至宝也。"两药合用,疏肝行气解郁,共为君药。白芍养血调经,柔肝止痛,滋养营血,其味酸,能敛过盛之肝气;当归补血和血,调经止痛,能涵养肝血,滋养肝阴,两药合用,能养血和营敛阴,滋润肝木,且与柴胡、香附为伍,气血兼顾,气机得疏,阴血得养,气血同调;白术、茯苓健脾益气,培育中土,使气血生化有源,土旺木达,木气得升,气机通畅,升降有节,既有补中理脾之功,又有补土生金以平肝木之意,共为臣药。牡丹皮、栀子清三焦烦热,能泻肝郁日久之郁火;薄荷疏散气郁,透达郁热,一泻一散,清透郁热,为佐药。甘草甘缓和中,调和诸药,为使药。诸药合用,共奏疏肝理气解郁、健脾养血调经之功。

在长期的临床实践中,姚派总结、创立了"二至逍遥散""五子逍遥""二核逍遥散""香乌逍遥散""四物艾附逍遥散""甘麦逍遥散"等十九个逍遥系列经验处方,进一步扩大了逍遥散的使用范围,广泛应用于妇科临床,成为以妇科为特色的云南省中医著名学术流派之一。学习姚派医学相关理论和经验,对于我们继承、发扬云南地方特色中医学术流派,加深对逍遥散这一古代中医名方的理解和运用具有积极的意义。

兹将云南姚派逍遥散及加减方组成及运用附列于下,以供读者学习运用。

(1)姚派逍遥散:牡丹皮 10g,炒栀子 10g,醋柴胡 10g,醋香附 15g,当归 10g,炒杭白芍 10g,麸炒白术 10g,茯苓 15g,薄荷 6g^(后下),甘草片 3g。

(2)丹参逍遥散:加紫丹参、益母草、荔枝核,治肝郁血瘀之经闭、崩漏、子宫内膜异位症。

(3)养阴逍遥散:加地骨皮、青蒿、炙鳖甲,治肝阴不足,潮热虚烧,烘热汗出之更年期综合征、产后血虚劳热等。

(4)寄生逍遥散:加桑寄生、续断、千张纸,治气血冲任不调,肝肾不足之痛经、闭经、崩漏、不孕。

(5)黄白逍遥散:加炒黄芩、白薇、薏苡仁、莲须,治湿热下注,带浊淋漓。

(6)二至逍遥散:加女贞子、旱莲草,滋养肝肾,滋助冲任,调理气血,治月经先期、月经后期、月经先后不定期、经间期出血、崩漏等。

(7)荆防逍遥散:加荆芥、防风治血虚风袭,湿邪内蕴所致的肌肤作痒,带下阴痒诸症。

(8)元麦逍遥散:加白元参、麦冬,治津液不足,经期阴虚血虚感冒。

(9)胶艾逍遥散(止血逍遥散):加艾叶、阿胶,治血虚宫寒,月经过多,经期延长,崩漏。

(10)五子逍遥散:加女贞子、菟丝子、茺蔚子、覆盆子、车前子,治肝脾不足、冲任失养之月经后期、闭经、月经过少、不孕等。

(11)香砂逍遥散:加木香、砂仁,治月经不调,肝木犯胃,胃脘痞满,气滞纳差。

(12)香乌逍遥散:加香附、乌药、炒艾叶,治宫寒气滞、痛经等。

(13)桂附逍遥散:加官桂、附片,治肝阳不振,下焦寒湿之痛经、带下,宫寒不孕。

(14)黄芪逍遥散:加黄芪,治冲任不调,气虚不摄之经期延长、月经先期、经间期出血。

(15)二核逍遥散:加橘核、荔枝核、川楝子、炒小茴,治肝郁气滞,痰湿不化、胞脉不疏,乳络不通之乳房疼痛、乳癖、癥瘕。

(16)苏核逍遥散:加苏木、荔枝核,治气机郁滞,胞脉不疏,痰瘀留阻之月经后期、闭经、不孕、痛经、癥瘕。

(17)桃红逍遥散:加桃仁、红花,治癥结形成之痛经、闭经、癥瘕。

(18)甲珠逍遥散:加甲珠、蒲公英、王不留行、青皮,治肝气郁滞,乳络不疏,乳汁不下之乳结、乳癖、乳痈。

(19)四物艾附逍遥散:加艾叶、香附、熟地、川芎,治冲任虚寒,肝血亏虚之月经量少,停经、闭经。

三十九、慢性乙型肝炎案
——治疗肝病须处理好肝脾、气血、正邪关系

汤某某,女,45 岁。

2018 年 11 月 13 日,一诊。

主诉:发现"乙肝病毒感染"5 年。

现病史:5 年前偶然检查发现"乙肝病毒阳性",诊为"慢性乙型肝炎(小三阳)",多年未系统诊治。最近感疲倦乏力,欲服中药"调理"。同时伴睡眠稍差,余无特殊不适,舌淡红,苔薄白,脉弦数。

既往史:无特殊异常。过敏史:无。

体格检查:无异常体征。

实验室检查:HBV-DNA6.877×10^6IU/ml,肝功无异常。

西医诊断:慢性乙型肝炎。

中医诊断:虚劳。

证型:气阴两虚、肝郁化热。

治法:益气养阴、疏肝清热。

方药:贞芪丹栀逍遥散加味。

> 黄芪 30g、女贞子 30g、柴胡 10g、枳壳 15g、佛手 10g、党参 30g、白术 15g、茯苓 15g、白芍 15g、丹参 15g、郁金 15g、栀子 10g、茵陈 10g、合欢皮 15g、甘草 6g,10 剂,每剂药服 2 天,每天服 3 次。

2018 年 12 月 17 日,二诊。服药后自觉精神及睡眠好转,余无特殊不适,原方去合欢皮继服。

> 黄芪 30g、女贞子 30g、柴胡 10g、枳壳 15g、佛手 10g、党参 30g、白术 15g、茯苓 15g、白芍 15g、丹参 15g、郁金 15g、栀子 10g、茵陈 10g、甘草 6g,60 剂,每剂药服 2 天,每天服 3 次。

2019 年 4 月 6 日,三诊。自觉精神好,余无特殊,舌淡红,苔薄白,脉弦细。二诊方继服 90 剂,每剂药服 2 天,每天服 3 次。

2019 年 11 月 9 日,四诊。无任何不适。复查 HBV-DNA1.0×10^6IU/ml,肝功无异常。

按:很多乙肝病毒感染者无明显症状,常在体检时发现病毒感染,也无肝功能异常,仅 HBV-DNA 增高。不少患者不愿意用西药治疗求治于中医,部分人无证可辨,对这类人群如何辨治呢? 实际上认识和处理好肝脾、气血、正邪关系是治疗的重点。

肝主疏泄,脾主运化;肝藏血,脾生血统血。因此,肝与脾的关系主要表现为疏泄与运

化、藏血与统血之间的相互关系,具体体现在脾胃和血液两个方面。①消化方面:肝主疏泄,分泌胆汁,输入肠道,帮助脾胃对饮食物的消化吸收。所以,脾得肝之疏泄,则升降协调,运化功能健旺。所以《医碥·五脏生克说》指出:"木能疏土而脾滞以行。"《读医随笔·升降出入论》论述:"脾主中央湿土,其体淖泽……其性镇静是土之正气也。静则易郁,必借木气以疏之。土为万物所归,四气具备,而求助于水和木者尤亟……故脾之用主于动,是木气也。"总之,肝之疏泄功能正常,则脾胃升降适度,脾之运化也就正常了。所谓"土得木而达"。脾主运化,为气血生化之源,脾气健运,水谷精微充足,才能不断地输送和滋养于肝,肝血充足才能得以发挥"体阴用阳"的正常功能,所谓"木赖土以培之"。所以《医宗金鉴·删补名医方论》说:"肝为木气,全赖土以滋培,水以灌溉。"《程杏轩医案辑录》也说:"木虽生于水,然江河湖海无土之处,则无木生。是故树木之枝叶萎悴,必由土气之衰,一培其土,则根本坚固,津液上升,布达周流,木欣欣向荣矣。"②血液方面:血液的循行,虽由心所主持,但与肝、脾有密切的关系。肝主藏血,脾主生血统血。脾之运化,赖肝之疏泄,而肝藏之血,又赖脾之化生固摄。脾气健运,血液的化源充足,则生血统血功能旺盛,则肝血充足,肝有所藏,方能根据人体生理活动的需要来调节血液的流向,使各器官组织发挥生理功能,此即《素问·五脏生成》所论:"故人卧血归于肝,肝受血而能视,足受血而能步,掌受血而能握,指受血而能摄。"此外,肝血充足,则疏泄正常,气机调畅,使气血运行无阻。所以肝脾相互协作,共同维持血液的生成和循行,维持各部生理功能。肝与脾在病理上的相互影响,也主要表现在饮食水谷的消化吸收和血液贮藏、流向、功能发挥方面,这种关系往往通过肝与脾之间的病理传变反映出来。或为肝病及脾,肝木乘脾(又名木郁乘土)而肝脾不调,肝胃不和;或为脾病传肝,土反侮木,成土壅木郁。

关幼波教授系我国现代著名中医学家,对病毒性肝炎的治疗独树一帜。他在《关幼波临床经验选》中论述治疗慢性乙型肝炎的经验为:①首辨病位。由于肝与脾在生理病理上的紧密联系,西医学所言的肝炎在中医学范畴往往是肝脾同病,故张仲景在《金匮要略》说:"见肝之病,知肝传脾,当先实脾。"但临床表现上肝病、脾病在先后、轻重上会有区别。诊疗时当先分辨肝脾病证孰轻孰重、孰因孰果。②次辨湿热轻重。湿热证见纳呆,恶心,呕吐,厌油腻,发热心烦,尿黄尿少。若湿重于热,兼见头身困重、腹胀、便溏、舌苔白腻、脉弦滑,治当以利湿为主,兼以清热,可用茵陈五苓散加减;若热重于湿,兼见口渴、烦躁、舌苔黄腻、脉弦数,治当以清热为主,兼以利湿,可用茵陈蒿汤加减;若湿热并重,当以清热利湿,兼以解毒泻火,方用茵陈栀子银花汤加减。③三辨在气在血。关教授认为病毒性肝炎"有黄湿热较重,无黄湿热较轻",有黄是湿热入于血分,瘀阻血脉,蕴毒生痰,瘀阻血络,熏蒸肌肤而发黄疸,在治疗上清利宜重,偏于治血;无黄是湿热入于气分,胆汁尚能循常道而泄利,故不出现黄疸,在治疗上清利宜轻,偏于治气。实际上气与血互相关联,难以截然分开,无黄只是偏于气分,并非完全不入血,故仍稍佐治血。在临床上常可见到开始为无黄,由于治疗不及时,正气虚衰,正不抗邪或复感外邪,湿热久蕴而入血,瘀阻血分,仍可出现黄疸。相反如果治疗及时,正气渐复,正胜邪却,湿热由血透气病情减轻,疾病向愈。④四辨邪正关系。注意以下三原则:a.邪实正不虚阶段当重祛邪。《素问·评热病论》说:"邪之所凑,其气必虚。"可知平素体健正气旺盛的人，一般不会感邪患病，即使因一时之虚，湿热之邪内侵而发病者，由于正气能拒邪于卫分或气分，而形成正盛邪实证型，在治疗上应以祛邪为主。若兼有表证时要在解表的基础上佐以退黄之法，使在表之邪迅速透达，以免湿热缠绵入里，酿成大患。祛邪可选用解表、利尿、通下、清热、解毒、活血、化痰等法。祛邪即是扶正，重在清热解表，佐以化湿，使在表之邪迅速透达，以免缠绵久羁。b.邪实正虚阶段当攻补兼施。一般来讲，正虚的原因有两种，一是素体虚弱，一是因病致虚。正虚是导致外邪深入机体的内在因素。如果内侵之邪过盛，就形成正虚邪实的证型，此时往往病情较重，治疗起来也较困难。在这种情况下，如果单纯补虚则可碍邪，反之若单纯祛邪则将更损其正。故在邪实明显时治疗以祛邪为主，佐以扶正；在正虚严重时，治疗以固本为主，辅以祛邪。重要的是，本阶段一定要牢记"祛邪不忘扶正，扶正勿忘祛邪"的原则。c.正虚邪衰则当以扶正为主。正气虚弱，除上述两种原因外，还有在治疗过程中因过用泄热、通利、攻下以及破气、破血之剂，病邪虽减，正气大伤，此乃因治疗不当而致虚。在正虚为主的情况下，或体内尚有少量余邪，或复感少量外邪，形成虚多邪少证型，主要以扶正固本为治法，令其气血充足，阴阳调和，脏腑功能旺盛，即使体内有少量余邪也必将会由于正气的恢复而消除。这就是中医学"扶正以祛邪"的原则。但在具体运用上，也不排除根据临床见证，在不损伤正气的情况下，辅佐一些祛邪之品，这样可达到正复邪尽的目的。学习关教授的相关经验，为我们辨治病毒性肝炎拓展了思路。

我认为，慢性乙型肝炎其病机主要为病毒缠绵久居肝脏，毒热耗伤肝之阴血，肝阴血不足，不仅易内生火热，还加重肝失疏泄。肝病传脾，脾气亏虚，运化失职，水湿内生，精微失布，湿浊郁结，湿郁化热，热久酿毒，形成恶性循环。我治疗该类患者多以疏肝理气，清热解毒，健脾化湿，益气养血为治法，用方多选贞芪丹栀逍遥散加味，随证加入丹参、佛手、郁金、茵陈、垂盆草、鸡骨草、田鸡黄等药物以助和血、开郁、解毒、利湿、散黄，证之于临床，疗效和缓而作用持久，若能动态调整坚持治疗半年以上，确有降低病毒载量、改善病情、提升身体素质的疗效，各位读者勿以平常方药轻视之。

治疗慢性病毒性肝病，医者谨守病机，动态调整，患者树立信心，坚持治疗，久久为功，必建其功。

四十、肝癌肾转移水肿黄疸案

——辨识主症,以症寻机;谨守病机,各司其属

颜某某,男,48岁。

2016年9月18日,一诊。

主诉:双下肢水肿、全身黄染、腹胀3个月。

现病史:患原发性肝癌并肾转移,靶向治疗后。双下肢重度水肿,全身发黄,胁腹痞满胀闷,纳少,舌淡白,苔薄黄腻,脉沉滑略数。

体格检查:全身皮肤、巩膜黄染,右胁下可扪及肿块,坚硬不移。双下肢重度水肿。

实验室检查:尿蛋白(++++)。

西医诊断:原发性肝癌并肾转移。

中医诊断:水肿、黄疸。

证型:肝胆湿热,水瘀互结。

治法:清利湿热,利水散瘀。

方药:二金三甲散合四苓散合五皮饮加减。

> 海金沙20g、鸡内金15g、炙鳖甲30g、炮山甲6g、牡蛎30g、泽泻10g、猪苓15g、茯苓30g、炒白术10g、茯苓皮15g、生姜皮10g、桑白皮15g、大腹皮15g、陈皮10g,40剂,每天服药1剂,每天服3次。

2016年11月2日,二诊。下肢水肿及胁腹痞胀明显减轻,黄疸稍减轻,仍小便不利,纳少,肠鸣,腹胀。舌淡白,苔薄黄,脉滑。此为脾胃虚弱,湿热阻滞,气滞水停,治以健脾和胃,清利湿热,利水消肿,行气散结为法,方用中满分消丸合二甲散。

> 厚朴20g、炒枳实10g、黄连5g、茵陈10g、炒白术10g、生姜10g、茯苓30g、猪苓10g、泽泻10g、炙鳖甲30g、炮山甲6g、西洋参8g、甘草6g,60剂,每天服药1剂,每天服3次。

2017年2月15日,三诊。水肿基本已消,胁腹痞胀明显减轻,黄疸减退,自汗盗汗,精神稍差,纳眠可,二便调,舌淡红,苔薄黄腻,脉细。复查尿蛋白(++)。为脾虚湿热,气虚失摄证,治以健脾益气,化湿清热,收敛止汗为法,方用香砂连朴饮合参芪龙牡散加味。

> 广木香6g、砂仁10g、炒白术10g、茯苓30g、陈皮10g、黄连5g、厚朴20g、西洋参6g、黄芪30g、炒龙骨30g、炒牡蛎30g、茵陈10g,30剂,每天服药1剂,每天服3次。

2017年3月19日,四诊。自汗盗汗已止,双下肢轻度水肿,呃逆嗳气,舌淡红苔薄黄,

脉滑。右胁下肿块变小,切之由坚变韧。证属水瘀互结,肝胆郁热,以利水散瘀,清热散结为法,二金三甲散合四苓散。

> 鸡内金 15g、海金沙 20g、炙鳖甲 30g、牡蛎 30g、炮山甲 6g、猪苓 10g、茯苓 30g、泽泻 10g、炒白术 10g、赤芍 10g、郁金 20g、茵陈 10g,90 剂,每剂药服 2 天,每天服 3 次。

2017 年 10 月 18 日,五诊。上诊服药至今未间断,现黄疸已完全消失,下肢不肿,胁腹部无痞胀,精神好,双侧乳房胀痛,触及硬结,压痛,近月又有汗出,舌淡红,苔薄白,脉弦细。此为气滞血瘀,气虚失摄,治以疏肝散结,益气敛汗,方用疏肝消瘰丸合黄芪龙牡散。柴胡 10g、酒白芍 10g、枳实 10g、青皮 10g、香附 10g、郁金 15g、浙贝 20g、炮山甲 6g、玄参 15g、煅龙骨 30g、煅牡蛎 30g、黄芪 30g、西洋参 6g、当归 6g、夏枯草 10g,30 剂,每剂药服 1 天,每天服 3 次。

2017 年 11 月 20 日,六诊。乳房已无肿痛,下肢轻度水肿,便秘,大便时下鲜血,舌淡红,苔薄黄,脉弦细。此为水瘀互结,热伤血络,以清热利水,凉血散瘀为法,方用茵陈四苓散合赤小豆当归饮合三甲散。

> 茵陈 10g、猪苓 10g、茯苓 20g、泽泻 10g、炒白术 10g、赤小豆 20g、当归 10g、炙鳖甲 30g、炮山甲 6g、牡蛎 30g、炒槐花 10g、地榆炭 15g、火麻仁 10g,20 剂,每剂药服 1 天,每天服 3 次。

2017 年 12 月 11 日,七诊。便血、便秘已无,下肢轻度水肿,乏力汗出,纳眠可,二便调,舌淡红,苔薄黄,脉滑数。证属湿热气虚,水瘀互结,治以清利湿热,益气敛汗,利水散瘀,方用栀子柏皮汤合茵陈四苓散合黄芪龙牡散。

> 栀子 6g、黄柏 15g、茵陈 10g、猪苓 10g、茯苓 30g、泽泻 10g、炒白术 10g、黄芪 30g、煅龙骨 30g、煅牡蛎 30g、甘草 6g、三棱 8g、莪术 8g、浙贝 20g,90 剂,每剂药服 2 天,每天服 3 次。

2018 年 8 月 5 日,八诊。黄疸,腹胀均未反复,下肢轻度水肿,时有嗳气,纳眠可,二便调。右胁下肿块变小,质地变软。复查尿蛋白(++)。舌淡白,苔薄白,脉滑。此为脾虚肝郁,水瘀互结证,宜健脾疏肝,利水散瘀,方用疏肝消瘰丸治疗。

> 柴胡 10g、香附 10g、郁金 20g、枳实 10g、当归 6g、酒炒白术 10g、茯苓 30g、鸡内金 15g、金钱草 20g,60 剂,每剂药服 2 天,每天服 3 次。

按:该病案是我 2018 年 8 月到长沙跟诊国医大师熊继柏教授时记录的案例。熊教授教导我们:中医诊断疾病、治疗疾病的过程,实际上就是辨证论治的过程。疾病的发生、发展,演变千变万化,所谓"玄冥幽微,变化难极"。只有坚持辨证论治,临床时根据病位表里上下、病性虚实寒热、邪正盛衰,因证立法,依法而配方,随方而选药,真正贯穿理、法、方、药的基本步骤,才能以常测变,得心应手。

本案患者肝癌并肾转移,症状涉及多系统。初诊时熊教授抓住水肿、黄疸、胁腹痞胀 3 主症及其病机,合方治疗。二诊出现纳呆、小便不利,脾虚气化无力之象显露,故主方调整为中满分消丸健脾和胃,利水行气。三诊时气虚失敛证明显,治疗也调整为扶正为主。四诊时患者回复到原发病的主症及病机,故以利水消肿,清热散瘀之法持续治疗达半年之久。五诊、六诊时出现男性乳房发育、大便下鲜血等新主症,治法方药相应进行了转换。七诊时又回归至湿热内蕴、水瘀互结、肺脾气虚的基本病机与主症,因病情稳定,故相应的治疗也保持达8个月不变。八诊时基本病机未发生实质性变化,因体内湿热已明显消散,故治疗着眼点在于调和肝脾二脏,疏畅人体气血,补不足,损有余。

在本案中我们可以看到,患者尿蛋白初诊时为(++++),然而熊教授并未将此列为辨治的着力点,随着治疗的进行,尿蛋白逐渐减少。究其因,尿蛋白在本病的各个治疗阶段只属于从属地位的伴随症,属于疾病的次要矛盾,其发生的机制从属于主症的主要病机。只要选准了主症,抓住了主要矛盾进行治疗,作为蛋白尿的次要矛盾也必将随着主要矛盾的解决而自行缓解。

通过以上熊继柏教授对一例晚期肝癌并转移患者长达2年的诊治过程的记录,使大家可以对熊继柏教授在面对危重难治病时在主症确定、病机辨析、治则取舍,治法选择,处方用药等诊治关键节点的思维与方法进行学习,希望读者有所收获和启发。

附:国医大师熊继柏"抓主症"诊治恶性肿瘤疾病的临床经验

熊继柏(1942—)男,主任医师,教授,第三届国医大师。他从事中医临床工作六十年,从事中医高等教育事业三十多年,熟稔中医经典,临证经验丰富,谙熟方药,善于辨证施治,因证选方,因方用药。虽已年至八十仍门诊不辍,一号难求。他诊治的多是危重症和难治病,其中有大量的各型恶性肿瘤病患者,多数患者经熊教授诊治,病情稳定、好转,部分患者身体完全康复。我有幸拜入熊教授师门,得以跟师学习。现将熊继柏教授诊治恶性肿瘤疾病的临床经验介绍如下。

(一)抓主症,寻病机,随机施治

恶性肿瘤病就诊时多为疾病的晚期,又经手术、放化疗后,全身多个系统、组织器官受累。患者心理状态差、症状多、病情复杂。由于起病隐袭、病因不清、病程漫长、病位广泛、病性虚实相间、寒热错杂而使中医病机混杂不明,辨证思路难以厘清。常见部分医生治疗恶性肿瘤陷入对症治疗的困境,堆砌大量"抗癌"中药和名贵中药,导致处方越来越大,药价居高不下,患者承受了病痛和经济的双重压力。

熊教授诊治恶性肿瘤疾病,遵从《黄帝内经》"谨守病机,各司其属"的教导,从主症入手,以症寻机。抓准了疾病的主症,就如同理清了乱麻的线头,抽丝剥茧,疗效只待时日。在疾病某一阶段众多症状中,患者最痛苦,对患者危害最大,最能反映疾病本质,最能代表病机特征的症状就是主症。基于《黄帝内经》"司外揣内,司内揣外"的理论,抓准了主症,就为正确"辨证求因"奠定了基础。如果主症不明,或者抓主症欠准确,则辨证容易出现偏差,疗效自然不会满意。在恶性肿瘤纷繁复杂的症状中如何抓主症呢?举例说明:如一个肺癌手术及放化疗后的患者,诉微咳嗽、咯血、血色鲜红、纳少、汗多、口苦、便溏、失眠、舌淡白,苔薄黄、脉弦数,"咯血"就是患者的主症。确定了主症后,就要四诊合参,探寻疾病现阶段

的本质即病机。该患者病机是邪热郁肺,热伤血络证。这个证就代表了该肺癌患者在当前阶段疾病的本质。病机确立之后因证立法,其治法就是清肺凉血止血。这个治法针对当前主要病机,解决主要矛盾,主要矛盾得到解决,次要矛盾也容易随之化解。但恶性肿瘤患者往往是多重病机的复合体,在繁多的症状中必然有各病机的代表性症状,也可以说,不同的代表性症状,反映了多个主要病机。只有找准、找出这些代表性症状,运用四诊合参的方法,结合中医理论,才能准确辨析出疾病现阶段的多重复杂病机,为正确施治奠定基础。对连续治疗的患者,随着治疗的推进,疾病旧的平衡被破坏,新的平衡在形成过程中,患者的症状、体征、舌脉会发生很大改变,过去的主症可能被治愈或降为次症,次症可能上升为主症,还会出现新的主、次症。作为医生,必须具备敏锐的感知力,准确的四诊收集归纳能力,缜密的思辨能力,及时发现主、次症及其变化,正确辨析疾病不同阶段的病机,对证施治,转方换药。熊老师曾说:"中医治病,固守一方一药乃下工之法,有是证用是方,方随证转,乃上工之策。仲景云:'知犯何逆,随证治之。'此之谓也。"还是拿上一例患者举例。如果症状是咳嗽、咯黄稠痰、气喘、咯鲜红血痰、胸痛、面色萎黄、乏力气短、纳呆、口苦、汗多、便溏、不寐、舌淡白、苔黄腻、脉弦数。B超发现胸腔大量积液。该患者的主症又当是"咳喘、咯血、胸痛、乏力"。同样需要四诊合参辨析出各主症背后的病机。"咳喘"为痰热壅肺,肺气上逆;"咯血"为热伤血络;"胸痛"为痰热结胸;"乏力"为肺脾气虚。患者当前阶段的主体病机就是痰热结胸,热伤血咯,水饮射肺,肺脾气虚。治法必然是清肺化痰、泻肺利水,凉血止血,补肺健脾。熊教授就是通过抓主症、寻病机、随机施治的方法,在恶性肿瘤的治疗中执简驭繁、举重若轻。

(二)伴随症,有重点,见症加减

恶性肿瘤除了主症外,尚有很多伴随症。它们或是主症的兼症,病机与主症一致,或是单独的轻症,代表一些次要病机。医生在重视主症的同时对某些伴随症也要给予必要的关注。通过减轻或消除伴随症,可以促进主症和主要病机的向愈,可以改善患者的治疗体验,增强治病信心。如第一例患者有乏力、纳少、汗多、便溏,提示了肺脾气虚的病机,症状虽然不突出,在主方中适当加入补益肺脾药物扶正有利于祛邪药物更好发挥作用。第二例患者的不寐症虽不是主症,但严重影响患者休息,可以给予针对性的药物安神定志,减轻患者痛苦,提高生活质量。

(三)热与毒、最为患,除邪务尽

病因病机作为疾病的本质,在中医学中占有重要的地位。《素问·至真要大论》曾有病机十九条的论述,至今指导着临床实践。在十九条常见病机中,与火热相关的病机就占了9条。熊教授在多年的诊疗实践中发现,恶性肿瘤病常见火热毒证。火热毒邪既是恶性肿瘤的重要致病因素,又是恶性肿瘤的主要病理产物,更是恶性肿瘤手术、放化疗、介入治疗过程中的伴生物。熊教授认为在恶性肿瘤病程中见到局部红赤肿痛、口苦、尿短赤,舌红赤,苔黄少津,脉滑数,弦数者,均提示火热毒证,治疗就须清热、泻火、解毒,常选用黄连、黄芩、黄柏、栀子、金银花、连翘、牛黄、夏枯草、白花蛇舌草等药物消散火毒。方剂常选黄连解毒汤、甘露消毒丹、普济消毒饮、五味消毒饮、加味二妙散等。在老师很多病案中,清热泻火解毒的指导思想贯穿于恶性肿瘤病治疗的全过程。

（四）痰与瘀、积之本，始终牢记

性肿瘤病多表现为实体性肿块，这属于中医学"积"的范畴。关于积的生成，熊教授根据《灵枢·百病始生》"汁沫与血相抟，则并合凝聚不得散而积成矣"的论述认为，治疗积证应当注重温阳散寒，逐饮化痰，活血祛瘀，且三者必须相结合。他治疗恶性肿瘤始终重视逐饮化痰和活血化瘀法的应用，根据病变部位的不同和病性差异选用不同药物与处方。化痰药多选浙贝母、川贝母、桔梗、瓜蒌皮、白芥子等；活血化瘀药喜用乳香、没药、三棱、莪术、三七、桃仁、红花、延胡索等；方剂常选桂枝茯苓丸、仙方活命饮、玄贝甘桔汤、海藻玉壶汤、小陷胸汤、葶苈大枣泻肺汤、消瘰丸、失笑散、活络效灵丹、血府逐瘀汤等。

（五）瘤转移、癌复发，其正必衰

老师认为，恶性肿瘤的发生，根本原因在于正气的不足。人体正气虚弱，气机失畅，痰浊瘀血搏结，故癌肿发生。他常借用《黄帝内经》的话论述："正气存内，邪不可干，邪之所凑，其气必虚，癌之所发，其正必衰。"他指出，一部分恶性肿瘤的转移与复发，与治疗用药大攻大伐，不注意养护正气有很大关系。对于恶性肿瘤的治疗要注意祛邪与扶正的关系，当遵循《素问·六元纪大论》"大积大聚，其可犯也，衰其大半而止"的原则。他在诊疗中特别注意发现患者正气虚弱的脉症，如见到患者极度疲惫、精神委顿、水谷不进、面色萎黄、舌淡白舌苔净、脉细、沉、弱者，均视为大虚之证，必以扶正补益为主要治则。常选用西洋参、红参、黄芪等扶正之品。方剂常选用香贝养荣汤、人参养荣汤、参麦饮、大补阴丸、参芪龙牡散、加味菟丝子丸等。对于邪实而正虚者，也多攻补兼施，不会一味攻伐。

（六）肿瘤病、疗程长，治贵坚持

熊教授的临床实践提示，恶性肿瘤病患只要树立信心、积极治疗、中西医配合、坚持不懈，相当部分患者的病情可以稳定、好转甚至自愈。跟诊时我看到部分患者坚持服中药十余年，已和正常健康人无异，其中不乏胰腺癌、肝癌的患者。所以老师常告诫我们，帮助癌症患者形成正确的治疗观、建立积极的人生态度，树立战胜疾病的勇气和不轻言放弃的信念也是医生的重要职责。

四十一、胁痛、黄疸2个月案

——少阳阳明合(并)病与少阳热实证的区别

李某某,女,39岁。

2018年11月12日,一诊。

主诉:右胁肋疼痛伴黄疸2个月。

现病史:2个月前过食油腻食物后发生右胁肋痉挛疼痛,放射至右上腹部,阵发绞痛。皮肤泛黄不泽,口苦,纳眠可,尿黄,大便尚可,舌暗红,苔黄腻少津,脉弦细滑数,无发热。曾经中西医门诊治疗效果不佳(治疗不详),不愿住院,要求门诊服中药治疗。

既往史:胆囊结石,慢性胆囊炎史10年。过敏史:无。

体格检查:一般可,心肺阴性,全身皮肤、巩膜轻度黄染。右上腹压痛,无肌紧张,莫菲征阳性。

实验室检查:血白细胞 $13.5 \times 10^9/L$、中性粒细胞百分比82%,总胆红素30mmol/L。

B超:胆囊肿大,胆囊结石。

西医诊断:慢性胆囊炎急性发作;

胆囊结石。

中医诊断:胁痛;

黄疸。

证型:湿热壅滞、郁热伤津。

治法:清热利湿、疏肝行滞。

处方:大柴胡汤合茵陈蒿汤加味。

> 柴胡20g、法半夏15g、赤芍30g、丹皮15g、枳壳15g、黄芩10g、茵陈15g、栀子15g、大黄6g、姜黄10g、党参30g、佩兰10g、甘草6g,3剂,每剂药服1天,每天服3次。

2018年11月16日,二诊。服药3剂后胁腹疼痛明显减轻,黄疸消退大半,右上腹基本无压痛,口苦减轻,大便稀溏,每天3～4次,舌暗淡,苔薄黄,脉弦滑。复查血白细胞 $8.5 \times 10^9/L$、中性粒细胞百分比61%,总胆红素15mmol/L,原方去大黄、姜黄,调整剂量继服。

> 柴胡20g、法半夏15g、赤芍30g、丹皮15g、枳壳15g、黄芩6g、茵陈15g、栀子10g、党参30g、佩兰10g、海金沙30g、鸡内金15g、甘草6g,5剂,每剂药服2天,每天服3次。

2018年12月3日,三诊。诉胁腹疼痛已经完全消失,黄疸消退,不欲饮水,腹微胀,大便稍溏,每天1～2次,舌暗淡,苔薄黄,脉弦细。查体皮肤、巩膜无黄染,全腹软,右上腹无压痛。给二诊方加减治疗。

> 柴胡15g、法半夏15g、赤芍15g、丹皮15g、枳壳15g、黄芩6g、茵陈15g、栀子10g、党参30g、佩兰10g、干姜10g、炒白术15g、鸡内金15g、甘草6g,5剂,每剂药服2天,每天服3次。

按:患者以右胁肋部疼痛伴黄疸为主症,故为胁痛、黄疸病。胁痛是以胁肋部疼痛为主要表现的病证。本病证早在《黄帝内经》就有记载,《素问·热论》曰:"三日少阳受之,少阳主骨,其脉循胁络于耳,故胸胁痛而耳聋。"《素问·刺热》谓:"肝热病者,小便先黄……胁满痛。"《灵枢·五邪》说:"邪在肝,则两胁中痛。"《景岳全书·胁痛》将胁痛病因分为外感与内伤两大类,并提出以内伤为多见。《医宗金鉴》明确指出:"其两侧自腋而下,至肋骨之尽处,统名曰胁。"因肝胆经脉布于两胁,故《医方考·胁痛门》谓:"胁者,肝胆之区也。"《类证治裁·胁痛》将胁痛分为肝郁、肝瘀、痰饮、食积、肝虚诸类。《中医内科学》认为胁痛主要责之于肝胆,且与脾、胃、肾相关。病机转化较为复杂,基本病机为气滞、血瘀、湿热蕴结致肝胆疏泄不利,不通则痛;或肝阴不足,络脉失养,不荣则痛。治疗着眼于肝胆,分虚实而治。实证宜理气疏肝、活血通络、清热祛湿;虚证宜滋阴、养血、柔肝。临床上还应据"痛则不通""通则不痛"的理论,以及肝胆疏泄不利的基本病机,在各证中适当配伍疏肝理气,利胆通络之品。

黄疸也是一个古老的疾病,历代医家进行过详细的论述。《素问·平人气象论》:"溺黄赤安卧者,黄疸……目黄者曰黄疸。"《灵枢·论疾诊尺》:"面色微黄,齿垢黄,爪甲上黄,黄疸也;安卧,小便黄赤,脉小而涩者,不嗜食。"《伤寒论·辨阳明病脉证并治》说:"阳明病,发热汗出者,此为热越,不能发黄也。但头汗出,身无汗,剂颈而还,小便不利,渴引水浆者,此为瘀热在里,身必发黄,茵陈蒿汤主之。""伤寒发汗已,身目为黄,所以然者,以寒湿在里不解故也,以为不可下也,于寒湿中求之。""伤寒七八日,身黄如橘子色,小便不利,腹微满者,茵陈蒿汤主之。"《金匮要略·黄疸病脉证并治》说:"黄家所得,从湿得之。"《景岳全书·黄疸》说:"阳黄证多以脾湿不流,郁热所致,必须清火邪,利小水,火清则溺自清,溺清则黄自退。"中医理论对黄疸病机有两种解释,即胆黄说和脾黄说:湿热互结,瘀热在里,熏蒸肝胆,胆热液泄,胆汁不循肠道,逆流入血,泛溢肌肤所致的黄疸从胆黄说;在五行分类中,脾为土脏,黄色为土色,湿热或寒湿瘀阻中焦迫使脾之本色外露发黄的属脾黄说。黄疸的发病,从病邪来说,主要是湿浊之邪为患,故《金匮要略》有"黄家所得,从湿得之"的论断。从脏腑病位来看,不外脾胃肝胆,而且互相影响,互有传变。病理属性与脾胃阳气盛衰有关,中阳偏盛,湿从热化,则致湿热为患,发为阳黄;中阳不足,湿从寒化,则致寒湿为患,发为阴黄。临床以湿从热化的阳黄居多,正如《丹溪心法·疸》所言:"疸不用分其五,同是湿热。"黄疸的治疗大法为祛湿利小便,疏肝利胆健脾,故《金匮要略》有"诸病黄家,但利其小便"之训。依湿从热化、寒化的不同,分别施以清热利湿和温中化湿之法。黄疸久病应注意扶助正气,如滋补脾肾,健脾益气等。

本案病起于过食肥甘,损伤脾胃,酿生湿热,湿与热内犯肝胆而作。肝胆之经络布两胁,湿热阻滞肝气,血脉不得流通则胁腹疼痛;热邪内迫胆汁外泄而见黄疸、口苦;舌暗红是郁热于里,气血失和之象;苔黄腻少津,脉弦细滑数是湿热内蕴,津血受伤的表现。四诊合参,从症见右胁疼痛,口苦,尿黄,苔黄腻少津,脉滑数可知属热重于湿之湿热证,应予清热利湿、疏肝行滞,方用茵陈蒿汤;从症见右胁剧痛,右上腹拒按,口苦,尿黄,舌红,苔黄而干,脉弦滑数,可知尚兼胆腑郁热,治疗应清泄胆热,疏肝利胆为法,方选大柴胡汤。关于大柴胡汤,这里要着重讨论。《郝万山伤寒论讲稿》对该方的论述别有新义:大柴胡汤就是小柴胡汤去掉人参和甘草这两个补气药,保留柴胡、黄芩、半夏、生姜、大枣,加了芍药、枳实、大黄。大黄和枳实是半个大承气汤,加芍药养血柔筋,缓急解痉。大柴胡汤以小柴胡汤为基础,有和解少阳的作用,加了半个大承气汤,有清泄阳明的效果,因此大柴胡汤的第一个适应证就是少阳不和兼有阳明里实。

大柴胡汤在《伤寒论》中代表性的条文有第103条和第104条,郝教授认为这两条条文代表了两种不同的病机,我认为是有理有据的。认真学习体会可以对大柴胡汤方证有深入的理解,拓展其运用范围。第104条:"伤寒十三日不解,胸胁满而呕,日晡所发潮热,已而微利。此本柴胡证,下之以不得利,今反利者,知医以丸药下之,此非其治也。潮热者,实也,先宜服小柴胡汤以解外,后以柴胡加芒消汤主之。"该条的胸胁满,这是少阳经气不利;呕吐是胆热犯胃。这显然是少阳经腑受邪、经气不利,经腑同病的证候表现。日晡所发潮热这是典型的阳明里实证的热型,阳明病篇有"其热不潮,未可与承气汤",所以潮热是典型的阳明里实证的热型,这也佐证少阳不和兼有阳明里实是存在的。如果要用大柴胡汤来和解少阳、清泄阳明,还需要有大便秘结的症状。所以第104条"胸胁满而呕,日晡所发潮热"再加上"不大便"就是大柴胡汤的第一个适应证,即少阳不和兼有阳明里实。"胸胁满而呕"是少阳病主症,"日晡所发潮热""不大便"是阳明病,如果对照第230条"阳明病,胁下鞭满,不大便而呕,舌上白胎者,可与小柴胡汤。上焦得通,津液得下,胃气因和,身濈然汗出而解"分析,阳明病不大便兼有少阳不和,舌上白苔者用小柴胡汤那句话,应该再给104条大柴胡汤的主症补充一个症状"舌苔黄燥",舌苔黄燥就成为大柴胡汤的第四个主症。总之,胸胁满而呕、日晡所发潮热、不大便、舌苔黄燥,这就是大柴胡汤的适应证。另外第136条"伤寒十余日,热结在里,复往来寒热者,与大柴胡汤"说的是热结在阳明兼见往来寒热症,这显然是少阳经有寒邪,正邪交争,互有进退,才出现了往来寒热,也表明该条是少阳不和兼有阳明里实证,用大柴胡汤治疗。所以《伤寒论》中大柴胡汤的适应证之一是少阳不和兼有阳明里实,见于104条和136条;大柴胡汤的第二个适应证是少阳胆腑热实证,见于第103条:"太阳病,过经十余日,反二三下之,后四五日,柴胡证仍在者,先与小柴胡汤。"这一段讲一个简单的病史,病程虽然拖得很长,如果柴胡汤证仍然存在的话,还可以继续给他用小柴胡汤。下面讲病情发生了新的变化:"呕不止,心下急,郁郁微烦者,为未解也。"这时就不是单用小柴胡汤能够解决问题的了,必须"与大柴胡汤,下之则愈"。不少人认为这里的"呕不止,心下急"和"郁郁微烦"是少阳兼有阳明里实。就"呕不止"这个症状来说,郝教授认为是少阳病小柴胡汤证,"心烦喜呕"喜呕这个症状的加重,它不是阳明腑实证的临床特征。阳明腑实证的临床表现在《伤寒论》中是没有呕吐症的,不仅没有,张仲景还特别强调:"伤寒,呕多,虽有阳明证,不可攻之。"所以呕吐这个证候,不仅不是阳明病本证,而且在阳明病中见到呕吐症时,还应当禁用承气汤泻下,绝不能把"呕不止"当成是阳明病的临床表现。"心下急"是阳明病吗? 阳明病三个承气汤证,腹部的实证表现是腹满,腹胀满,腹大满不通,绕脐痛、腹满痛,没有提到"心下",所以阳明腑实证的病位在腹部,不在心下。阳明腑实证的病位不仅不在心下,而且第205条还说:"阳明病,心下鞕满者,不可攻之。攻之利遂不止者死,利止者愈。"所以绝对不能把心下急,也就是心下拘急疼痛、心下硬满的这几个症状当作阳明腑实证。心下急这个症状,应当是小柴胡汤适应证中那个心下支结症状加重了。第146条柴胡桂枝汤的适应证有心下支结:"伤寒六七日,发热,微恶寒,支节烦疼,微呕,心下支结,外证未去者,柴胡桂枝汤主之。"心下支结就是胃脘部有一种支撑的、结滞的感觉。心下拘急疼痛应当是小柴胡汤证心下支结症状加重后的表现。所以"呕不止,心下急"从病位来说,没有离开少阳,"呕不止"是喜呕的加重,心下拘急疼痛不能忍受是心下支结的加重,病位没有离开少阳,显然也没有入阳明。为什么症状加重呢? 这是由于热在胆腑,热盛伤津,津伤化燥,因燥成实,热邪和胆腑的精汁相结,胆汁浓缩,这就形成了少阳胆腑的热实证。这相当于现在的急性胆囊炎、胆道结石的急性发作,甚至是急性胰腺炎。它们的病变部位在心下而不在腹部,都有呕吐不止。所以这里所说的呕不止,心下急,病位不在阳明而仍然在胆腑,只不过小柴胡汤是胆腑的郁热证,而大柴胡汤的适应证是胆腑的热实证。阳明有热证,那就是白虎汤证、白虎加人参汤证,阳明还有腑实证,那就是三承气汤证;少阳病有热证,那就是小柴胡汤证。郝教授指出少阳病也应当有腑实证,胆也属于六腑之一,心下急和呕不止这两个症状不属阳明,而是大柴胡汤的第二个适应证,叫做少阳胆腑热实证。少阳证(小柴胡汤证)的郁热和胆腑中的精汁胶结而出现了实象,所以才加了大黄、枳实,使胆腑的实热邪气通过肠道排出体外,给邪气以出路。这种病不在阳明,所以不管有无大便干燥都要运用大黄、枳实。用芍药显然是养血活血,缓急止痛。这里的"郁郁微烦"是邪热和胆腑的精汁相合,邪热就内收、内敛、内聚,心烦的症状反而不太重了,他就郁郁微烦。"为未解也,与大柴胡汤下之则愈",不是下阳明的里实,而是下少阳胆腑的实热邪气。相同的还有第165条,同样是大柴胡汤少阳胆腑热实证:"伤寒发热,汗出不解,心中痞鞕,呕吐而下利者,大柴胡汤主之。"一个外感病,有发热,出汗后,发热没有缓解。"心中痞鞕"这是少阳实热邪气郁结于胆腑的表现,呕吐是胆热犯胃,也就是第103条的那个呕不止,胆腑实火犯胃,胃气上逆,必然呕吐。下利是胆腑实火下迫肠道。如临床上看到急性胰腺炎、急性胆囊炎、胆道结石急性发作的患者常出现呕吐、下利。所以这里描述的不是阳明腑实证,而是一个胆腑的热证、胆腑的实证。这条条文所述的也是大柴胡汤的第二个适应证,治疗胆腑热实证。

　　我认为本案就属上面所述的胆腑热实证,因兼有湿热黄疸,故我选用茵陈蒿汤合大柴胡汤,既清利肝经湿热又通泄胆腑热实。这里的大柴胡汤治疗的就是少阳胆腑热实证而非少阳阳明合病。茵陈蒿汤由茵陈蒿、栀子和大黄组成,茵陈蒿清热利湿、退黄疸;用大剂量赤芍是活血养阴又柔肝缓急;大柴胡汤本无人参,此处加党参 30g 是由于患者病历 2 个月,皮肤发黄不泽显示有正虚之象,故加党参益气生津。本案两方合用,作用峻烈,药证相符,故能很快见效。纯用中药治疗实验室指标也迅速恢复正常。我多年临床实践体验到,中医中药对于大部分急腹症确实有独特的优势。

四十二、痞证案
——验方也可成经典

谢某某,女,24岁。

2019年4月12日,一诊。

主诉:胃脘胀闷不适反复2年,再发1个月。

现病史:2年来常因饮食不节导致胃脘胀闷不适,嗳气泛酸,每次发作均自行购买中成药口服治疗,症状可缓解。1个月前因饮食不慎又感不适,自服中成药未好转,后到医院就诊服用"莫沙比利"等药物,腹胀、嗳气未减。现症见:胃脘部胀闷不适,进餐后加重,餐后嗳气打嗝,口干欲饮水,口苦,胃脘灼热不适,偶有泛酸,大便偏干,纳眠可,舌质红,苔薄黄少津,脉弦细。

既往史:长期饮食无规律,余无特殊。过敏史:未发现。

体格检查:BP110/60mmHg,一般情况可,心肺阴性,腹软无压痛,上腹部柔软,肝脾未扪及。

辅助检查:2018年10月外院胃镜提示"慢性非萎缩性胃炎"。

西医诊断:慢性非萎缩性胃炎。

中医诊断:痞证。

证候:脾胃虚弱,气郁化热。

治法:健脾益气,行气清热。

方药:调胃汤。

> 党参30g、豆蔻10g、白术15g、茯苓15g、竹茹10g、柿蒂15g、香橼15g、桔梗10g、川楝10g、延胡15g、白及30g、蒲公英20g、苡仁15g、枳壳15g、神曲15g、炒麦芽30g、甘草6g,3剂,每剂药服2天,每天服3次。

2019年4月20日,二诊。服药后胃脘胀闷明显减轻,嗳气打嗝减少,灼热感消失,时有泛酸,舌脉同前。原方加乌贼骨、浙贝母。

> 党参30g、豆蔻10g、白术15g、茯苓15g、竹茹10g、柿蒂15g、香橼15g、桔梗10g、川楝10g、延胡索15g、白及30g、蒲公英20g、苡仁15g、枳壳15g、神曲15g、炒麦芽30g、甘草6g、乌贼骨20g、浙贝母15g,5剂,每剂药服2天,每天服3次。

2019年5月14日,三诊。诸症基本消失,原方继服5剂巩固。

按:"调胃汤"是我的师承老师——第三批、第五批全国老中医药专家学术经验继承工作指导老师龙祖宏教授在"和法"学术思想指导下治疗脾胃病的经验处方,基本药物组成为:柴胡 10g、香橼 10g、枳壳 15g、砂仁 10g、党参 30g、白术 15g、茯苓 15g、姜半夏 15g、陈皮 10g、竹茹 10g、公丁香 10g、蒲公英 30g、海螵蛸 15g、炒麦芽 30g、浙贝母 10g、炙甘草 6g。我分析认为本方以枳壳、砂仁为君药,疏肝和胃、调和肝胃;党参、白术、茯苓、香橼、柴胡、白芍为臣药,和胃健脾,理气柔肝,扶土疏木;姜半夏、丁香、竹茹、蒲公英、浙贝母、炒麦芽共为佐药,温中燥湿、清热利湿、和胃降逆辅助君臣药物。其中丁香、姜半夏、竹茹、砂仁相伍,寒热同调,性相反而效相成,降逆和胃。海螵蛸、浙贝母制酸护膜;炙甘草调和全方为使药。诸药配合,具有疏肝理气、和胃降逆、平调寒热、恢复升降、扶脾抑肝、化湿润燥的功效,共复中焦脾胃斡旋升降之职。临床中如能根据病机灵活加减化裁,适用于西医消化系统疾病的绝大多数病症。本方虽然是现代验方,因为它契合现代人体质与脾胃病基本病机,是我临床最常用的脾胃病治疗处方之一。将它作为基本方还用于内、妇、儿、外等多科病症,堪称验方中的"经典处方"。如胃脘灼热明显为郁热伤阴,加大剂量百合养阴和胃。如胃阴虚较重,可酌加玉竹、白芍、沙参、麦冬等药,并减少丁香用量;如脾胃虚寒偏胜可加干姜、吴茱萸、蜀椒、小茴香温中散寒;如饮食不差,痞闷明显可以豆蔻易砂仁;有胃黏膜溃疡、糜烂者加白及收敛止血。凡脾胃病证属脾虚气滞、肝胃郁热、湿热阴虚者较为对证,如属脾胃阳虚、寒湿阻遏则方证不符,又需用温阳燥湿、健脾行气之法,当选平胃散、理中汤较为合拍;如为寒热错杂,表现为呕、痞、利者,用仲景三泻心汤足矣。读者可以对照其他医案细心体味。

本案患者长期饮食不节,脾胃受伤。脾胃虚弱则脾不健运,胃失受纳,故见胃脘部胀闷不适,嗳气打嗝,进餐后加重,其病机为肝克脾土,使中焦升降失常,脾胃斡旋失职,气机逆乱,升降反作,清气不升,浊阴不降;土壅木郁,肝失疏泄,气机郁滞,化热伤津故口干欲饮水,口苦,胃脘灼热不适,时有泛酸,便偏干,舌红,苔黄。总之,本病病位在脾胃肝胆,以脾胃虚弱为本,为始动因素,以肝胆气郁,克脾犯胃,化热伤津为标,为继发因素。治疗宜健脾、和胃、疏肝、清热、利湿、养阴同施,并适时调整治疗重心,故得佳效。

附:龙祖宏教授"和法"学术思想及脾胃病临床应用经验

我的师承导师龙祖宏教授,1962 年毕业于广州中医学院医疗系本科,从事中医医疗、教学、科研工作近 60 年。现为云南中医药大学终身教授,云南省荣誉名中医,是全国第三批、第五批全国老中医药专家学术经验继承工作指导老师及云南省首届名中医师带徒指导老师。

龙祖宏教授热爱中医经典,勤于钻研。曾师从于邓铁涛国医大师伴诊近 2 年,亲得其传。龙祖宏教授在多年的医疗实践中,广集众家之长,掌握学科发展动态,逐步形成自己的学术观点和诊疗特色,尤其对脾胃病及肾病有较深的学术造诣。对中医治法有精深的研究,尤其擅长于应用中医"和法"治疗复杂性、难治性脾胃疾病,疗效卓著。认为"调和升降,以平为安"为治疗脾胃病的基本原则;以"脾胃虚弱为本,湿毒瘀阻作痈为标"论治消化道溃疡,以"疏肝理气,活血祛邪,补益脾肾"治疗肝胆病,以"调整阴阳,滋补肾精,佐以清利"治疗肾病。用药多以攻补兼施,寒温并用为特点。1994 年参加全国脾胃病急症协作研究,获中国中医研究院及北京中医药管理局科技进步成果奖。1996—1999 年主持完成"调胃降逆胶囊治疗胆汁反流性胃炎临床研究"，成果达云南省领先水平。学习、继承导师的中医学术思想和临证经验并将之应用于临床，对于继承和弘扬导师的学术思想，丰富中医理论水平、深化中医治法研究，提高中医临床疗效、造福患者、服务社会都是一件有意义的工作。

本人跟师 3 年，对导师的"和法"学术思想和临床运用经验进行了初步的整理，与同道交流如下，不足之处敬请各位指教。

（一）"和"的意义

"和"是中国传统文化中极具特色的哲学思想之一，甚至成为了中华民族的崇高理念和核心价值观。"和"这一哲学思想渗透于中国古今政治、经济、生活、健康等各个方面。"和"在《说文解字》中注释为"和者，应也。""和"又被引申为诸多含义。中国传统文化之"和"是"和合"之和，亦是"中和"之和。是中国传统文化的价值取向、核心思想及中国古代哲学基本观点之一。"和合"与"中和"的思想，是包括中医学在内的中国传统文化的核心观念，也是中医临床治疗的目标指向，是中医"和法"重要的思想基础。

《黄帝内经》中将"和"视为主要的理念，涵盖了中医学整个理论体系。"和"有和谐、调和、调治、协调等多种意义，与诸子百家之"和"一脉相承。中医理论认为，"和"对机体而言蕴含着气血的冲和、身心的和谐、脏腑的和调，精、气、神的调和及人类社会与自然界和谐平衡等具体内涵，是人体生命运动的最佳状态。追求"和"的状态，是中医诊疗思想的最高要求。有资料统计过，《素问》中"和"出现 79 次；《灵枢》中"和"出现 74 次。如："法于阴阳，和于术数""和于阴阳，调于四时""凡阴阳之要，阳密乃固……因而和之，是谓圣度。"追求"和"的状态是中医学养生治病重要的思想原则。历代医学家不断拓展对"和"的理解和应用。此后汉代医圣张仲景，唐代药王孙思邈，清代温病学家叶天士、吴鞠通的诸多著作中也有对"和"的论述，大大发展和充实了中医学对"和"的理解和应用。

（二）中医"和法"的历史源流

"和"是中医学的一个重要概念，早在春秋战国早期中医学著作中就有大量的论述。此时期之"和"实际上主要指调和阴阳之大法，为后世"和法"的形成奠定了理论依据，为临床应用指明了方向。但那个时候，有关"和解"之类方药，各种书籍均无明确记载。

汉代张仲景秉持《黄帝内经》的思想与认识，创造性地将"和法"应用于伤寒病的治疗中，虽未明确提出"和法"一词，但是在医疗实践中首创了"和法"的原则和方药。

在和法思想的指导下，《伤寒论》还开创了小方汇总为大复方的先河，如麻黄升麻汤的药物组成，涉及理中、桂枝、白虎、黄芩、越婢等汤方，是多个小方的复合剂，以治疗多重复杂病机的证候。这种组方思路和合方应用，对后世历代中医学家颇多启发。如千金葳蕤汤、阳和汤、普济消毒饮、清暑益气汤、升麻葛根汤，在理、法、方、药上，或多或少都可以看到受到仲景麻黄升麻汤这种复杂病机，混合立法组方的影子。总之，《伤寒杂病论》中"和法"作为明确的概念虽然尚未确立，但开创了和解治法、方剂及复方组方思路的先河，为后世"和法"的理论形成及发展奠定了基础。

唐以后的医家更是为"和法"的形成和发展作出了不懈的努力，进一步充实和推进了广义"和法"理论和实践。宋、金、元时期对理学"和"的阐述和发挥直接推动了"和法"的确立,并对此进行了深入探讨,研制出诸多和解类名方,如逍遥散,金铃子散、滋肾通关丸,左金丸等。这些处方的特点是正邪同治、肝脾同调、气血兼顾、升降相因、寒热并用、攻补兼施。

明确提出小柴胡汤是"和解少阳"法的医家是南宋时期的成无己,阐发了张仲景的"和法"理论。作为和法的代表方剂,柴胡类方赋予了和解少阳新的内涵。以汗之不可,引吐、泻下也不宜的少阳病证作为"和法"典型的证候,首次明确了狭义"和法"的内涵及适应证和代表方剂,将"和法"单列出来,标志着"和法"作为正式治法的独立形成,为后世所宗。

明代张介宾也深入研究了"和法",并认为"和法"属"八阵"之一,并提出"和方之制,和其不和者也……和之为义广矣"之论。

清代戴天章、汪昂、程钟龄对和法的研究达到了新的高度,他们明确了"和法"的概念,概括了"和法"的本质意义,大大加深了中医理论对"和法"的理解,扩展了"和法"应用范围,突出了"和法"在治法学中的地位与价值,"和法"作为中医治疗大法之一的地位被中医界认同。使"和法"的内涵、外延及理论更加明确和丰富,将"和法"的实质推向了新的深度。但这种概念的无限扩大也给后世临床应用带来了一定的困惑。

明末清初随着温病学的兴起与成熟,对"和法"及其方剂的认识有了新的扩展,如吴又可在《温疫论》中详述了"膜原"的概念、位置,倡导邪伏膜原学说,创"疏利透达"之法,研制了达原饮开达膜原之邪,为"和法"又补充了新法、新方。开达膜原治法作为和法的又一重要方法为后世医家广泛承认,并创制了诸多有效方剂,如雷丰(少逸)的雷氏宣透膜原法等;俞更初在小柴胡汤的基础上,创立了治疗少阳湿热兼痰浊之蒿芩清胆汤及少阳偏于半表证之柴胡枳桔汤等方剂,丰富了"和法"内容。叶天士进一步阐述了"分消走泄"法治疗温邪夹痰湿留于三焦的病证亦属于"和法"。温病学家的上述发挥进一步扩大了"和法"证治内容。至此,"和法"的理论与实践体系基本形成和完善。狭义"和法"拓展为和解少阳、开达膜原、调和肝脾、疏肝和胃、调和寒热、表里双解、分消走泄等具体方法。

综上所述,"和法"历经了千余年的发展。大致有三个主要时期:《黄帝内经》立广义"和法"之概念,张仲景《伤寒杂病论》立小柴胡汤等和解方剂,开创了和解方剂应用的先河,奠定了"和法"基础。唐宋金元时期医家将"和法"广泛应用于临床实践,进一步扩大了和法的使用范围和理论研究。成无己阐明了狭义"和法"的内涵及适应证、代表方剂。虽只有和解少阳一法,但其立法思路为和法的发展指出了方向。清代程钟龄确立了"和法"作为中医八法之一的地位。温病学的兴起与发展,又使"和法"在组方原则、配伍理论和临床应用上日趋完备。至此,"和法"作为八法中独特的治疗方法,开始与其他七法并列,"和法"成为和解表里内外上下、协调脏腑功能、调和阴阳的治疗大法,广泛在临床应用。

(三)"和法"的内涵和外延

"和法"的内涵:即"和法"的本质属性。"和法"是通过健运人体枢机、调和病机关系,针对表里上下失和、阴阳气血营卫失和、脏腑气机失和、寒热互结或寒热格拒等病机矛盾的一类治法。"和法"不同于汗、吐、下、清、消之法专主攻邪,亦不同于温、补之法的专主扶正,而是重在"和解"与"调和"。

"和法"的外延:即"和法"的范畴。广义之"和法"包含中医所有的治疗方法,包括调和机体之阴阳、表里、寒热、虚实、营卫、气血津液、邪正等,即运用多种具体治法调节阴阳归于平衡的方法。狭义的"和法"包括"和解法"与"调和法"。和解法包括:和解少阳法、开达膜原法、调和营卫法;调和法包括:调和脏腑法、调和气血法、平调寒热法。适用于少阳病枢机不利、太阳病营卫不和、肝胆脾胃气机失调、心肾水火升降失常、气血失和、寒热互结于或寒热格拒等多种病变。

总之,广义"和法"为总体的治疗思想和法则,狭义的"和法"为具体治疗方法,属中医传统八法之一。历代医家对"和法"作为中医主要治法之一没有异议,但由于"和法"的复杂性,对该法的具体表述有不同的认识和多种阐述。成都中医药大学著名方剂学教授邓中甲甚至说:"中医界对和法分类方剂从没有统一过意见……,和法还属于学术探讨的范围"。现代疾病日益复杂,病机错杂,对同一患者在同一时期运用数种治法的情况越来越多,中医治法日趋复合化和综合化,中医广义和法与狭义和法的内涵与外延界限正在日渐融合。

龙祖宏教授认为,"和法"不同于其他七法,或专事攻邪,或专事扶正等单一形式,除和解祛邪外,"和法"更善于采取脏腑同治、寒热并用、升降相因、补泻同施、气血兼顾、营卫共调等配伍方法与措施,使不协调的状态重新恢复到平衡协调状态,是一种用以治疗证型复杂,多种病机共同参与病证的一种治疗方法,实际上是综合运用多种治法的复合治法。我经过师承学习和临证实践,认识到导师在脾胃病治疗中擅长应用的中医综合性治疗方法属"和法"的范畴,具有深厚的理论基础,复杂的组合形式,广泛的适应病证,显著的临床疗效。深感有必要将它归纳、总结、升华、提高,以传承名医经验,丰富中医治法理论,指导临床诊疗,以提高临床疗效。

(四)"和法"的对脾胃病治疗的意义

"和法"可用于内、外、妇、儿科多种疾病,在临床上治疗范围颇为广泛。主要适用于表里不和、寒热失调、虚实夹杂、营卫不和、脏气失调、气血不和等病证。"和法"在脾胃病临床应用较广泛,这是由脾胃所处位置、生理功能和病理特点所决定的。脾胃肝胆混居在中焦,生理、病理上易受外来饮食和自身情志的影响。中焦还是全身气机、水液上下运行的通道,所以相对平衡的生理状态极易被干扰、破坏。常因某些诱因,如禀赋遗传、季节、气运、饮食、起居、劳倦、情志、治药的影响而出现升降失序、寒热错杂、虚实相间、燥湿偏盛的复杂病机。人体又存在"肝常有余、脾易不足"的特性,肝胆脾胃生克制化的相对平衡状态也常被打破,造成脏腑失调并形成恶性循环。故"和法"中调节脏腑失衡的治法及方剂在脾胃病治疗时被广泛应用。

(五)"和法"的主要类型

总结导师临床在脾胃病治疗中应用的和解治法,主要有以下表述方式:

1. 和解法是和其内、解其外的一类治法。

(1)和解少阳:是以疏利气机、和解表里之方药,针对少阳枢机不利、邪气半在表半在里证的治法。以小柴胡汤、蒿芩清胆汤为代表方剂。

(2)开达膜原:是运用具有疏利气机、宣散祛邪作用的方药,治疗邪伏膜原证的方法。此法以达原饮、柴胡达原饮为代表方剂。

（3）分消走泄：通过宣气化湿、清利小便、导泻大便的方法，以宣达气机、泄化三焦邪热及痰湿，使病邪随大便和小便分别排泄体外，不致为患。以温胆汤为代表方。

（4）调和营卫：针对营失内守、卫失外固，营卫表里失和的病机，协调营卫关系的治法。以桂枝汤为代表方剂。

2. 调和法是调和人体阴阳水火、气血营卫，协调脏腑关系及平调错杂或格拒之寒热，使之归于和谐的一类治法。

（1）调和脏腑法：①调和肝脾：通过疏肝健脾，调理气机，使肝脾协调的治法。主要适用于肝郁脾虚证、肝旺脾虚证。以四逆散、逍遥散为代表方。②调和肝胃：是针对肝气犯胃、肝胃不和的基本病机，运用疏肝和胃治法进行治疗的方法。因肝郁肝旺，肝气犯胃，胃脘疼痛，呕吐吞酸者，重在疏肝，治以柴胡疏肝散合左金丸；因胃虚肝乘，痞满呃逆者，重在安胃，治以旋覆代赭汤加减。③调和脾胃：是针对脾失健运、胃失和降，脾胃升降失常，寒热互结于中焦的病机，运用健脾和胃降逆的治法进行治疗的方法。代表方为半夏泻心汤、甘草泻心汤、生姜泻心汤。④交通心肾：是针对心肾不交的病机，运用升降阴阳水火，交通心肾的治法进行治疗的方法。其代表方为黄连阿胶汤、交泰丸。

（2）调和气血法：①行气活血：是针对气滞血瘀的病机，运用行气活血的治法进行治疗的方法。其代表方为血府逐瘀汤。②益气活血：是针对气虚血瘀的病机，运用益气活血的治法进行治疗的方法。其代表方为补阳还五汤。

（3）平调寒热法：①清上温下：是针对寒热格拒、上热下寒的病机，以辛开苦降，清上温下的治法进行治疗的方法。代表方为黄连汤、干姜黄芩黄连人参汤等。②清热温中：是针对寒热错杂、虚实互见的病机，以清热燥湿、温中散寒、益气和血的治法进行治疗的方法。代表方如乌梅丸。

可见，"和法"常采用相反相成、协调组合、综合调治手段达到调和目的。"和法"本身就是汗、下、温、清、消、补诸法配合运用的一种治法。

（六）"和法"应用注意要点

1. "和法"最初主要为邪在半表半里的少阳证而设，现今广泛应用于调和脏腑、调和寒热、调和升降、调和气血、调和虚实，并且常需综合运用这些治疗方法。在治疗时要照顾表里、正邪、升降、寒热等多方面矛盾，平衡多方面的关系。

2. "和法"及其方剂虽然性质平和，但毕竟以扶弱抑强为主，平调之中要有侧重。既要多方兼顾追求和平，又要有所侧重，纠偏救弊，以中和为贵。

3. "和法"作为治法和处方本身应体现出一定的偏性，但使用的效果应该无明显的虚实、升降、燥湿、寒热偏性，组方不可偏执，用药不可过猛，否则不能达到和解的目的，还会导致新的不平衡，甚至加重病情。如《景岳全书》中指出："和方之制，和其不和者也……不失中和之为贵也。"

4. 如单一病机的病证，只需拟定针对性治疗方法，一般无需多法应用，以免散漫无的，贻误病情，或引邪入里，变生他证。

"和法"是一种针对具有矛盾关系病机，适用于复杂证型病证的治疗方法。"和法"往往涵盖和包括其他治法,因此居于较顶层的位置,把握相对不易。有关和解类药物,历代本草未见分类与记载,"和法"方剂也缺乏共同的药物基础。欲达到兼顾各种矛盾,解决各种问题的目的,就必须遵循中医理论,在辨证清楚的前提下,灵活组合各种具体治疗方法,熟悉药物配伍与组方规律,使脏腑之间的相互关系达到平衡,恢复脏腑正常的生理功能。"和法"在中医治法中有着独特的地位,对于疾病的治疗特别是疑难顽固病症的治疗有着特殊的意义,值得开展深入的发掘和广泛的研究。

(七) 导师对脾胃病病机特点的认识

导师龙祖宏教授指出,脾胃病涉及的脏腑主要是脾胃肝胆,病机关键不外虚与实、寒与热、升与降、燥与湿的多寡。临床时常多重病机,多种病机混杂,医者只有将这些复杂,甚至矛盾的病机解析清楚,才能准确施治。

1. 肝胆脾胃失和 《金匮要略》云"见肝之病,知肝传脾,当先实脾",是指肝木失疏,克犯土脏,即肝胆克犯脾胃。叶天士指出:"木能疏土而脾滞以行。"肝对脾胃受纳传导运化升清功能的正常与否起着极为重要的作用,故云"土得木而达"。另一方面,肝胆若要实现疏泄调达和决断功能,离不开脾胃的升清与降浊对气机运转的中轴作用,失此则"土壅木郁"。肝胆脾胃不和实则是肝胆与脾胃功能紊乱,相互影响的结果。

2. 寒热错杂 胃肠寒热错杂的论述,首见于《灵枢·师传》,其曰:"胃中热则消谷,令人县心善饥,脐以上皮热;肠中热则出黄如糜,脐以下皮寒。胃中寒则腹胀,肠中寒则肠鸣飧泄。胃中寒、肠中热则胀而且泄;胃中热、肠中寒则疾饥,小腹痛胀。"提示了胃肠寒热病变可能的几种情况。在脾胃病的病程中,寒热失调为其重要的病机变化,可表现为上热下寒、上寒下热、寒热互结等复杂、矛盾证候,治疗颇为棘手。脾胃病中寒热错杂证的出现,可由六淫、七情、饮食、劳倦等多种因素导致,多是脾胃病失治、误治而寒热不和、寒热格拒的结果。

3. 升降逆乱 气机升降运动乃是人体生命活动的基础,故《素问·六微旨大论》论述:"出入废则神机化灭,升降息则气立孤危。故非出入,则无以生长壮老已;非升降,则无以生长化收藏。是以升降出入,无器不有。"这种气机的升降运动对于脾胃肝胆发挥生理功能,维护五脏六腑健康尤为重要。肝的生理特点是升发,脾的特性在于升清,胃的生理在于通降,胆的特性在于降泄,以脾胃的升降为关键,故《四圣心源》曰:"脾升胃降,则在中气。中气者,脾胃旋转之枢。"脾胃疾病的升降紊乱十分常见,最常见的病机变化为升与降的太过、升与降的不及、升降反作等表现形式。

4. 虚实夹杂 《素问·五脏别论》有论:"五脏者,藏精气而不泻也,故满而不能实。六腑者,传化物而不藏,故实而不能满也。"由于脾与胃分属五脏与六腑,发病有各自的特点,即阳道实,阴道虚,脏病易转虚,腑病易化实。虚者受邪成虚中夹实,实者正损成虚实夹杂。导师认为,随着人们生活水平的提高和医药卫生条件的改善,脾胃纯虚纯实证日趋减少,多呈虚实错杂病证。

5. 燥湿兼夹 脾喜燥恶湿,胃喜润恶燥,脾湿胃燥,不可偏废。燥湿相得则阴阳相生而和于中焦,脾胃功能正常。脾虽喜燥也不可过燥,脾过燥则胃津被灼,燥热内生;胃虽喜润也不可过湿,胃过湿则阳气受伤,寒湿内生。燥湿偏盛是脾胃病的常见病机,又是内生寒热,寒热错杂的重要内在因素。

（八）导师论治脾胃病"和法"具体应用

导师认为，分型论治是中医特色和优势所在，但脾胃病病机往往较为复杂，对复杂证型，须诸法联合，达到"和合"为治的目的。导师在近 60 年脾胃病临床实践经验中，运用的中医和法主要有：

1. 疏肝和胃法

适应证型：肝胃不和证。

辨证要点：泛酸反食，食管循行处灼痛，脘胁胀痛，打嗝嗳气，咽部不适，口苦，口渴，烦躁或抑郁，大便不调或排便不爽，食欲不佳，乏力体倦，舌质淡红或红，苔薄白，脉弱、弦、细。

方药：调胃汤加减：柴胡 15g，香橼 15g，白术 15g，砂仁 10g，茯苓 15g，枳壳 10g，竹茹 10g，川楝子 10g，延胡索 15g，海螵蛸 15g，浙贝母 10g，炒麦芽 30g，炙甘草 6g。

2. 寒热同治法

适应证型：寒热错杂证。

辨证要点：饮食难耐寒热，常上火或腹泻，胃脘胀闷，反食嗳气，纳呆腹胀，口干口苦，饮水少且多饮不适，大便干稀不调，烧心泛酸，舌淡或红，苔黄或白。

方药：半夏泻心汤加减：姜半夏 15g，黄连、黄芩、干姜、公丁香、炙甘草各 10g，厚朴 15g，党参 15g，白术 15g，大枣 5 枚。

需根据寒热偏盛的程度调整清热药和温中药的比例。

3. 清湿润燥法

适应证型：湿热阴伤证。

辨证要点：上腹部烧灼感尤为明显，胃部胀闷，反食嗳气，口苦口腻，咽干舌燥，尿黄便秘或排便不爽，舌苔黄腻，苔面少津，舌质红，脉滑数。

方药：连朴饮合芍药甘草汤加减：黄连 6g，蒲公英 30g，焦山栀 10g，厚朴 15g，枳壳 15g，竹茹 10g，香豉 10g，川楝子 10g，姜半夏 15g，白芍 30g，百合 30g，甘草 5g。

临证须辨明湿邪与热邪的多寡，湿邪与阴伤的轻重，调整好祛湿、清热、养阴药的比例，才能湿与热并除，燥湿不伤阴，养阴不恋邪。

（九）导师临床用药配伍的特点

1. 尤重梳理气机，将恢复气的升降出入贯穿治疗的始终。常在健脾和胃方药中酌加疏肝理气之佛手、香橼、川楝子等，或以四君子汤合四逆散、平胃散合四逆散以协助脾胃气机的运转。如治疗脾虚证及脾虚下陷证时，在健脾益气、升提中气的方药中均要随症加用枳实、川楝子、元胡、厚朴、台乌等理气消滞之品以调畅脾胃气机；但使用辛香温燥之品时常加入知母、蒲公英等苦寒凉润药反佐以避免辛散耗气、温燥伤阴。当病情减轻或有伤阴之象时，多选用佛手、香橼、郁金、川楝子等理气而不伤阴之品。

2. 重视补气健脾法的应用。导师认为脾胃虚弱是脾胃病产生的基础，治疗脾胃病首先要恢复脾运化、胃受纳的功能,故治疗脾胃病需以健运脾胃为首务,四君子汤、香砂六君子汤为导师治疗脾胃病的基础方。他认为干姜、附子过于温燥较少选用,党参偏于滋腻,对脾虚夹湿者易妨碍湿邪的消散,阻碍气机流通,改用太子参既可健脾益气,又可养阴而不碍脾。

3. 注意扶正与祛邪的关系。脾胃病多为慢性病,常因实邪诱发,本虚标实,反复发作。发作时治疗以祛邪为主,中病即止,切忌矫枉过正。他特别注意避免使用辛散耗气、苦寒败胃、温燥劫阴等药物再伤脾胃。对于缓解期久病正虚者,又当标本兼顾,或补益为主佐以祛邪,或攻补兼施正邪两治。在健脾益胃的同时,为防滋补药妨碍脾胃,常常加入理气、燥湿、消导、和胃之品配合。

4. 注意燥湿与滋润的关系。脾胃病的治疗中常常清热化湿、温中燥湿或滋阴润胃。他认为苦燥之品过用伤脾阳也易损脾阴;温燥之品易伤胃阴;滋阴润胃的滋腻之药易碍脾生湿,这些药物若过用、久服易发生虚实混杂、寒热互结变证,使病情更加复杂。他治疗实热证较少使用苦燥的黄柏、黄芩、黄连类药,偶有使用也是中病即止,他多喜用甘寒而有健胃作用的蒲公英、败酱草;治疗寒湿困脾之证用苍术、砂仁等温燥之品时,特别注意观察有无阴伤之象,一旦发现舌象转红、舌苔少津或口干渴饮等阴伤之象,即减少或停用苦燥、温燥之品,或酌加养阴而不滋腻之石斛、玉竹、百合等药;治疗湿热中阻之证,用黄连温胆汤加白蔻、薏苡仁等药以燥湿、芳化、渗湿,常酌加白芍、白及、百合等养阴药以防津伤。

5. 注意清热与除湿的关系。汲取温病学派的临床经验,处方中常常随证选用清热与除湿药。指出湿为阴邪,热为阳邪,湿邪应利应燥,热邪应清应下,治疗时应清热而不助湿,祛湿而不助热。应选用苦寒不伤阳助湿,化湿不伤阴助热的药物,药不宜杂乱,尽量选用一药多效之品,以防清热药过多而伤脾生湿,芳香药过重而耗气伤阴。临床一般选用茵陈、白花蛇舌草、垂盆草、半枝莲、虎杖、贯众、蒲公英等药清热解毒,土茯苓、猪苓、车前子、薏苡仁等药清热利湿,藿香、佩兰、苍术等药化湿醒脾。

6. 注意动静关系。如处理肝脾关系时应注意健脾而不伤肝,养肝而不滞脾。养肝可用润肝之法,选药以柔润为主,如女贞子、旱莲草、仙鹤草、当归、丹皮柔润而不呆滞;健脾则取轻灵之药,如白术、山药、茯苓、太子参、炙甘草、鸡内金。以山药为例,既益气又养阴,健脾而不燥,补脾而不腻,为理虚要药。

7. 注意益气和理气的关系。慢性脾胃病往往存在气虚与气滞并存的问题,就病机而言,多以气虚为主兼有气滞,或气滞之中夹有气虚,故治疗时以益气健脾扶正为主,适当佐以疏肝理气药物,脾胃健运则中气恢复,气动有力。如用四君子汤配郁金、香橼、佛手、生麦芽、砂仁等药治疗虚痞诸症。特别喜用麦芽,认为麦芽甘,平,既可疏肝又可健胃,药性平和,健胃而不滞气,理气而不伤正,一药多效。

8. 注意养血与活血的关系。脾胃、肝胆病久病者常血虚与血瘀同见,血虚是因,血瘀为果,两者相互影响。血虚是久病脾失运化,气血生化不足,肝不藏血所致;血瘀则是肝脾功能失调,气血失和的结果。故治疗时既要养血扶正,又需活血化瘀,可选丹参、当归等养血而不滞血,活血而不伤正之品,同时于补血药中配以太子参、党参、黄芪等益气之品以生血。

9. 注意养阴与扶阳的关系。脾胃病易阳虚,肝胆病常阴虚,脾胃阴津不足时,多用石斛、玉竹、百合、白及等益胃健脾,肝肾阴虚之证,常选女贞子、旱莲草、枸杞、白芍、当归等药补益肝肾,上述药物均少滋腻,不碍脾胃生发之气。若病久阴损及阳,阴阳两虚者可选二仙汤加味以补阴助阳,方中仙灵脾、仙茅、菟丝子、杜仲、巴戟等药补肾助阳,性温燥少。如纯属阳虚寒盛,则可酌情应用附子、干姜、公丁香、吴茱萸等温中扶阳。

观察导师诊治脾胃病,常以疏肝和胃法为基础治法,兼调和寒热,恢复升降,除湿润燥为辅助,多法和合,充分了体现中医"和法"治疗的宗旨和特色。

(十) 调胃降逆汤介绍

"调胃降逆汤"是导师治疗脾胃病的验方,集多年临床经验而成,能切中脾胃病常见复杂病机,临床应用效果明显,重复性好,可操作性强,与西药配合使用疗效增强而不会相互干扰。"调胃降逆汤"基本药物组成为:枳壳15g,砂仁10g,香橼10g,柴胡10g,姜半夏15g,竹茹10g,公丁香10g,白术15g,茯苓15g,蒲公英30g,海螵蛸15g,浙贝母10g,白芍药10g,炒麦芽30g,炙甘草6g。本方以枳壳、砂仁为君药,行气疏肝、和胃降逆,调和肝胃;白术、茯苓、香橼、柴胡、白芍药为臣药,和胃健脾,理气柔肝,扶土疏木;姜半夏、丁香、竹茹、蒲公英、浙贝母、炒麦芽共为佐药,温中降逆,清热除湿以助君臣之药力。其中丁香、姜半夏、竹茹和砂仁相伍,降逆和胃力宏;竹茹、蒲公英联用清热除湿和胃,与丁香、法半夏和砂仁寒热同调,性相反而效相成;浙贝母、海螵蛸化痰散结,制酸护膜;炙甘草调和全方为使药,与芍药同用润燥缓急。诸药配合,具有疏肝理气、和胃健中、升清降逆、寒热同调、除湿润燥、制酸护膜等功效。共同恢复诸脏腑斡旋之职。临床中如能根据病机灵活加减化裁,适用于急慢性脾胃病的绝大多数病例。

四十三、耐药菌感染高热、肺炎案
——对太阳少阳太阴合病证及"神不使"的理解

赵某,男,73岁。

2015年11月9日,一诊。

主诉:恶寒、发热7天。

现病史:10天前受寒发热,到某省级医院急诊科就诊,摄CT提示"双肺部感染"。予静脉滴注头孢菌素(具体药名不详)7天,体温持续不降,到我科要求住院治疗。入院时症见午后发热,逐渐上升,到夜间可超过39℃,伴有恶寒,微汗出,口干不欲饮水,纳呆脘痞,恶心欲呕,大便稀溏,每天2~3次,舌淡红,舌苔薄白微腻,脉浮紧数。

既往史:一年前曾行冠心病支架置入术。

体格检查:双肺中下部可闻及湿湿啰音。

实验室检查:血常规:血白细胞总数19.0×10⁹/L,中性粒细胞百分比87%;血培养:未出结果。

西医诊断:肺部感染;

冠状动脉支架置入术后。

中医诊断:太阳、少阳、太阴合病。

证型:风寒束表、营卫不和、少阳郁热、脾虚寒湿。

治法:解肌祛风、调和营卫、和解少阳、温中化湿。

方药:桂枝汤合人参汤合小柴胡汤加味。

桂枝10g、白芍10g、党参10g、炮姜5g、苍术15g、陈皮10g、豆蔻5g、藿香10g、柴胡25g、黄芩10g、法半夏15g、炙甘草5g、赤芍10g、青蒿15g,4剂,每剂药服1天,每天服3次。

西药:头孢哌酮/舒巴坦每天2次静脉滴注抗感染治疗。由于外院治疗7天体温未降,血常规提示感染仍重,不排除耐药菌感染(入院时已为患者行血培养检查),要求患者家属到外院急诊科索取使用的抗生素资料供我们参考。

2015年11月12日,二诊。10日上午开始服中药,当晚最高体温未超过39℃,在38.5℃左右徘徊,12日最高体温降至38.1℃。血培养药敏报告培养检出大肠埃希菌,对头孢哌酮/舒巴坦耐药。复查血常规:血白细胞总数13.0×10⁹/L,中性粒细胞百分比75%。患者家属回复外院急诊科用了7天的抗生素也是头孢哌酮/舒巴坦。下级医生认为血培养结果已经显示当前使用抗生素不敏感,提议更换抗生素。查看患者诸症已经明显好转,舌淡红,舌苔薄白微腻,脉浮紧数。体温已逐渐下降,血常规有改善,我的意见是目前使用的中西药物是有效的,临床疗效才是最可靠的证据,指示抗生素不变继续使用,中药一诊方继服。

2015年11月16日,三诊。昨日体温已经下降正常,今日体温36.4℃。无恶寒、发热、汗出。仍口干不欲饮水,食欲增加,仍稍感纳呆脘痞,恶心欲呕,大便稀溏,每天2~3次,舌淡红,舌苔薄白微腻,脉浮细。复查血常规已正常。给柴胡桂枝干姜汤加减。

柴胡15g、黄芩6g、桂枝10g、白芍10g、法半夏15g、炙甘草5g、党参10g、炮姜10g、苍术10g、炒白术10g、陈皮10g、豆蔻5g,4剂,每剂药服1天,每天服3次。

2015年11月21日,四诊。体温已正常5天,饮食正常,精神较好,行动自如,睡眠、大小便正常,无咳喘、呼吸困难。查体双肺未闻及干湿啰音。血常规复查各项指标正常。给患者带三诊方5剂出院。

按:临床应用经方的一大思维就是方证对应。何谓方证? 其中一部分学者强调是以主症为中心的症状群,甚至以代表性症状为核心进行选方用药,如"但见一症便是,不必悉具"。将"对症"治疗思维进行广泛应用的当首推日本汉方医家。他们最大的特点是"重实用,轻理论","重对症,轻辨证",甚至"重药轻医"。不可否认,对症治疗也是中医的诊疗方法之一,但并不是中医学主流和精髓。以胡希恕教授为代表医家认为,"方证"就是应用方剂的证候。《胡希恕伤寒论讲座》指出:"辨证"就是辨某方证以及人体生病时整体反映的证候。只要这两个证相对应,能吻合,就可以治疗,不必受脏腑、病因、病名等的限制。其程序是:采集患者四诊资料,用八纲分析病情,以六经进行病位分类,得出疾病证候,再与医生知识体系中记忆、理解的方证相比对,确定一个与患者证候最契合的方证,依证处方选药,完成诊疗过程。方证辨证基本不谈脏腑归经,五行生克。岳美中老先生对此曾指出《伤寒论》的学术特点为"察证候不言病理,出方剂不言药性,从客观以立论,投药石以祛疾"。方证辨证的基础是要尽可能多地掌握《伤寒论》中的主要方证,包括主证、药味、用量及用法,能熟记、得要领。我的理解即"症、证结合,症、证对应"。

本案症见发热,恶寒,微汗出,口干不欲饮水,纳呆脘痞,恶心欲呕,大便稀溏,每天2~3次,舌淡红,舌苔薄白微腻,脉浮紧数。根据发热,恶寒,微汗出,纳呆脘痞,大便稀溏,每天2~3次,脉浮等脉症可以联想到的《伤寒论》条文有:

第13条:太阳病,头痛,发热,汗出,恶风,桂枝汤主之。

第12条:太阳中风,阳浮而阴弱。阳浮者,热自发,阴弱者,汗自出。啬啬恶寒,淅淅恶风,翕翕发热,鼻鸣干呕者,桂枝汤主之。

第276条:太阴病,脉浮者,可发汗,宜桂枝汤。

第273条:太阴之为病,腹满而吐,食不下,自利益甚,时腹自痛。若下之,必胸下结鞭。

第277条:自利不渴者,属太阴,以其脏有寒故也,当温之,宜服四逆辈。

对照患者脉证,属太阳中风证,可选桂枝汤;亦属太阴病,可选四逆辈。

根据发热,恶寒,口干,恶心欲呕,舌淡红,舌苔薄白等脉症可以联想到的条文有:

第263条:少阳之为病,口苦、咽干、目眩也。

第96条:伤寒五六日中风,往来寒热,胸胁苦满,嘿嘿不欲饮食,心烦喜呕,或胸中烦而不呕,或渴,或腹中痛,或胁下痞鞕,或心下悸,小便不利,或不渴,身有微热,或欬者,小柴胡汤主之。

第99条:伤寒四五日,身热恶风,颈项强,胁下满,手足温而渴者,小柴胡汤主之。

第101条:伤寒中风,有柴胡证,但见一证便是,不必悉具。凡柴胡汤病证而下之,若柴胡证不罢者,复与柴胡汤,必蒸蒸而振,却复发热汗出而解。

第266条:本太阳病不解,转入少阳者,胁下鞕满,干呕不能食,往来寒热,尚未吐下,脉沉紧者,与小柴胡汤。

第379条:呕而发热者,小柴胡汤主之。

第97条:血弱气尽,腠理开,邪气因入,与正气相抟,结于胁下,正邪分争,往来寒热,休作有时,嘿嘿不欲饮食,藏府相连,其痛必下,邪高痛下,故使呕也,小柴胡汤主之。服柴胡汤已,渴者,属阳明,以法治之。

对照后7条,患者属少阳证无疑,可选小柴胡汤。

综合分析,患者为太阳、少阳、太阴合病。

所以,辨方证不失为掌握和应用经方的捷径,只要胸中有条文就会心中有数,有的放矢。

有一些合方方证的条文也符合本案脉症,运用这些经方合方也是可以的,但这些方证条文相对复杂,脉症的论述缺乏完整性,常需要结合病机辨证思维来学习,对于初学者容易混淆。我觉得如果把《伤寒论》比喻为一辆完整的汽车,它的零件就是不同的条文,单一方证的条文为单一的零件,合方方证条文就是相对独立的组合部件。对于初学者,只有先学习好单一方证的条文才能认识组合部件,进而了解汽车的全面构造。所以在开始进行方证辨证时尽量用单一方证的条文来说理,熟悉以后可以用合方条文来解释。就本案而言,有关系的合方方证条文如下:

第146条:伤寒六七日,发热,微恶寒,支节烦疼,微呕,心下支结,外证未去者,柴胡桂枝汤主之。

第147条:伤寒五六日,已发汗而复下之,胸胁满微结,小便不利,渴而不呕,但头汗出,往来寒热,心烦者,此为未解也,柴胡桂枝干姜汤主之。

第163条:太阳病,外证未除,而数下之,遂协热下利,利下不止,心下痞鞕,表里不解者,桂枝人参汤主之。

对于第146条的理解,传统的观点认为:本方即小柴胡汤和桂枝汤合方,各取半剂,合二为一。条文中的"微恶寒"说明是表证,风寒表证。"微"说明程度不重,只是轻微的表证。表证可以发热,半表半里也可以发热,里证也可以发热。结合第7条"病有发热恶寒者,发于阳也"可知"发热"这一症状是表证发热。有恶寒,有发热,微呕,肢节烦痛(即四肢疼痛,也可以包括头疼、肩颈疼、腰疼等等),四症合一,可以判断有太阳表证。微呕,表示胃气上逆,太阳病可以有呕,少阳病也可以有呕,桂枝汤证可以呕,小柴胡汤证也可以呕。心下支结,其实是心下结硬、胀满、疼痛、不舒服的感觉。发热、呕和心下支结三症合一,就是小柴胡汤证中的胆热犯胃证。从上面2组症状分析,主要病机在于少阳病的小柴胡汤证和太阳病的桂枝汤证,柴胡桂枝汤证是小柴胡汤证和桂枝汤证兼具的证候。小柴胡汤证的症状很多,桂枝汤的适应证也非常多,两者兼具,所涵盖的症状就更加广泛了。但是一个条文不可能罗列所有的症状,所以,本条文仅仅是说明病机,凡是既有小柴胡汤证又有桂枝汤证的证候,都可以使用柴胡桂枝汤。总之,本条的症状表明,这个病例既有小柴胡汤证的病机,又包含桂枝汤证的病机,是太阳病重,少阳病轻,古人说的"七表三里之证",所以将两方合一使用。对该方证的病机,郝万山教授的理解略有不同,他的认识也有依据,兹列于下,以供读者参考:本证成因是太阳表证未除,邪气又入少阳,并兼太阴表证。主症和病机是发热微恶寒,属太阳表证,恶寒曰"微",知发热亦微,提示大阳表证已轻;支节烦疼,即四肢肌肉和关节剧烈疼痛,"烦"字在这里可以当作"剧烈"讲解。一般把此证说成是太阳表证,但是既然太阳表证轻微,为什么反而能出现四肢肌肉和关节剧烈疼痛呢? 就连太阳伤寒表实证也没有特别提到四肢肌肉关节剧烈疼痛。在《伤寒论》中,什么病证可以出现这样的临床表现呢?"太阴病篇"第274条说"太阴中风,四肢烦疼,阳微阴涩而长者,为欲愈",仲景明言太阴中风,当是太阴所主的四肢末梢被风寒邪气所伤而导致的证候,其临床表现是四肢剧烈疼痛。因为四肢末梢毕竟为人体的外周,所以应当属表,脉应见浮象。本证如果脉由浮而转微,依照《黄帝内经》"大则邪至,小则平"的说法,这就是邪气退的表现;脉由沉涩而转为端直以长,则是正气恢复的表现,正复而邪退,因此是太阳中风将要自愈的指征。如果本证不能自愈,应当如何治疗? 第276条说:"太阴病,脉浮者,可发汗,宜桂枝汤",什么样的太阴病才可以见到脉浮? 只有风寒之邪侵袭四肢所致的太阴中风证才可以见到脉浮,因此第276条的完整意思是:太阴中风,四肢烦疼,脉浮者,可发汗,宜桂枝汤。也就是说,仲景用桂枝汤来治疗"太阴中风"。微呕,病机与少阳病胆热犯胃的喜呕相同,但呕吐为微,提示少阳之邪不重;心下支结,是少阳经脉受邪,经气不利所致。《灵枢·经脉》说:足少阳之脉"是动则病口苦,善太息,心胁痛不能转侧",可见这里的心下支结,和心胁痛不能转侧相比较,还应是少阳经气不利之轻者,于是提示少阳之邪尚浅。由此可见,本证属太阳、少阳之证俱轻,又兼太阴四肢被风邪所伤而出现的四肢剧烈疼痛。邪入少阳,则须和解,如果单治少阳,虽然可以疏达太阳表邪,但太阴四肢之风寒邪气难解,因此必须配合桂枝汤疏通经脉,祛除四肢末梢的风寒邪气。这就是为什么本条没有采取第101条所说的"但见一证便是",只用小柴胡汤来治疗的道理所在。

对于第147条的理解:刘元春认为,柴胡桂枝干姜汤证,就是刘渡舟教授所说上一条柴胡桂枝汤证出现阴性机转时候的用方。上一条柴胡桂枝汤证,是太阳病和少阳病并存,用桂枝汤和小柴胡汤合方治之。本条也有太阳病和少阳病并存,所以也应该用桂枝汤和小柴胡汤合方治之。但是,上一条方证还是阳性病,本条方证的病性已经发生了变化,在阳性病基础上有了阴性病的机转。虽然本条方证仍然可以有发热心烦等热象特征,但患者整体阳气已经不足,向阴证转化。"伤寒五六日,已发汗而复下之",说明疾病的来由,外感已经过了五六天,病程已经到了传变之期,而且经历了发汗和攻下等治疗,阳气已经出现损伤,这就是病性出现转变的原因。《伤寒论》中汗法过度又误用攻下,进而导致阳气虚衰的案例比比皆是,本条也是如此。而且,本条经过攻下,可以想见患者应该有一定的下利症状,这是病性转阴的判断依据之一,而且是本条使用干姜的依据之一。"胸胁满微结",是少阳病小柴胡汤证的判断指征之一,"小便不利",这是汗下之后伤阴,津液不足的表现。"渴而不呕"的渴,是少阳病郁热在上,消耗津液的病机表现,不呕,说明患者病位不在胃,是本条方证不用半夏的指征。"但头汗出",说明患者一方面津液不足,汗源有限;另一方面,患者阳热不甚,至少不是阳明病的那种发热。"往来寒热心烦者",均为少阳病小柴胡汤证的典型特征。综上所述症状,患者可能存在表证,但不是很严重;少阳病为主要病机;有下利,说明病性有转阴的可能。少阳病见下利,当考虑病性转阴兼有太阴病的可能。少阳病转阴,也不排除转变为厥阴病。厥阴病就是既有少阳病之热,又有太阴病之寒,寒热错杂。本条方证用柴胡桂枝干姜汤,柴胡、黄芩和解少阳郁热,干姜温太阴之寒,瓜蒌根养阴生津以止渴,牡蛎去胸胁之结痛。桂枝比较特殊,如果本条尚有表证,桂枝可以解表,如果没有表证,桂枝可以疏肝温阳,温通经络,温阳化水,行气活血,作用是非常广泛的。甘草和胃,调和药性。本条病机非常复杂,可以有太阳表证,可以有少阳病,可以有太阴病,可以有厥阴病。所以应用范围非常广泛,不仅可以治疗很多急性疾病,对慢性疾病、老年病也有非常广泛的应用价值。《刘渡舟伤寒论讲稿》解释本条:这一条论述因伤寒误治而导致的邪传少阳,气化失常,津液不布的柴胡桂枝干姜汤证。这个方子和大柴胡汤是一个对比的方子。大柴胡汤治少阳之邪归并入阳明,阳明燥热,所以既解少阳,又下阳明,是治实证。这一条柴胡桂枝干姜汤是少阳之邪不解而有脾寒和气津受伤,气化不利,所以它夹有一定的虚寒,也可以说就有阴证的机转,有太阴病这个阴证的机转,所以用柴胡桂枝干姜汤。这个病来于伤寒五六天,已经发汗,而又用泻药下之,汗下就伤津液,汗下就要伤正气,所以这个人有一个正气不足的问题。误下之后太阳之邪传到少阳,少阳的枢机不利所以胸胁满微结。小便不利,津液虚了,气化的作用也不太好,再加上少阳还有微结,所以就小便不利。渴,津液虚了就口渴,这种口渴不是胃里停饮,所以不呕。小便不利和渴而不呕连起来看,如果是水停导致的口渴,小便不利就往往要欲呕,现在它是津液虚,不是停水,所以渴而不呕,这个提法有鉴别诊断的意思。但头汗出,由于津液虚了,气也虚了,正气不能越热以外出,所以浑身没有汗,头上出一点儿汗,热邪不能从汗而解。少阳有邪,所以往来寒热,心烦者,此为未解也,这个病未好。问题的焦点是少阳有邪、津液虚,气化功能也不好,所以小便不利,汗也出不来。这个病很像是湿热凝结,小便不利,湿不得泄,但头汗出,很像湿热发黄的那一条,但是这不是湿热,这是津液虚,因为它有口渴。治疗一方面得和解少阳,用小柴胡汤,一方面加桂枝、干姜助气化,加上天花粉生津液、布津液;加牡蛎,是小柴胡汤的加减法,胸胁满微结有凝结了,牡蛎咸寒软坚,能去肝胆之气的凝结和肝胆的痞硬,所以要加上牡蛎,去大枣。这个方子既有养津液也有助阳气的作用,同时兼和解少阳,临床能治疗三种疾病,一是治少阳病有阴证的机转,就是见有太阴病了。少阳邻近太阴,少阳是阴阳之枢,少阳之邪就过渡到太阴,临床就有少阳证而又有太阴病的下利,肚子胀满,这个可以用柴胡桂枝干姜汤。柴胡桂枝干姜汤是从气化开始,桂枝、干姜是通达阳气,温化脾气,干姜是理中汤的主药,这个方子里甘草配干姜,半个理中汤,它温暖脾家之寒;加桂枝通阳气,行三焦,行津液,利小便。它这里还有瓜蒌根,所以这个方子治疗阳气气化功能不利,脾的运化不利,三焦气化不利,津液不足而又有少阳肝胆气郁。吃完这个方子以后还有一个反应，初服微烦，复服汗出便愈，吃了柴胡姜桂汤以后，柴胡就要疏解少阳，又加上桂枝、干姜和天花粉(瓜蒌根)通阳气，益津液，气液一恢复了，正气足了，邪气通过小柴胡汤的透散清解有点儿微烦，有点儿汗出，也就是正胜邪出的一个反应。

本案患者由于感染了耐药细菌，所以在发病初期的前7天使用头孢哌酮/舒巴坦后仍然高热，血常规提示感染严重，为什么到我科治疗抗生素未更改而感染能够迅速得到控制？这就让我联想到中医"神不使"的概念。之前应用抗生素后患者感染未控制是"神不使"，后期同样种类和品牌的抗生素控制了感染是"神使"使然。很显然，"神"从"不使"到"使"的关键因素是中药汤剂的加入。由于中医辨证正确，方药选择精准，服用中药汤剂后充分调动了患者的精、气、神的功能，通过中药联合抗生素等治疗手段发挥了助正抗邪的功能，使感染迅速得到控制。

养生重"神"，治病重"神"成为中医的一个重要观点。《素问·上古天真论》云："恬惔虚无，真气从之，精神内守，病安从来？"养生同样强调要形神兼养，保持形神若一，此为长寿的要旨。《灵枢·九针十二原》云："粗守形，上守神。"神是生命之主宰，全身脏腑组织器官是在神的支配和调节下完成各自的生理功能的，所以神的主宰作用一旦失去，生命也将终结，如《素问·五常政大论》云："神去机息。"同样，神的盛衰也会关系到疾病的可治与否。《素问·移精变气论》云："得神者昌，失神者亡。""神不使"这里的神，指脏腑气血的功能作用及对疗措施的反应；使，运用，使役。"神不使"概念的提出首见于《素问·汤液醪醴论》。神不使，指神机丧失，不能促使针、药等治疗措施发挥作用。张介宾《类经·论治类》云："凡治病之道攻邪在乎针药，行药在乎神气。故治施于外，则神应于中，使之升则升，使之降则降，是其神之可使也。若以药剂治其内而脏气不应，针艾治其外而经气不应，此其神气已去而无可使矣。虽竭力治之，终成虚废已尔，是即所谓不使也。"《黄帝内经》在治疗疾病时非常注重神气在治疗过程中的作用，认为神气是影响治疗效果的关键。无论药物还是针刺等各种治疗手段仅是外在因素，针药要发挥作用需要人体脏腑气血与之呼应，才能驱邪外出。《读素问钞》云："药非正气，不能运行，针非正气，不能驱使；故曰针石之道，精神进，志意治则病可愈；若精神越，志意散，虽用针石，病亦不愈。"可见中医所谓之"神"才是使疾病向愈的内在因素。该案住院前一周用抗生素治疗未控制感染的原因用中医经典理论解释就是"神不使"。

中医"神不使"概念的提出，其意义在于提示医生在临证时，要善于运用综合治疗手段，最大程度调动患者的精、气、神的功能助正抗邪。对于一些疑难病症，总能找到正确的治疗方法使不使之神响应治疗。本案入院后由于中医治疗的加入，虽未更改抗生素种类但感染迅速控制，我认为是中医治疗改变了患者"神不使"的状态，使神从"不使"转变为"使"，促使疾病向愈。

四十四、重症胰腺炎、急性肾功能不全、重度血小板减少、慢性心衰急性加重案

——少阳、阳明、太阴并治七天恢复

余某,女,83岁。

2014年5月16日上午10时,一诊。

主诉:上腹疼痛、呕吐3天,巩膜发黄1天。

现病史:患者3天前,因过食肉类,出现上腹疼痛、恶心呕吐症,1天前巩膜发黄,遂入院。症见上腹压痛明显,腹胀,发热下午较高,微恶寒,巩膜、皮肤、小便发黄,伴见烦躁不宁,心悸胸闷,活动则气短喘促,头昏纳呆,口渴不欲饮水,小便少、下肢水肿,3天未解大便,舌暗红,苔白腻淡黄,脉弦数。无黑便、胸痛、晕厥等症。

既往史:坏死性胰腺炎、胆结石、原发性高血压、2型糖尿病、冠心病、慢性心衰 心功能Ⅱ级、慢性支气管炎、肺气肿、肺心病。

体格检查:T38℃,P115次/min,R25次/min,BP100/60mmHg。神清,全身皮肤黏膜轻度黄染,无出血点。口唇中度发绀,双肺底可闻及湿啰音,心界向左下扩大,心率115次/min,可闻及早搏5~10次/min,腹软,上腹部疼痛拒按,墨菲征(+),双下肢中度水肿。

实验室及功能检查:5月16日中午至午夜多次急查指标如下:

血淀粉酶:逐渐升高228→308→3440(U/L);

胆红素:总胆红素54μmol/L,直接胆红素39μmol/L,间接胆红素15μmol/L;

血肌酐(Ccr):逐渐升高167→231(μmol/L);

血常规:血小板(PLT)逐渐降低48→38($\times10^9$);

血白细胞(WBC)逐渐升高9.064→13.49($\times10^9$/L);

B超、CT:胆囊结石、胆总管下段结石,胰腺肿大。

西医诊断:急性重症胰腺炎;

急性肾功能不全(肾前性?);

重度血小板减少;

胆囊结石、胆总管下段结石 梗阻性黄疸;

肺部感染;

电解质紊乱——低钾血症;

原发性高血压3级 极高危组;

冠状动脉粥样硬化性心脏病；

慢性心力衰竭急性加重 心功能Ⅲ级（NYHA分级）；

2型糖尿病。

中医诊断：腹痛、黄疸。

证型：少阳、阳明、太阴合病。

治法：和解少阳、通腑泄浊、燥湿健脾、利湿退黄。

方药：大柴胡汤合平胃散加减。

患者基础病多，高龄。目前急性重症胰腺炎、心衰、急性血小板减少、急性肾衰竭属四系统衰竭，预后极差，可能出现急腹症、大出血、休克、呼吸循环衰竭、猝死等危险。充分履行告知义务，建议患者可以考虑转综合性医院专科诊治，患者坚决要求在我科中西医结合治疗。给予禁食、胃肠减压、抗感染、补液扩容、抑制消化液分泌、输注血小板1次（2个单位），利尿减轻心脏负荷，肠内营养支持治疗。予行鼻-空肠管插管术，予肠内营养混悬液（TPF）滴注。

> 柴胡15g、黄芩6g、大黄6g、苍术10g、厚朴10g、陈皮6g、豆蔻6g、藿香10g、法半夏10g、党参10g、苏梗10g、香橼10g、神曲10g、茵陈10g、生姜6g、炙甘草3g，中药颗粒剂每天2剂，昼夜分6次注射入鼻-空肠管，根据大便次数调整大黄的剂量，大便超过3次大黄减半。

2014年5月17日、18日、19日、20日，二、三、四、五诊。主管医生汇报称治疗后每天大便每天2～3次，18日体温已降至正常，恶心呕吐消失、腹痛减轻，黄疸变淡，知饥欲食，舌暗红，苔白腻淡黄，脉弦数。血小板上升，血白细胞、血尿淀粉酶下降，5月20日复查的部分指标如下：

血淀粉酶：71U/L；

胆红素：总胆红素32μmol/L，直接胆红素21μmol/L，间接胆红素11μmol/L；

Ccr：99μmol/L；

PLT：118×10^9/L；WBC：11.1×10^9/L。

中医治疗调整为和解少阳、燥湿行气，一诊方化裁。嘱可多次少量从鼻-空肠管注入米汤。

> 柴胡15g、黄芩6g、苏梗10g、苍术10g、厚朴10g、陈皮6g、豆蔻6g、藿香10g、法半夏10g、党参10g、香橼10g、神曲10g、茵陈10g、生姜6g、炙甘草3g，每天1剂颗粒剂，每日3次从鼻-空肠管注入。

2014年5月23日，六诊。今日全部症状基本消失，主要实验室检查指标均正常，患者可以正常进食，下床活动，要求出院。建议患者到综合医院消化科行逆行纤维十二指肠镜下奥迪括约肌切开取石术。

血淀粉酶：23U/L；

胆红素：总胆红素14μmol/L，直接胆红素6μmol/L，间接胆红素8μmol/L；

Ccr:90μmol/L;

WBC:7.7×10⁹/L;PLT:154×10⁹/L。

按:本案是极凶险的疾病,鉴于现在中医所处的医疗环境,曾建议患者转院到综合医院专科治疗,但患者及家属要求留在我科行中西医结合治疗,既给我带来压力,也给我应用中医药治疗急危重症提供了难得机会。四诊合参,患者临床表现繁杂,主要症见上腹疼痛,恶心呕吐症,巩膜、皮肤、小便发黄,上腹部压痛拒按,腹胀,发热下午较高,微恶寒,烦躁不宁,心悸胸闷,气短喘促,头昏纳呆,口渴不欲饮水,尿少水肿,3天未解大便,舌暗红,苔白腻淡黄,脉弦数。可以将患者的脉症归纳成几大类进行分析思考:①呕吐、发热、微恶寒、胸闷、头昏、纳呆、口渴、烦躁、脉弦数,符合《伤寒论》少阳病的表现。例如,第263条:"少阳之为病,口苦、咽干、目眩也。"第96条:"伤寒五六日中风,往来寒热,胸胁苦满,嘿嘿不欲饮食,心烦喜呕,或胸中烦而不呕,或渴,或腹中痛,或胁下痞鞕,或心下悸,小便不利,或不渴,身有微热,或欬者,小柴胡汤主之。"第99条:"伤寒四五日,身热恶风,颈项强,胁下满,手足温而渴者,小柴胡汤主之。"第266条:"本太阳病不解,转入少阳者,胁下鞕满,干呕不能食,往来寒热,尚未吐下,脉沉紧者,与小柴胡汤。"第379条:"呕而发热者,小柴胡汤主之。"第97条:"血弱气尽,腠理开,邪气因入,与正气相抟,结于胁下,正邪分争,往来寒热,休作有时,嘿嘿不欲饮食,藏府相连,其痛必下,邪高痛下,故使呕也,小柴胡汤主之。"可知本案有少阳证。②腹疼、腹胀、发热下午较高、烦躁、大便3天未解。符合《伤寒论》以下条文的描述。第104条:"伤寒十三日不解,胸胁满而呕,日晡所发潮热,已而微利,此本柴胡证,下之以不得利,今反利者,知医以丸药下之,此非其治也。潮热者,实也。先宜服小柴胡汤以解外,后以柴胡加芒消汤主之。"第136条"伤寒十余日,热结在里,复往来寒热者,与大柴胡汤。"第165条:"伤寒发热,汗出不解,心中痞鞕,呕吐而下利者,大柴胡汤主之。"第103条:"太阳病,过经十余日,反二三下之,后四五日,柴胡证仍在者,先与小柴胡汤。呕不止,心下急,郁郁微烦者,为未解也,与大柴胡汤下之则愈。"其中,按照郝万山教授的理解前两条是少阳阳明合病,后两条是少阳胆腑热实证,它们症状相似,前者病位在少阳、阳明,以腹胀满疼痛、潮热、大便不通、舌苔黄燥、脉沉实为特征;后者病位在少阳胆腑,以寒热、心下拘急、呕吐明显为特征,两者用方相同,都是用大柴胡汤。本案兼有两者特征,更偏向于前者,兹命名为少阳阳明合病证。③恶心呕吐、腹胀、纳呆、不欲饮水、尿少水肿、苔白腻。符合《伤寒论》以下条文的描述。第273条:"太阴之为病,腹满而吐,食不下,自利益甚,时腹自痛。若下之,必胸下结鞕。"第277条:"自利不渴者,属太阴,以其脏有寒故也,当温之,宜服四逆辈。"第259条:"伤寒发汗已,身目为黄,所以然者,以寒湿在里不解故也。以为不可下也,于寒湿中求之。"属太阴病。综上所述,本案属中医少阳、阳明、太阴合病,病变部位未离少阳,但邪热已入阳明,热结成实,又兼太阴虚弱,为三经合病。阳明之热和太阴之湿胶结于肝胆,湿热蕴蒸,迫使胆汁外溢,逆流入血,成为湿热黄疸证。治以和解少阳、通腑泄浊、燥湿健脾、利湿退黄。予大柴胡汤合平胃散加茵陈治疗。

通过中西医结合救治,患者急性胰腺炎、急性肾衰竭及血小板指标迅速恢复正常,各种症状也消失。避免了其他严重并发症的发生。本案的成功,合理应用现代医学先进技术也是重要原因。鼻 - 空肠导管肠内营养是治疗胰腺炎较好的营养方式,由于肠内营养滴注口在胃十二指肠胆胰管开口下,避免了常规鼻胃管输注营养液刺激消化液大量分泌的风险,同时保护肠黏膜屏障功能,维持肠道菌群稳定,抑制由肠道介导的全身炎症反应,又可以通过管道注射中药,尽早开展和保持中医治疗。本案由于患者信任,医护人员的努力,最终用中西医结合的方法使患者转危为安,康复时间之快出人意料,却也在情理之中,彰显了中医药治疗急危重症的疗效和优势。作为中医人,既要坚持中医自信,努力钻研中医经典,继承前辈临床经验,勇于实践,善于总结,敢于担当,又要包容谦虚,善于学习掌握运用必要的现代医学知识和急诊技能,坚持中西医结合,才能保持并不断拓展中医阵地,使中医诊疗手段的应用得到不断拓展和升华。

四十五、急性上消化道出血、休克案

——附子泻心汤止血建奇功

宋某某,男,92岁。

2017年5月7日,一诊。

主诉:反复呕血、便血4个月余,吐血、便血、嗜睡3天。

现病史:该患者是一位离休老干部,常在昆明各大医院辗转住院。患者4个月前突发左侧肢体偏瘫急诊送入某省级综合医院,经检查诊断为"急性脑梗死"。在抗栓治疗过程中发生呕血、便血,诊断为"急性上消化道出血",经抢救出血停止。但此后反复解暗红色血便,大便潜血持续阳性,每20～30天左右即要大出血1次,每次出血必输血治疗。由于在外院住院4个月吐血、便血始终不能完全停止,家属遂将患者转入我院,希望中西医结合治疗。转入我科时患者无肉眼可见的吐血便血,入院1周时患者突然发热,T38.5℃左右,伴咳喘,咯黄稠痰,考虑肺部感染,给予抗感染治疗,治疗第3天患者突然呕吐暗红色胃内容物,泻下大量暗红色血液,肠鸣音活跃。并出现嗜睡不能对答,皮肤湿冷,喉中痰鸣,舌淡暗红,舌苔黄腻少津,脉沉滑数(半年前记得他的脉弦劲有力)。查大便潜血阳性。血红蛋白从入院时的120g/L下降至45g/L,血压下降。

体格检查:T:39℃,P:110次/min,R:30次/min,BP:80/40mmHg,嗜睡,贫血貌,口唇中度发绀,双肺底可闻及干湿啰音,心界向左下扩大,心率110次/min,腹软,上腹部压痛,肠鸣音活跃。

实验室检查:Hb:45g/L,WBC:12.41×10^9/L,N:86%。

西医诊断:急性上消化道出血;

　　　　　失血性休克;

　　　　　慢性阻塞性肺疾病急性加重期;

　　　　　肺部感染。

中医诊断:血证(吐血、便血);

　　　　　喘证。

证型:热瘀阳虚、痰热结胸。

治法:清热止血、温中扶阳、化痰平喘。

方药:附子泻心汤合小陷胸汤加味。

> 制附子(另包开水先煎3小时)15g、大黄30g、黄连10g、黄芩10g、瓜蒌皮15g、法半夏15g、藕节炭30g,3剂,每剂药服1天,分3～5次由胃管注入。

西医治疗为禁食、胃肠减压、抗感染、抑酸止血、输血、支持、对症治疗。

2017年5月10日,二诊。从胃管注入中药后患者未呕吐血液,一度泻下暗红色稀便较多,后逐渐减少,咳嗽明显减少,喘促减轻,痰色转白,痰鸣音逐渐减少,体温逐渐下降,舌淡白质暗,舌苔黄腻有津,脉沉滑数。方证相符,原方加减。

> 炙附子(另包开水先煎3小时)15g、大黄10g、黄连10g、黄芩10g、瓜蒌皮15g、法半夏15g、藕节炭30g。3剂,每剂药服1天,分3～5次由胃管注入。

2017年5月13日,三诊。体温正常,肠鸣音正常,大便转黄。神志渐转清,可对答,咳嗽、喘促消失,咯痰稀白,知饥索食,舌淡白质暗,舌苔薄黄,脉沉滑。查体:T 36.5℃,P 80次/min,R 20次/min,BP 110/70mmHg。上方加理中汤调整如下:

> 炙附子(另包开水先煎3小时)60g、黄连5g、黄芩10g、瓜蒌皮15g、陈皮6g、法半夏15g、炒白术20g、炮姜10g、党参30g、炙甘草6g,6剂,每剂药服1天,每天服3次。

随访:患者诸症痊愈,身体健康状态健逾往昔。患者此后一直在我科住院,至去世的4年间没有再发生过上消化道出血,多次大便潜血检查均为阴性。

按:患者以吐血、便血为突出表现,回忆《伤寒杂病论》记录口鼻出血相关的条文,我首先想到的是东汉张仲景《金匮要略》的泻心汤。《金匮要略·惊悸吐衄下血胸满瘀血病脉证治》中泻心汤原文为:"心气不足,吐血,衄血,泻心汤主之。大黄二两,黄连、黄芩各一两,右三味,以水三升,煮取一升,顿服之。"据明代施沛《祖剂》中记载,本方为伊尹三黄汤。清代医家张璐认为:"伊尹三黄汤,仓公名火齐汤,《金匮》名泻心汤。"许占民也认为,《史记·扁鹊仓公列传》记载西汉淳于意所用"火齐汤"即为泻心汤。刘渡舟也持这一观点。如果上述观点成立,那么泻心汤的出处要上溯到殷商时代,至晚也要到西汉。对该条文的理解有不同的意见,《医宗金鉴》认为:心气"不足"二字,当是"有余"二字之误。若是不足,如何用此方治之,必是传写之讹。心气有余,热盛也,热盛而伤阳络,迫血妄行,为吐、为衄。故以大黄、黄连、黄芩大苦大寒直泻三焦之热,热去而吐自止矣。《千金方》认为"不足"应为"不定"。《金匮要略心典》认为心气当为"阴气"。不管对原文释义有何差别,历代医家大都肯定该方的疗效。《金匮要略浅注》认为本方为吐衄之神方,妙在以芩、连之苦寒泄心之邪热,即所以补心之不足,尤妙在大黄之通,止其血,而不使其稍停余瘀,致血瘀后酿成咳嗽虚劳之根;明代名医龚廷贤说该方"治吐血不止如神"。清代名医陈修园说:"余治吐血,诸药不止者,用金匮泻心汤百试百效。"唐宗海之《血证论》列该方为止血首方,其理在"釜底抽薪"之意。张锡纯也推此方为治吐血、衄血良方。

对该方进行论述的条文在《伤寒论》中还有第154条:"心下痞,按之濡,其脉关上浮者,大黄黄连泻心汤主之。"说的就是热痞的脉症,邪气入里化热,壅塞于中焦,致使中焦斡旋失司,气机痞塞,窒而不通,形成心下痞症。而《医宗金鉴》谓"濡字上当有不字",因"按之自濡者,但气痞耳! 若心下痞,按之不濡,此为可攻之热痞也。然其脉关上不沉紧而浮,则是所结之热亦浅,不可峻攻也"。故用大黄黄连泻心汤。《伤寒论》泻心汤的大黄、黄连、黄芩三味药,以麻沸汤二升渍之须臾,绞去滓,分温再服(现代用法:滚水浸渍)。本证为热痞证,由无形邪热结于心下（胃脘部），气窒不通而成。盖心下居中焦，乃阴阳气机升降之要道，邪气阻滞，则气机痞塞，故临床以心下痞满为特征，因无实物结聚，故按之不硬不痛。用大黄黄连泻心汤以泄热消痞。本方不必煎煮，以沸水浸泡片刻，然后绞汁去渣，即可服用。此取其气之轻扬，不欲其味之重浊，以利清上部无形邪热，以泻心除痞。《金匮要略》和《伤寒论》的泻心汤药物组成一致，主治病症有别，煎服方法也不同，大家应该注意。但是不管是吐血衄血，还是痞证，病机是一致的，即无形热邪火炽。本方临床运用广泛，不仅治疗热痞，而且可治疗邪火内炽，迫血妄行，吐血，衄血，便秘溲赤；三焦积热，眼目赤肿，口舌生疮，外证疮疡，心胸烦闷，大便秘结；湿热黄疸，胸中烦热痞满，舌苔黄腻，脉数实者。

《伤寒论》热痞后还有第155条："心下痞，而复恶寒汗出者，附子泻心汤主之。"说的是在第154条泻心汤基础上出现表里阳虚，表现为"恶寒汗出"者，就应该泻热消痞，扶阳固表，予附子泻心汤治疗。实际是告诉我们附子泻心汤为热痞兼肾阳虚损，卫阳不足证，大凡里热盛而同时见阳虚，或老年阳虚之人感受热邪，皆可考虑使用本方，寒热并用，温阳泻心，攻补兼施，其效无穷。

本案患者上部吐衄，苔黄干燥，脉数，考虑热邪灼伤血络；消化道反复出血，现在呈贫血貌、低血压休克，正气必虚。特别是我记得半年前为患者诊疗时他的六脉弦劲有力，此次脉象已是沉滑，完全符合附子泻心汤所言的病机。唐容川说："泻心皆水火虚气作痞。唯此是火气实，水气虚，水中化气，即卫外之阳气也。故用附子补水分之阳气。"《医宗金鉴》也云："其妙尤在以麻沸汤渍三黄，须臾绞去滓，内附子别煮汁，意在泻痞之意轻，扶阳之意重也。"成无己认为热痞有实热和虚热之分："心下硬，按之痛，关脉沉者，实热也；心下痞，按之濡，关上浮者，虚热也。"附子泻心汤适用于热陷于胃兼阳虚于外者。

该患者尚表现为咳喘，咯黄稠痰，舌苔黄腻少津，脉滑数，上腹部压痛，呈现出痰热互结于中上焦的脉症和病机，与《伤寒论》第138条："小结胸病，正在心下，按之则痛，脉浮滑者，小陷胸汤主之。"完全相符，是痰热结胸证。小陷胸汤证属痰热互结于心下，又叫小结胸证，与大陷胸汤的大结胸证同称为热实结胸，病虽不及大陷胸证广泛，但也不仅限于心下，胸胁也可包含。只要人体躯干上半部分痰热壅滞，属痰热结于中、上焦，见咳喘，胸膈不快或疼痛，咳黄痰，舌红苔黄腻者皆可用之。综合患者诸症可归纳为：老年患者，长期失血及营养不良史，发热、咳喘、痰稠黄，心下压痛，呕吐泻下鲜血，舌苔黄腻少津，舌质由平时的红暗转为舌淡白暗红，脉从弦劲转为沉滑数。综上所述，本案属于《伤寒论》所云的热痞阳虚证、痰热结胸证和《金匮要略》所说的邪火迫血吐血衄血证。四诊合参，证型为热痞阳虚证、邪火迫血证、痰热结胸证，治法为清热止血、温中扶阳、清痰平喘，方药为附子泻心汤合小陷胸汤加味。用药简单，治疗仅一周，疗效显著，4个月来反复吐血便血就完全停止未再反复。结合患者在外院的治疗经历不难推论，中医药在本案的救治中起到了决定性的作用，见效快，效果好，疗效持久，让西医同行和病家觉得"中医疗效不可思议"。

四十六、冠心病心绞痛、心衰案
——《金匮要略》胸痹病的九大方证

赵某,男,51 岁。

2018 年 7 月 16 日,一诊。

主诉:胸痛、乏力、喘促 1 年。

现病史:患者一年前因胸痛、呼吸困难在某心血管病医院行冠脉造影后确诊为"冠心病,心绞痛,心功能衰竭,心功能三级",医院建议患者行冠脉支架置入术,患者拒绝,也拒绝服用冠心病二级预防药,只服用降压药。出院后一年中胸痛反复发作,劳力性呼吸困难。到我门诊要求中医治疗。刻下症见胸部憋闷,时感心中掣痛,向两胁放射,活动后呼吸困难加重,上 5 层楼中途要休息 2 ~ 3 次,头昏、失眠、口干苦,乏力肢软,纳可,大便调,舌淡红质暗,苔薄黄腻,脉弦数。一年来不能工作,病休在家,也不能从事家务劳动。考虑患者心绞痛频发,心功能不全,有发生心血管意外可能,多次建议患者住院系统治疗,加服西药,患者拒绝,坚持要求在门诊就诊,只服中药。

体格检查:BP:130/80mmHg,P:95 次 /min,R:20 次 /min,神清,双肺呼吸音清晰,心界向左下扩大,心率 95 次 /min,二尖瓣听诊区可闻及三级吹风样杂音。腹软,无压痛,肝脾未扪及。双下肢无水肿。

实验室检查:无。

西医诊断:冠状动脉硬化性心脏病;

　　　　　稳定型心绞痛;

　　　　　心衰Ⅱ度　心功能三级;

　　　　　原发性高血压 2 级　极高危。

中医诊断:胸痹。

证型:痰热阻窍、胸阳不展、中气亏虚。

治法:宽胸化痰,清热化湿,补中益气。

方药:枳实薤白桂枝汤合黄连温胆汤合补中益气汤。

枳实 15g、薤白 20g、桂枝 10g、厚朴 15g、黄连 6g、竹茹 10g、茯苓 15g、白术 15g、陈皮 6g、法半夏 15g、黄芪 30g、党参 30g、当归 10g、炙甘草 5g、升麻 5g、柴胡 5g,3 剂,每剂药服 2 天,每天服 3 次。

2018 年 9 月 10 日,二诊。患者诉服一诊中药后感觉全身症状减轻。随后碰巧我到长沙跟师停门诊,患者到医院未找到我,就在其他科室就诊,服药后症状加重,今日再次就诊。查看门诊电脑系统上其他科室的诊治记录,均为大量活血化瘀、行气通络类中药。二诊患者脉症同前,继服第一诊处方,10剂,每剂药服2天,每天服3次。

2018年9月30日,三诊。患者述症状明显减轻,心绞痛基本不会发作,呼吸困难、乏力肢倦明显缓解,上五楼可以不用中途休息,睡眠好转,头昏消失,口和,舌暗红,苔薄白,脉弦。BP:130/82mmHg。加大补肾活血力度,处方调整如下:

枳实15g、薤白20g、桂枝10g、厚朴15g、黄连5g、竹茹10g、茯苓15g、炒白术15g、陈皮10g、法半夏15g、黄芪30g、党参30g、当归10g、升麻5g、柴胡5g、五灵脂10g、杜仲20g、巴戟天20g、熟地30g,10剂,每剂药服2天,每天服3次。

此后患者坚持就诊,均以上方为基础方微调,连续治疗3个月后,全身症状完全消失,每天回家数趟上5楼途中不休息,已恢复全天上班,经常到外省出差,身体基本恢复到发病前状态。患者坚持治疗达半年之久才停服中药,自觉身体各方面情况和发病前已无差别。

一年后患者带家人来看门诊,述自觉身体状态良好,无特殊不适,仍拒绝复查和加服西药。

按:胸痹是指以胸部闷痛,甚则胸痛彻背,喘息不得卧为主症的一种疾病,轻者仅感胸闷如窒,呼吸欠畅,重者则有胸痛,严重者心痛彻背,背痛彻心。本案是典型的中医胸痹病、心衰病,相当于西医学"冠心病、心绞痛、慢性心衰"范畴。已知冠心病心绞痛最常见的病理解剖变化为冠状动脉粥样硬化引起管腔狭窄或闭塞。可能为动脉粥样硬化损害迅速发展,粥样硬化斑块破裂、冠状动脉痉挛、血栓形成,或以上诸因素的综合。冠脉侧支循环来不及充分建立,相应区域的心肌产生严重缺血或血供完全中断而发生坏死,形成心肌梗死。较轻的供血不足可以表现为心绞痛。可知西医学对冠心病重视斑块和血栓问题。一些现代中医在诊治冠心病时常自觉地运用活血化瘀为主的治疗方法以主动适应西医学的病理生理。对此我认为中医辨治不能照搬套用西医理论,还是应该用中医的视角和中医的观点分析临床问题。

对胸痹相关症状和病机的描述在《黄帝内经》中早有记载。《灵枢·五邪》篇指出"邪在心,则病心痛"。《素问·脏气法时论》亦说"心病者,胸中痛,胁支满,胁下痛,膺背肩胛间痛,两臂内痛"。《素问·标本病传论》有"心病先心痛"之谓。《素问·缪刺论》又有"卒心痛""厥心痛"之称。《素问·厥论》把心痛严重,并迅速造成死亡者,称为"真心痛",谓:"真心痛,手足青至节,心痛甚,旦发夕死,夕发旦死。"《素问·痹论》说:"心痹者,脉不通……"《素问·调经论》说:"厥气上逆,寒气积于胸中而不泻,不泻则温气去,寒独留,则血凝泣,凝则脉不通,其脉盛大以涩,故中寒。""胸痹"一词最早由张仲景在《金匮要略》中正式提出,并论述了病因病机、治法和方药。《金匮要略·胸痹心痛短气病脉证治》第一条即云:"夫脉当取太过不及,阳微阴弦,即胸痹而痛,所以然者,责其极虚也。今阳虚知在上焦,所以胸痹、心痛者,以其阴弦故也。""阳微阴弦"是本条文提出的胸痹病的病机,历代医家对"阳微阴弦"的理解稍有分歧。如《金匮要略释义》认为阴阳指诊脉之浮沉。"阳微"指浮取而微,"阴弦"指沉取而弦。陈修园《金匮要略浅注》认为阴阳指诊脉之尺寸,"阳微"是关前之阳脉微;"阴弦"是关后之阴脉弦。《金匮玉函经六注》认为不必拘于具体脉象,"阳微"指不及(正虚),"阴弦"指太过(邪实)。《金匮要略方论本义》认为阴阳指左右手诊脉,"以左右阴阳言,阳微必左手也,阴弦必右手也"。现代医家多数认为"阳微阴弦"一指脉象,同时指病机。脉之寸部属阳,候胸中之病;尺部属阴,候下焦邪实。"阳微"即寸脉微,示上焦阳气不足,胸阳不振;"阴弦"即尺脉弦,示下焦阴寒邪盛,水饮内停。"阳微"与"阴弦"同时并见,说明胸痹的病机是上焦阳虚,阴邪上乘,邪正相搏,胸阳痹阻而成。仅有胸阳之虚,而无阴邪之盛,或仅有阴邪之盛,而无胸阳之虚,都不致发生本病。必须是胸阳不足,阴邪上乘阳位,两者相互搏结,才能成为胸痹之病。由此可见,仲景所论胸痹之病机乃本虚标实之证,本虚是阳气虚,其邪实多为痰浊、血瘀、气滞、寒凝。

仲景在该篇列方九首分治各类种胸痹心痛,归纳如下:①"胸痹之病,喘息咳唾,胸背痛,短气,寸口脉沉而迟,关上小紧数,瓜蒌薤白白酒汤主之。"指出患者见寸口脉沉迟,沉则为气滞,迟则为内寒,属上焦藏寒气滞,关上小紧而数,小为阳虚,紧数为寒痛,属上焦气急寒痛。阳气亏虚,诸寒阴邪得以乘之,轻者为胀满,重者为疼痛喘息。治法为辛温通阳,开痹散寒,用瓜蒌薤白白酒汤治疗。该方的组成为瓜蒌、薤白、白酒,水煎温服。②"胸痹不得卧,心痛彻背者,瓜蒌薤白半夏汤主之。"本方证痰浊阻塞气机明显,故胸痹症状较上方为重,出现不得卧,心痛彻背。方中薤白通阳宣痹,豁痰化浊,瓜蒌润下通阳,宽胸散结,半夏燥湿化痰,通调阴阳。全方通阳泄浊,豁痰开结,为治痰浊内阻胸痹的代表方。③"心痛彻背,背痛彻心,乌头赤石脂丸主之"这是一种连续疼痛,心痛彻背,为阴寒过甚,阳气欲脱。该方由蜀椒、乌头、附子、赤石脂、干姜共研为末作丸,用大辛大热之药乌头大散其寒,佐赤石脂固涩以收阳气。④"胸痹缓急者,薏苡仁附子散主之。"缓急为偏义复词,实指"急",胸痹症状急迫,以薏苡附子散救急。方由薏苡仁、附子两味药研末为散,急通痹气,迅速清扫阴邪。⑤"胸痹,胸中气塞,短气,茯苓杏仁甘草汤主之,橘枳姜汤亦主之。"胸痹疼痛不明显,以气塞、短气为突出表现,为胸痹轻症,乃饮阻气滞所致。胸为气海,阳旺则化气,气开而不患痹病,阴盛则寒凝成水,寒水壅滞,气机痹阻,故令胸中气塞短气而得胸痹。如饮邪偏盛,上乘及肺,以致胸中气塞短气,多兼见咳逆,或吐涎沫,小便不利等症,治以宣肺化饮,方用茯苓杏仁甘草汤,方中杏仁利肺气,茯苓、甘草化痰饮,饮去则肺气利,短气自除。若气滞失宣,以致胸中气塞短气,兼见气逆痞满,甚至呕吐,治宜宣通降逆,散水行气,方用橘枳姜汤。方中橘皮宣通气机,枳实消痰下气,生姜散水和胃降逆。如此痹散气行,则气塞可除,痞满自止。⑥"胸痹心中痞,留气结在胸,胸满,胁下逆抢心,枳实薤白桂枝汤主之;人参汤亦主之。"仲景在此条中论述了胸痹病情虚实不同的证治。胸痹偏于实者,多由痰浊壅塞,气滞不通所致。因气滞于胸,故胸满较甚;同时影响及于肝胃,肝胃气逆,致胁下之气上逆抢心。故当急则治其标实,方用枳实薤白桂枝汤,即以瓜蒌薤白白酒汤加枳实消痞除满,厚朴宽胸下气,去白酒,因恐其酒性上升,反助上逆之势,而改用桂枝通阳降逆。诸药合用,共奏通阳散结,降逆平冲之功。胸痹偏于虚者,除上述主症外,又见四肢逆冷,倦怠少气,语音低微,便溏,脉象沉迟等,此为中焦阳虚,大气不运所致。治宜补中助阳以培其本。方用人参汤以温补之。方中人参、白术、甘草以达补益中气,干姜温中助阳,使中阳振奋,则阴寒自散。这就是中医学中的"痛有补法,塞因塞用"之义。人参汤即后世理中汤,是扶正固本以养阳之虚,即以逐阴。上两方都是水煎温服。⑦"心中痞,诸逆,心悬痛,桂枝生姜枳实汤主之。"心悬而空痛,如空中悬物动摇之痛。桂枝生姜枳实汤组成为桂枝、生姜、枳实。水煎温服,治疗悬痛属饮者。用生姜以散之,用桂枝通阳气,破结气,散寒气,去痹痛。对于胸痹的治疗方法,要分清虚实,实证宜用通阳、豁痰、化瘀、逐饮等法,以治标为主;对虚证,当以补气、升阳、养阴、益肾而扶正为主。但临证所见,多为虚实夹杂,所以需按虚实的主次缓急而兼顾同治。对胸痹病上述诸方证的关系,朱璞认为,仲景从主证、重证虚实异治,轻证、急证分型论治。其中"胸痹之病,喘息咳唾,胸背痛,短气……关上小紧数,瓜蒌薤白白酒汤主之"。徐忠可指出:"此段实注胸痹之证脉,后凡言胸痹,皆当以此统之,但微有不同,故首揭以为胸痹之主证,主脉,主方也。"然纵观《金匮要略》所述,病因有寒、痰、饮、食、结血等。辨证当分虚实:痰浊重而寒盛者,多是由于邪气实,阳气虚弱,阴寒痰浊上乘,凝聚其间,以胸背痛、短气为主要临床表现,脉以沉、迟多见,可用瓜蒌薤白白酒汤与瓜蒌薤白半夏汤,然又以瓜蒌薤白半夏汤为重,其症可见"胸痹不得卧,心痛彻背",故加半夏以散饮邪和胃气。而瓜蒌、薤白、白酒均为通阳宣痹之品,诸药合用,使痹阻得通,胸阳得振,则诸症可解。若偏于寒气痞结者,以四肢厥冷,出冷汗为主,脉以"阳微"多见,其重者用枳实薤白桂枝汤,因其证中见"胁下逆抢心",故在通达胸阳的同时加降气平冲之品,方中瓜蒌、薤白通阳,枳实降气,厚朴温中散寒,桂枝平冲降逆,共为通阳消痞平冲之剂。若未见上逆抢心之轻者,用橘皮枳实生姜汤,只用橘皮、枳实调畅气机,生姜辛温散寒,为胸痹轻证轻剂之治法。水饮内停者,以胸中气塞、短气为特点,还可见到小便不利,用茯苓杏仁甘草汤。此处应看出仲景立法之妙,此方虽未见痹证,但其放在此篇中论述可视为上焦阳虚,心肺之气不能布津行气而致血瘀水停之象。上工治未病,故仲师提醒应当及早防治,当胸痹胸背痛,喘息咳唾,短气及胸中气塞时,及早加用行气、利水、化饮之品。饮开结散,气行血畅,则诸症自已。另外《金匮要略》中还有一些特殊的证治用药经验,如见阳气虚者用人参汤,兼见寒盛者用薏苡附子散,若痛剧者用乌头赤石脂丸。清代医家程林在《金匮要略直解》中认为胸痹"虽分九种,不外结聚痰饮,结血,虫注,寒冷而成"。清代林珮琴提出:"痹久者,并通络",用"旋覆花汤"。对于瓜蒌薤白白酒汤所用之白酒,丹波元简认为"白酒即是酢浆,今用米醋极验"。《本草纲目》称米醋有"散瘀血"的功用。《金匮要略》虽未言明胸痹属瘀血,但从《惊悸吐衄下血胸满瘀血病脉证治》篇"病人胸满,唇痿舌青,口燥,但欲漱水不欲咽……为有瘀血",胸满亦是胸痹的一种变证,可以看作是胸痹之属瘀者,治法虽未出,但也可想而知了。了解上述思想可以从不同侧面丰富我们对胸痹病的认识。

　　本案我根据脉症考虑为痰热阻窍、胸阳不展、中气亏虚证,以清热化痰,通阳利湿,补中升阳为治法,方选枳实薤白桂枝汤通阳行气、化痰宽胸,合黄连温胆汤清热化痰、和胃化浊,再增补中益气汤补气健脾、升阳举陷,切中本案本虚标实的复杂病机。我在治疗中并未突出活血化瘀法。活血化瘀法治疗胸痹不失为一种重要的治法,但切不可不加辨证,一味地活血化瘀。若将胸痹的治疗思路,仅仅局限于活血化瘀治法,势必影响中医疗效的提高和巩固。本案一诊后去他科治疗应用大量活血化瘀药后症状加重就是如此。胸痹的基本病机是本虚标实,血脉不通只是其基本的病理变化之一,但往往是继发因素而不是根本的原因。中医胸痹病瘀血的形成,可由正气亏损,气虚阳衰无力推动血行或阴血亏虚血液瘀滞不能流通或痰浊阻滞,痰瘀互结或六淫内侵,伤正损络,血滞难行等多种始动因素而致,单纯血瘀实证者仅占一小部分。故临床治疗应注意在温阳、益气、养阴、化痰、理气、祛除六淫的基础上配合辨证治疗用药,才能达到治疗目的,这也是"治病必求其本"的要求。

四十七、微小病变型肾病综合征案

——中医治病须坚持整体观和辨证观，治病须有主见与定力

杨某,女,36 岁。

2015 年 5 月 9 日,一诊。

主诉:全身水肿 4 个月余。

现病史:患者丈夫代诉,4 个月前无诱因出现全身水肿,发病 1 个月后在某综合医院肾内科诊为"肾病综合征",肾活检为"微小病变型肾病"。口服标准剂量醋酸泼尼松片(55mg/d)治疗 10 周后尿蛋白仍为(++++),24 小时尿蛋白定量 11.2g。该院肾科主任遂介绍患者到我门诊寻求中西医结合诊治。就诊时适逢患者"感冒",咳嗽,胸闷,痰黄稠,口干多饮,尿少便秘,面部满布痤疮,皮疹焮红肿痛,焦虑不安,舌红,苔薄白少津,脉弦滑数。因长期服用大剂量激素呈现"满月脸",身体肥胖。

体格检查:BP:120/70mmHg。神清,面部及眼睑水肿,面部、胸背部满布痤疮,双肺呼吸音清晰,心率 85 次/min,律齐,腹软,无压痛,肝脾未扪及,腹部及背部皮肤轻度水肿,双下肢大腿、小腿重度水肿。

实验室检查:

24 小时尿蛋白定量:11.2g;

尿常规:蛋白定性:(++++);

血浆白蛋白:19g/L。

西医诊断:肾病综合征 微小病变型;

　　　　　低蛋白血症;

　　　　　急性气管 - 支气管炎。

中医诊断:水肿;

　　　　　咳嗽。

证型:风邪袭表、热毒蕴肺。

治法:宣肺解表、清热解毒。

方药:麻杏石甘汤合五味消毒饮。

麻黄 10g、石膏 40g、杏仁 10g、甘草 5g、桑白皮 20g、金银花 15g、连翘 15g、蒲公英 20g、紫花地丁 15g、野菊花 10g、紫背天葵 10g、玄参 20g、白茅根 30g、鱼腥草 30g,3 剂,每剂药服 2 天,每天服 3 次。

醋酸泼尼松缓慢减量,每 10 天减量 5mg。

2015 年 5 月 16 日,二诊。咳嗽、黄稠痰稍减,大便干燥减轻,面部、胸背部满布痤疮,嫩红肿痛,舌红,苔薄白少津,脉弦滑数。患者及丈夫久病成医,要求我尽早帮她治疗肾病水肿,"感冒咳嗽"病症由她自己服西药治疗。我向患者解释,中医治病是建立在整体观上的辨证论治,人体五脏六腑生理上相互联系,病理上相互影响,中医认为人体没有孤立的病症,看似治疗感冒咳嗽的中药实际也是治疗肾病水肿的。患者及丈夫听后将信将疑。二诊处方如下:

麻黄 10g、石膏 60g、杏仁 10g、甘草 5g、桑白皮 20g、金银花 15g、连翘 15g、蒲公英 20g、紫花地丁 15g、野菊花 10g、紫背天葵 10g、玄参 20g、白茅根 30g、鱼腥草 30g、绵草薢 30g,10 剂,每剂药服 2 天,每天服 3 次。

2015 年 6 月 7 日,三诊。咳嗽明显减轻、痰白稠,大便偏干,面部满布痤疮,按之疼痛。面部、眼睑及背部水肿似有减轻,双下肢仍重度水肿。舌红,苔薄白少津,脉滑数。复查 24 小时尿蛋白定量:10.4g;尿常规:蛋白(++++);血浆白蛋白:21g/L。患者及丈夫非常焦虑,一再要求我尽早帮她治疗肾病水肿,"感冒咳嗽"等其他问题不用管了。再次对患者宣传中医治病整体观念。处方如下:

麻黄 10g、石膏 40g、杏仁 10g、甘草 5g、桑白皮 20g、金银花 15g、连翘 15g、蒲公英 20g、紫花地丁 15g、野菊花 10g、紫背天葵 10g、玄参 20g、白茅根 30g、鱼腥草 30g、绵草薢 30g,6 剂,每剂药服 2 天,每天服 3 次。

2015 年 6 月 19 日,四诊。咳嗽已愈、痰少,大便正常,面部痤疮减少变平,按之无疼痛,舌红,苔薄白,脉滑细数。面部及眼睑水肿消退,下肢水肿减轻。复查 24 小时尿蛋白定量:3.5g;尿常规:蛋白(+++)。患者及丈夫情绪开始好转。处方调整如下。

麻黄 10g、石膏 40g、杏仁 10g、甘草 5g、桑白皮 20g、金银花 10g、连翘 15g、蒲公英 10g、紫花地丁 10g、野菊花 10g、紫背天葵 10g、玄参 20g、白茅根 30g、鱼腥草 20g、绵草薢 30g、女贞子 30g、旱莲草 30g,20 剂,每剂药服 2 天,每天服 3 次。

2015 年 7 月 29 日,五诊。无咳嗽咯痰,大便正常,面部痤疮继续变少变平,按之无疼痛,舌红,苔薄白微腻,脉滑细数。腹部及背部皮肤水肿完全消退,双下肢水肿明显减轻。复查 24 小时尿蛋白定量:0.2g;尿常规:蛋白定性可疑阳性。中药四诊方 15 剂继续服 1 个月。醋酸泼尼松减量至每天服 25mg 维持不变 1 个月。

麻黄 10g、石膏 40g、杏仁 10g、甘草 5g、桑白皮 20g、金银花 10g、连翘 15g、蒲公英 10g、紫花地丁 10g、野菊花 10g、紫背天葵 10g、玄参 20g、白茅根 30g、鱼腥草 20g、绵草薢 30g、女贞子 30g、旱莲草 30g,15 剂,每剂药服 2 天,每天服 3 次。

2015 年 8 月 26 日,六诊。患者已无水肿和明显不适,舌绛红,苔薄白微腻,脉细滑数。稍进食香燥之物面部痤疮易复发和便秘。复查 24 小时尿蛋白定量正常;尿常规:蛋白定性阴性。中药四诊方加大养阴药力度。嘱患者醋酸泼尼松每 10 天递减 5mg,至 10mg 维持不变。患者和家属要求在处方中多开些冬虫夏草、海马、黄芪、紫河车等"补肾补气"中药以补肾保肾。给患者和家属解释中医治病因人因证立法处方，确属肾虚可以补肾，患者当下主要是热毒湿邪残留，要以清热解毒利湿为主，辅以滋阴益肾，过早蛮补肾脏恐会旧病复发。处方如下：

> 麻黄 5g、石膏 40g、杏仁 10g、甘草 5g、金银花 10g、连翘 15g、蒲公英 10g、紫花地丁 10g、紫背天葵 10g、玄参 20g、白茅根 30g、丹皮 15g、生地黄 30g、女贞子 30g、旱莲草 30g，15 剂，每剂药服 2 天，每天服 3 次。

2015 年 9 月 25 日，六诊。患者无水肿和明显不适，舌绛红，苔薄白微腻，脉细滑数。皮肤痤疮明显消退。复查 24 小时尿蛋白定量正常；尿常规：蛋白阴性；血浆白蛋白：37g/L。中药六诊方继续服 2 个月。醋酸泼尼松每天服 10mg 维持不变 3 个月。患者和家属又要求开些"补肾补气"中药以补肾保肾。再次给患者和家属普及中医治病知识。

2015 年 12 月 5 日复诊。患者无水肿和明显不适，舌红，苔薄白微腻，脉细滑数。复查 24 小时尿蛋白定量正常；尿常规：蛋白阴性；血浆白蛋白：45g/L。食辛辣香燥食物易引起咽痛，痤疮复发。患者和家属再次要求开冬虫夏草、海马、黄芪、紫河车等"补肾补气"中药以补肾保肾。再次给患者和家属普及中医知识，并提醒患者不要自行到药店购买此类中药服用，否则恐功成反弃。继续给清热解毒、凉血养阴治疗，中药六诊方加减继服。嘱患者从 2016 年 1 月 1 日开始醋酸泼尼松减为每天服 5mg 维持 6 个月。处方如下：

> 芦根 10g、杏仁 10g、薏苡仁 20g、甘草 5g、金银花 10g、连翘 15g、蒲公英 10g、紫花地丁 15g、紫草 15g、玄参 20g、白茅根 30g、丹皮 10g、生地黄 30g、女贞子 30g、旱莲草 30g，90 剂，每剂药服 2 天，每天服 3 次。

2016 年 6 月 28 日复诊。患者无水肿和明显不适，舌淡红，苔薄白，脉弦细。复查 24 小时尿蛋白定量、尿常规、血浆白蛋白完全正常。嘱患者停服醋酸泼尼松，中药上方加减继服。

> 芦根 10g、杏仁 10g、薏苡仁 20g、甘草 5g、金银花 10g、连翘 15g、蒲公英 10g、紫花地丁 15g、紫草 15g、玄参 20g、白茅根 30g、丹皮 10g、生地黄 30g、女贞子 30g、旱莲草 30g、牡蛎 30、玉米须 50g（自加），90 剂，每剂药服 2 天，每天服 3 次。

治疗 2 年完全停用中药汤剂。始终未服冬虫夏草、海马、黄芪、紫河车等"补肾补气"中药。多次查尿蛋白阴性。因服用激素而臃肿的身体又恢复了往日的苗条，面部、胸背部皮肤细腻光滑。

随访至 2022 年 3 月，患者身体健康，多次复查小便均正常。

按：中医学的理论体系是经过长期的临床实践，在唯物论和辩证法思想的指导下逐步形成的。它来源于实践，反过来又指导着实践。整体观是中医理论体系的基本特征之一，整体就是统一性和完整性。云南名医戴丽三先生在《戴丽三医疗经验选》中曾说："中医视人体为上下联系，内外相通的统一整体，最忌头痛医头、脚痛医脚之形而上学观点。"指出了中医秉持的视人体为完整性、统一性的整体观念。中医视内外环境的统一性，机体自身整体性的思想,称之为整体观念。整体观念是古代唯物论和辩证法思想在中医学中的体现,它贯穿到中医生理、病理、诊法、辨证、治疗等各个方面。中医整体观强调人体是有机的整体,人体是由若干脏器和组织、器官所组成的。各个脏器、组织或器官,都有着各自不同的功能,这些不同的功能又都是整体活动的一个组成部分,决定了机体的整体统一性。因而在生理上相互联系,以维持其生理活动上的协调平衡。在病理上则相互影响。机体整体统一性的形成,是以五脏为中心,配以六腑,通过经络系统"内属于腑脏,外络于肢节"的作用而实现的。五脏是代表着整个人体的五个系统,人体所有器官都可以包括在这五个系统之中。人体以五脏为中心,通过经络系统,把六腑、五体、五官、九窍、四肢百骸等全身组织器官联系成有机的整体,并通过精、气、血、津液的作用,来完成机体统一的功能活动。这种五脏一体观反映出人体内部器官是相互关联而不是孤立的,是一个统一的整体。中医学在整体观念指导下,认为人体正常生理活动一方面要靠各脏腑组织发挥自己的功能,另一方面又要靠脏腑间相辅相成的协同作用和相反相成的制约作用,才能维持生理平衡。每个脏腑各自有不同的功能,又有整体活动下的分工合作,这是人体局部与整体的统一。这种整体作用只有在心的统一指挥下才能生机不息,故《素问·灵兰秘典论》说:"凡此十二官者,不得相失也。""主明则下安……主不明则十二官危。"经络系统联结全身,它把脏腑、经络、肢体、五官九窍等联结成为一个有机整体。而气血津液理论和形神统一学说,则反映了机体功能与形体的整体性。整体观还体现于"阴平阳秘"和"亢则害,承乃制,制则生化"等理论,说明人体阴阳的制约、消长和转化,以维持相对的动态平衡,以及五行的相生相克,都是正常生理活动的基本条件。特别是"制则生化"的理论,更进一步揭示脏腑间的相反相成、克中有生,在维持机体生化不息、动态平衡中的重要意义。这种动态平衡观、制约观,对中医生理学的发展有重要的意义。中医学不仅从整体来探索生命活动的规律,而且在分析病证的病理机制时,也首先着眼于整体,着眼于局部病变所引起的整体病理反应,把局部病理变化与整体病理反应统一起来,既重视局部病变和与之直接相关的脏腑、经络,又不忽视病变之脏腑、经络对其他脏腑、经络产生的影响。人体的局部与整体是辩证的统一,人体某一局部区域内的病理变化,往往与全身脏腑、气血、阴阳的盛衰有关。由于各脏腑、组织、器官在生理、病理上的相互联系和影响,就决定了在诊治疾病时,可以通过五官、形体、舌脉等外在变化,了解和判断内脏病变,从而作出正确的诊断和治疗。如舌通过经络直接或间接地与五脏相通,故《临证验舌法》说:"查诸脏腑图,脾、肝、肺、肾无不系根于心。核诸经络,考手足阴阳,无脉不通于舌。则知经络脏腑之病,不独伤寒发热有苔可验,即凡内外杂证,也无一不呈其形、著其色于舌。"又说:"据舌以分虚实,而虚实不爽焉;据舌以分阴阳,而阴阳不谬焉;据舌以分脏腑,配主方,而脏腑不差,主方不误焉。"正因为人体是一个有机的整体,治疗局部的病变,也必须从整体出发,才能采取最正确的措施。故《素问·阴阳应象大论》说"从阴引阳,从阳引阴,以右治左,以左治右",《灵枢·终始》言"在上者下取之,病在下者高取之"等等,都是在整体观指导下确定的治疗原则。所以,中医学在阐述人体的生理功能、病理变化,以及对疾病的诊断、治疗时,都贯穿着"人体是有机的整体"这个基本观点。另外,人类生活在自然界中,自然界存在着人类赖以生存的必要条件。同时,自然界的变化又可以直接或间接地影响人体,而机体则相应地产生反应。属于生理范围内的,即是生理的适应性;超越了这个范围,即是病理性反应。故《灵枢·邪客》曰:"人与天地相应也",《灵枢·岁露论》曰"人与天地相参也,与日月相应也",说的就是人与自然界的统一性,这也是中医整体观的范畴。

本案例的诊疗过程完美体现了中医整体观思想和临床实践。患者原来患肾病水肿和后来的感冒咳嗽按照西医的观点没有因果的联系,但在中医整体观念的视野下实为一病。中医治病是建立在整体观上的辨证论治,人体五脏六腑生理上相互联系,病理上相互影响,人体没有孤立的病症。本案看似治疗感冒咳嗽的中药实际也是治疗肾病水肿的药物,我是这样解释给患者的,实际治疗也是这样操作的,疗效也证实了中医整体观的科学性和可操作性。

辨证论治是中医认识疾病和治疗疾病的基本原则,是中医学对疾病的一种特殊的研究和处理方法,也是中医学的基本特点之一。证,是机体在疾病发展过程中的某一阶段的病理概括。由于它包括了病变的部位、原因、性质以及邪正关系,反映出疾病发展过程中某一阶段的病理变化的本质,因而它比症状更全面、更深刻、更正确地揭示了疾病的本质。中医学所谓辨证就是将四诊(望、闻、问、切)所收集的资料、症状和体征,通过分析、综合,辨清疾病的原因、性质、部位以及邪正之间的关系,概括、判断为某种性质的证。论治又称施治,则是根据辨证的结果,确定相应的治疗方法。辨证是决定治疗的前提和依据,论治是治疗疾病的手段和方法。通过辨证论治的效果可以检验辨证论治的正确与否。辨证论治的过程,就是认识疾病和解决疾病矛盾的过程。辨证和论治,是诊治疾病过程中相互联系不可分割的两个方面,是理论和实践相结合的体现,是理法方药在临床上的具体运用,是指导中医临床工作的基本原则。中医认识并治疗疾病,是既辨病又辨证。辨证首先着眼于证的分辨,然后才能正确地施治。例如感冒,见发热、恶寒、头身疼痛等症状,病属在表,但由于致病因素和机体反应性的不同,又常表现为风寒感冒和风热感冒两种不同的证。只有把感冒所表现的"证"是属于风寒还是属于风热辨别清楚,才能确定用辛温解表或辛凉解表方法,给予的治疗方法才正确。由此可见,辨证论治既区别于见痰治痰,见血治血,见热退热,头痛医头,脚痛医脚的局部对症疗法,又区别于那种不分主次,不分阶段,一方一药对一病的治疗方法。辨证论治作为指导临床诊治疾病的基本法则,由于它能辨证地看待病和证的关系,既可看到一种病可以包括几种不同的证,又看到不同的病在其发展过程中可以出现同一种证,因此在临床治疗时,还可以在辨证论治的原则指导下,采取"同病异治"或"异病同治"的方法来处理。中医治病主要的不是着眼于"病"的异同,而是着眼于病机的区别。相同的病机,可用基本相同的治法;不同的病机,就必须用不同的治法。所谓"证同治亦同,证异治亦异",实质上是由于"证"的概念中包含着病机在内的缘故。这种针对疾病发展过程中不同性质的矛盾用不同的方法去解决的法则,就是辨证论治的精神实质。

本案治疗初期,从四诊资料可知,患者全身表现为风邪袭表、热毒蕴肺、肺失宣肃、水道不利的证候。家属看到治疗的药物均是针对上呼吸道感染、气管炎的方药时,多次要求我改换治疗方药,尽早帮助患者治疗肾脏病。由于患者并未表现有肾脏相关脉症,故治疗前一个半月都是坚持宣肺解表、清热解毒治法不动摇。治疗中后期辨证为热毒湿邪残留兼轻度肾阴耗伤证型,也无肾精肾阳亏损的明确证候,考虑过早蛮补恐会发动余热,诱发旧疾,故面对患者家属希望大力补益肾脏的要求,我坚持据证处方用药,同时给予耐心解释,坚持以清热解毒利湿为主,辅以滋阴益肾,得以善终。所以说医者治病必须有主见与定力。

在本案的临床实践中,我在前6个月处方中使用了麻黄一药,是实践了云南"四大名医"之一的戴丽三先生独特的治疗经验——"开门法"。开门是宣畅太阳气机,即"开门逐寇"之意。"开门法"是戴丽三先生医疗经验与特色的重要代表,明确记录在《戴丽三医疗经验选》中。戴丽三先生善于把握疾病发生、发展各阶段的规律,临床施治他常常用开太阳气机方法,并表述为"开门法"。开太阳气机,保持太阳经气通畅是治疗外感病的重要手段。太阳为人体之表,病邪侵犯人体,常由太阳而入,太阳为外邪入侵的必经阶段,治疗必须从太阳开始,若能及时解表,方不致留邪为患。本案虽总体表现为"热证",但从"感冒"后咳嗽、咯痰、面部痤疮症状较重这些表现可以知道,存在风邪侵犯肺卫、热毒壅肺的因素。我用麻杏石甘汤内清肺热,外散表邪,均有麻黄一药,剂量较大,疗程亦长,其使用目的之一即希望麻黄能宣通表里,宣肺解表,使外邪透表出里,引邪外达。麻黄与大剂量石膏配伍,是去性取用,使太阳(卫表)气机一开而达"表气通,里气和"之效。本案麻黄每天10g用药达3个月余,并未见到毒副作用,无它,有故无殒也!

现在相当一部分到中医医院看中医的患者常常是在各地综合医院各种专科检查、治疗后疗效不满意转诊来的患者,都是些"顽症痼疾"。现代中青年人生活节奏快,工作压力大,家庭负担也重,平时不注重锻炼养生,一旦身体出现较大的问题必然十分紧张焦虑。现代社会对今天的中医医生需要具备的中医诊疗能力、现代医疗知识、心理素质、沟通技巧等方面提出了更高的要求,这是古代中医想象不到的!本案患者和家属认为自己主要是肾脏病,咳嗽咯痰和肾病无关,只要求治疗肾病,这是患者和家属不了解中医的缘故,虽然对他们进行了解释,但是科学严谨的医学语言在患者承受的病痛和心理压力面前往往是软弱无力的,患者渴求的、能带给他们信心的是实实在在的疗效。我和患者、家属一起努力,顶住了疾病压力,保持了定力,最终将病魔制服,患者最后康复了。

四十八、右腹股沟肿块伴下肢严重肿胀、皮肤硬结案

——医者贵在明理,明理方能辨证求因,审因论治

徐某某,女,78 岁。

2012 年 8 月 10 日,一诊。

主诉:右腹股沟肿块伴右下肢严重肿胀、皮肤硬结一年。

现病史:患者已退休,一年前无意中触摸到右侧腹股沟处有一个肿块,增长迅速,右下肢逐渐出现水肿,皮肤变硬变厚,持续加重。半年后肿块长到了拳头大小,右下肢肿胀,明显粗于左下肢。右下肢沉重,无力抬腿,皮肤硬结,整个右下肢如同紧紧裹着一层厚实的大象皮,膝关节不能弯曲,行动困难。3 个月前在该市某综合性医院肿瘤科住院诊查,被医生告知是"恶性肿瘤",已失去手术、放化疗的机会。患者及家属不甘心,又申请进行全市肿瘤专家集体会诊,全市 5 位专家会诊的结论与医院意见一致,已无治疗的价值,且告知患者家属生命最多只能延续 5 个月左右。患者又寄希望于中医中药,在当地找了多位中医肿瘤科专家看病,但每次服中药都出现严重腹泻,甚至腹泻到乏力肢倦无法站立,病情亦无好转,右下肢肿胀和皮肤硬结仍逐渐加重。经人介绍专程到昆明找我诊治。我在门诊检查看到患者整个右下肢肿胀如柱,右下肢周径是左下肢的 2 倍,皮肤绷紧、硬结、粗糙如象皮,没有皱纹。在右腹股沟处可扪及约 10cm×8cm×7cm 大小的肿块,质硬,推之不移,肿块深植于大腿根部。由于水肿严重,皮肤硬如皮革,右髋关节、膝关节已不能屈曲,行走时只能拖行。考虑是肿瘤压迫或阻塞了右下肢静脉和淋巴管,导致体液回流障碍所致。患者纳眠可,口和,二便调,颧部微潮红,余无其他不适。舌淡红质嫩,苔薄白偏少,脉弦数。

体格检查:同上。

实验室检查:无。

西医诊断:右侧腹股沟肿块查因。

中医诊断:右侧腹股沟肿块;

右下肢水肿。

证型:阳失气化、水液潴留。

治法:益气化气、利水消肿。

方药:五苓散合防己黄芪汤加味。

桂枝 10g、茯苓 20g、泽泻 15g、炒白术 15g、猪苓 15g、防己 10g、黄芪 30,15 剂,免煎颗粒剂,每剂药服 1 天,每天服 3 次。

实际上当时我面对该患者四诊资料,毫无头绪。只想到患者极易腹泻,不可再过用寒凉药、滋腻药。既然水肿严重,先给利水消肿的五苓散合防己黄芪汤助力气化、利水消肿试探治疗。患者要求先服两周中药。

患者离开后,我对所开处方并不满意,主要是病机不明,说理不清。细思患者脉症并无特殊异常,其病机为何? 人体内肿块的形成,可责之阳气的功能下降,气化无力,阴邪凝结,也可能是热邪炼液为痰浊,亦或是瘀血内阻等多种原因。结合患者口和、舌淡红质嫩、易腹泻三症,应为脾肾阳气亏虚,当温阳化气,健脾行水为法;然患者舌苔偏少、颧部微潮红、脉弦数提示可能存在阴血不足,虚火上炎证,又当兼顾阴分,调和阴阳,潜降虚火。总体病机不离阳虚寒凝,水液潴留,阴虚火旺,阴阳失和。总体治法为温阳化气,利水消肿,滋阴降火,通阴助阳,如此思考后胸中似有成竹。

2012 年 8 月 25 日,二诊。诉服了 2 周的药,症状没有什么变化,但不像过去一服中药就腹泻。舌脉同前。根据上述思路,五苓散合防己黄芪汤合潜阳封髓丹,处方如下:

> 桂枝 10g、茯苓 20g、泽泻 15g、炒白术 15g、猪苓 15g、防己 10g、黄芪 30、制附子 15g、黄柏 10g、龟板 15g、甘草 5g、白芥子 10g、路路通 15g,30 剂,免煎颗粒剂,每剂药服 1 天,每天服 3 次。

2012 年 9 月 25 日,三诊。患者欣喜告知,右下肢肿胀有好转,皮肤的硬结和腹股沟的肿块似乎也软了一些,也没有发生腹泻。四诊症状、舌脉同前。原方加大附子剂量继服。

> 桂枝 10g、茯苓 20g、泽泻 15g、白术 15g、猪苓 15g、防己 10g、黄芪 30、制附子 30g、黄柏 10g、龟板 15g、甘草 5g、白芥子 10g、路路通 15g,30 剂,颗粒剂,每剂药服 1 天,每天服 3 次。

2012 年 10 月 24 日,四诊。右下肢肿胀减轻,皮肤和肿块明显变软。原方加大附子剂量继服。

> 桂枝 10g、茯苓 20g、泽泻 15g、白术 15g、猪苓 15g、防己 10g、黄芪 30、制附子 80g、黄柏 10g、龟板 15g、甘草 5g、白芥子 10g、路路通 15g,30 剂,颗粒剂,每剂药服 1 天,每天服 3 次。

这样坚持治疗了 6 个多月,制附子剂量在 30 ～ 80g 之间变化。患者右下肢水肿全部消退,肿块完全消失。再经过 6 个月的调整,患者完全恢复到健康时的状态,右下肢皮肤白净、细腻、柔软。

5 年后的 2017 年七夕节,患者和老伴专门到云南给我送来一面锦旗表示感谢。

按: 本案,主症突出,伴症极少,给医生辨证带来极大的困难,很多医生容易从思维定式出发,简单辨病论治,选用活血通络,利水消肿,解毒抗癌,软坚散结一类的成法套方治疗。然而患者口述的治疗经历已经提示我们,老路是走不通的! 该患者病机症结在哪儿? 存在水邪潴留,应该利水消肿谁都知道,但光靠这一治法不可能治愈疾病,关键是发现脾肾阳虚,气化不利,阴寒凝结,阴阳不和,虚火上炎的显性和隐性病机,这才是患者内生肿块和水肿的病机症结,是撬动临床难题的支撑点。而且中医生要从中医的角度看待问题,用中医的思维分析问题。用西医学观点分析患者的水肿是肿块压迫造成回流障碍所致,但是中医的思维分析本案肿块和水肿均属阴寒凝结,病机相同。在中医思维里,本案的肿块和水肿是不分因果的,均是脾肾阳虚、气化不利的结果。

从理论上说,我笃信《黄帝内经》"言不可治者,未得其术也"的观点。任何疾病都是有治疗方法的,对中医学而言更是如此。就像我的老师熊继柏教授面对患者询问中医能不能治疗他们的危重难治病时,熊老师一定是满怀自信地告诉患者:"这个病中医可以治疗的!""中医可以创造奇迹!"这是熊老师对中医的自信、对自己医疗技术能力的自信,也是在传递给患者战胜疾病的信心。面对危重难治病时,我们不仅学习历代医家、老师们的经验,运用自己的临床知识与经验加以辨证分析,更多是在中医基础知识、中医经典理论指导下通过患者的具体脉症探寻疾病的病机本质,制定针对性治法,选择精准方药实施治疗。经验是有限的,而博大精深的中医理论指导下的中医思辨可以是无限的,从这一点来说,中医理论的重要性远胜过人的临床经验积累。对于中医理论的重要性以及与临床经验的关系,国医大师李士懋教授曾感慨:"有人妄称中医是经验医学,仿佛没有理论,此乃无知之谈,本不足论。只有深谙医理,才能得心应手,出神入化,取得显著的疗效。医在明理,明理方能辨证求因,审因论治。假若拘于一隅之见,只知几个僵死的套路,只晓得几个死方,难应万变,无非是盲人骑瞎马,难成大医。经验本是知识的结晶,任何科学实践都离不开经验。经验诚可贵,其升华为理论,又去指导实践,其价值更高。中医学作为实践医学的典型代表,是由实践升华为理论,反过来又指导中医临床实践。几千年来,不断地往复,不断地升华,方才形成今日之伟大宝库。我们作为后人更应该倍加珍惜,努力继承发扬。"本书我采用以医案为载体,以临床诠释中医理论,以中医理论指导临床的方式作为写作风格,初衷是想构建一座桥梁,让我能从临床的一边到达理论的彼岸,最终能自由地在中医临床和中医理论之间穿梭,在提高自身中医理论素养的同时达到理论指导临床,提高中医医疗技术水平的目的。在撰写本书过程中,放弃原来只引用中医四大经典的设想,选择包括中医四大经典的历代中医著作、论述、文章为理论依据,就是觉得今日之中医学宝库是几千年来实践升华为理论,理论又指导临床实践,不断地往复,不断地升华方才形成,不论古今皆有中医精华,都值得珍惜、继承和发扬。

《素问·至真要大论》"病机十九条"后面有几句指导辨证思维总结性的文字很重要:"谨守病机,各司其属,有者求之,无者求之,盛者责之,虚者责之。"对这句原文的理解我们在其他医案中已做过详述,读者可以参考复习。是要求医者对于出现的脉症要探求其病机,对于已明确的病机要查找其对应的脉症,对应该出现而未出现的脉症要分析未出现的原因,对于病机已明确,与此不符的脉症一定要再深入探求隐藏的病机。对于该患者,显性病机是气化无力、水液潴留、浊阴凝滞,对应的脉症是水肿、身体局部肿块、脉弦。隐性的病机是阳气虚衰、阴阳失和、阴虚火旺,对应的脉症是口和、易腹泻、面红如妆、舌淡红、舌质嫩、舌苔少、脉弦数。只要明确了疾病病机本质包括显性、隐性病机,则法随证立。总体治法当然是温阳化气,利水消肿,滋阴降火,通阴助阳。

在其他医案中我分析过潜阳封髓丹,本案二诊我选用的处方之一就是潜阳封髓丹,是潜阳丹和封髓丹两个处方的合方,有复杂的说理机制。封髓丹组成为黄柏一两,砂仁七钱,甘草三钱,功用纳气归肾,调和水火。郑钦安先生指出封髓丹一方乃体现"纳气归肾"之法,亦上、中、下并补之方。郑钦安先生在《医理真传》《医法圆通》中曾多次盛赞砂仁能收纳五脏元气,辛温能纳五脏之气而归肾,令人颇有疑惑,不知郑氏认为砂仁收纳五脏元气的认识有何依据?这一见解从何而来?我在另案中已经说过,增加黄柏、甘草可清实热和虚火,增加砂仁、甘草可健脾并温中,故实火、虚火、脾阳虚皆可加减用之。我个人的观点,以方测证,封髓丹是治疗热邪内炽(包括实热火炽或阴虚火旺)同时兼脾胃虚弱(虚寒)的通用方。潜阳丹的组成为附子八钱、龟板二钱、砂仁一两、甘草五钱,郑钦安认为也有"纳气归肾"的作用。郑钦安这样解释"夫西砂辛温,能宣中宫一切阴邪,又能纳气归肾。附子辛热,能补坎中真阳,真阳为君火之种,补真火即是壮君火也。况龟板一物,坚硬,得水之精气而生,有通阴助阳之力,世人以利水滋阴目之,悖其功也。佐以甘草补中,有伏火互根之妙,故曰潜阳"。我认为潜阳丹主要治疗阴阳两虚以阳虚为主,脾胃虚弱,阴血不足,虚火上炎证,此虚火既可以是虚阳浮越也可以是阴虚火旺。随着处方中药物剂量的变化可以产生不同的主治功效,附子、砂仁、甘草剂量偏重可温阳潜敛浮阳,增加龟板、甘草剂量则可滋阴降敛虚火。潜阳封髓丹是潜阳丹与封髓丹的合方,在《医理真传》中,这两个方剂经常用来治疗火热证。合方的主治功效和潜阳丹相似,但加强了清热泻火之力,是扶正祛邪并行的方剂,所治的病证虚实混杂,其虚既有阳虚,也可是或兼有阴虚;所祛的邪火既可为虚火也可为实火;其虚火既可以是阴虚所生,也可以是虚阳导致,还可以是李东垣所说的脾虚"阴火"。全方作用的方向和功效完全由附子、砂仁、甘草和龟板、黄柏、甘草两组药物的数量和剂量决定。

回到本案,明确了患者病症由阳虚寒凝,水液潴留,阴虚火旺,阴阳失和导致,总体治法为温阳化气,利水消肿,滋阴降火,通阴助阳,方选潜阳丹、封髓丹、五苓散、防己黄芪汤四方有理有据。所以说医者贵在明理,明理方能辨证求因,审因论治。

我对患者病机、治法、方药的思考正确吗?我想疗效已经替我做出了回答。

四十九、更年期综合征案
——"大方复法"的实践体悟

王某某,女,52 岁。

2019 年 3 月 26 日,一诊。

主诉:潮热、盗汗、失眠 2 年,加重 1 个月。

现病史:2 年前月经开始紊乱,随之出现潮热,盗汗,每天晚上阵阵烘热,随之汗出,因汗出而醒 4～5 次,乏力,身体酸困。到多个专科中西医治疗效果不明显。1 个月前病情突然加重,无法工作和休息,不得不到我科就诊要求住院。现感烘热汗出、腰膝酸软,失眠烦躁,全身多处皮下红色斑疹、瘙痒,大便稀溏,易腹泻,纳可,舌胖大,边尖红,苔薄黄腻,脉沉滑数。

体格检查:无异常。

实验室检查:无。

西医诊断:围绝经期综合征。

中医诊断:绝经前后诸证。

证型:阴阳两虚、湿热内蕴。

治法:滋阴增液、清热利湿、补肾益精、敛汗安神。

方药:葆青汤。

当归 15g、女贞子 30g、旱莲草 30g、百合 30g、生地黄 30g、丹皮 10g、栀子 10g、知母 30g、黄柏 30g、淫羊藿 20g、仙茅 15g、巴戟天 20g、浮小麦 30g、龙骨 30g、牡蛎 30g、五味子 10g、大枣 10g、党参 30g、姜黄 15g、甘草 10g,3 剂,水煎服,每剂服 2 天,每天服 3 次。

2019 年 4 月 2 日,二诊。潮热、盗汗明显减轻,晚上只醒 2 次,并言:"两年来从未感觉到如此神清气爽!"皮下红色斑疹消失,仍乏力身困,腰膝酸软,纳可,大便调,易腹泻,舌红暗,苔白腻,脉沉滑细数。药已中的,原方加独活、粉葛祛风除湿、舒筋通络。

淫羊藿 20g、仙茅 15g、巴戟天 20g、当归 15g、女贞子 30g、旱莲草 30g、百合 30g、生地黄 30g、丹皮 10g、栀子 10g、知母 30g、黄柏 30g、浮小麦 30g、龙骨 30g、牡蛎 30g、五味子 10g、大枣 10g、党参 30g、姜黄 15g、甘草 10g、独活 15g、粉葛 30g,3 剂,水煎服,每剂服 2 天,每天服 3 次。

2019 年 4 月 9 日,三诊。潮热、盗汗、失眠、身酸痛、乏力明显减轻,睡眠好转,心绪平静。舌淡红,苔薄白腻,脉沉滑细数。效不更方,局部调整剂量如下:

淫羊藿 30g、仙茅 15g、巴戟天 30g、当归 15g、女贞子 30g、旱莲草 30g、百合 30g、生地黄 30g、丹皮 10g、栀子 10g、知母 30g、黄柏 30g、浮小麦 30g、龙骨 30g、牡蛎 30g、五味子 10g、大枣 10g、党参 30g、姜黄 15g、甘草 10g、独活 15g、粉葛 30g,5 剂,水煎服,每剂服 2 天,每天服 3 次。

2020 年 5 月 7 日,一年后。门诊又见到患者,诉 2019 年 4 月初就诊服完 5 剂药后更年期症状基本消除,遂停药。一直维持近一年未再潮热汗出,2 个月前症状复发,潮热、盗汗、失眠,舌红暗,苔白腻,脉沉滑细数。继续用去年的治法和处方。

淫羊藿 30g、仙茅 15g、巴戟天 30g、当归 15g、女贞子 30g、旱莲草 30g、百合 30g、生地黄 30g、丹皮 10g、栀子 10g、知母 30g、黄柏 30g、浮小麦 30g、龙骨 30g、牡蛎 30g、五味子 10g、大枣 10g、党参 30g、姜黄 15g、甘草 10g、粉葛 30g,10 剂,水煎服,每剂服 2 天,每天服 3 次。

2020 年 5 月 30 日,二诊。诉潮热、盗汗、失眠、乏力等症明显好转。上诊方继服 10 剂。

2021 年 10 月 13 日,近一年半后,患者又到门诊就诊。述去年经 2 诊治疗后潮热、盗汗、失眠、乏力等症基本消失,故未再复诊。1 周前上述症状复发,本次发病新增腰脊肩背畏寒疼痛,转侧不利,再次复诊要求中医治疗。查舌淡白暗红,舌体胖大,舌苔薄白腻,脉沉滑细数。仍考虑属肝肾亏虚,阴阳失和,寒湿阻络,湿热内蕴证,治以补肾壮阳,滋阴益精,清热利湿,镇静安神为法,仍选葆青汤加温扶阳气的附子内服。

制附子(另包开水先煎 3 小时)60g、淫羊藿 30g、仙茅 15g、巴戟天 30g、白芍 30g、女贞子 30g、旱莲草 30g、百合 30g、熟地黄 30g、丹皮 10g、栀子 10g、知母 30g、黄柏 30g、浮小麦 30g、龙骨 30g、牡蛎 30g、黄芪 30g、党参 30g、五味子 10g、炒白术 30g、葛根 30g、羌活 20g、川芎 30g、甘草 10g,5 剂,水煎服,每剂服 2 天,每天服 3 次。

2021 年 10 月 25 日,二诊。述服药 5 剂潮热、盗汗、失眠、乏力、腰脊肩背疼痛症基本消失,舌淡红,舌苔薄白,脉沉细滑。上诊方继服 6 剂。

按:绝经前后诸证相当于西医学围绝经期综合征,又称更年期综合征,中医认为其是肾气不足,天癸衰少,以至阴阳平衡失调造成。因此在治疗时,以补肾气、调整阴阳为主要治法。大部分教材将本病划分为几个证型论治:①肝肾阴虚,②心肾不交,③肝气郁结,④脾肾阳虚,⑤阴阳俱虚。然证之临床,按教科书证型施治疗效参差不齐,不能令人满意。究其原因,是本病病机虚实寒热,错杂参伍,非单一治法可为。

西安的王幸福医生在多年临床实践中总结出妇女更年期调理方"葆青汤",经过我在临床上的运用,证实对大部分患者疗效满意。他在其著作《杏林薪传》中介绍,对于病机复杂的难治病治疗思路和经验,是按照唐朝大医孙思邈的做法,集中有效方剂,重复杂合组成效方,屡用屡效。他把历代医家治疗更年期综合征用过的几个有效方子,经过临床检验,集中在一起组成一个新方,将其命名为"葆青汤",运用于妇女更年期综合征的调理,疗效大大提高,是一个高效方子。葆青汤组成:淫羊藿、仙茅、巴戟天、黄柏、知母、当归、女贞子、墨旱莲、百合、生地黄、浮小麦、生牡蛎、生龙骨、山茱萸、五味子、麦冬、怀牛膝、生甘草、西洋参、大枣,此为基本方,具体运用宜随症加减。该方集中了二仙汤、二至丸、百合地黄汤、百合知母汤、生脉散、甘麦大枣汤、桂枝龙牡汤等,集调阴阳、滋心阴、平肝阳、缓肝急于一体,功用强大,照顾面广。本方药味多达 20 味,是一个大处方。我临床试用多例绝经前后诸证妇女疗效确切,本案为典型代表。

　　在另一医案中我曾经谈过处方药味多少的问题。在保证疗效的前提下,医生都应该向仲景学习,用最少的药物取得最佳的疗效。但是现代疾病特别是内科疾病是复杂的,原因在于人类寿命大大延长,有一些迁延多年,牵涉面广,病机错杂,经过中西医干预,内科、手术多方治疗不效的疾病,不是中医小方少药可为的。我在临床上也喜用合方治病,常常 2～5 个经方、时方、经验方联合使用。多年来我体会到这是一个治疗内科杂病的有效方法。近代上海名老中医裘沛然国医大师在《壶天散墨》一书中曾论述过"兼备法"。兼备法即广集寒热温凉气血攻补之药于一方的中医治疗方法。该法肇始于汉代张仲景,成熟于唐代大医孙思邈,彰显于裘沛然国医大师。对该法的研究有助于对现代急重症及慢性疑难杂症的临床治疗。许越、何娜医生对此进行过总结,我结合裘沛然老前辈的相关论述学习归纳如下:裘沛然国医大师将兼备法称为"大方复治法",把这样的处方统称为"混沌汤"。引发裘老对兼备法进行思考和研究缘于两个看似无理但疗效奇佳的医案,第一个是孙东宿氏治痢捷效案。孙氏用石膏,知母彻热,桂枝、附子、炮姜散寒,人参、白术补气,滑石、甘草解暑,其汤名混沌,盖取凑集阴药阳药于一方之意;第二个是裘老早年治疗的一个痢疾危症患者,用党参、黄芪、桂枝、附子、补骨脂、白术、甘草补气健脾温肾,黄连、石膏、黄柏、白头翁、金银花清热解毒燥湿,阿胶、熟地、当归补血益阴,大黄、枳实、川朴攻下泄浊,诃子、石榴皮收敛固涩,龟板、鳖甲滋阴补肾,是一张杂乱无章的兼备之方,可称混沌而又混沌,但该久痢垂危的患者仅服二剂而病瘥。由此引发裘老寻思这是否属于叶天士所斥责的"假兼备以幸中"之列,还是在孙思邈启迪下用"反,激,逆,从"而取得的效果?此治痢两案共同点是多种病机夹杂,前案暑热和脏寒并存,只清热则脏寒更盛,只散寒则暑热更旺,又气虚阴伤,脾虚湿重。第一案"混沌汤"集辛温药、寒凉药、补气健脾药,祛暑利湿药,清热药多法共用而效。后案裘老处方补气健脾温肾,清热燥湿,滋阴补血,且攻下与收涩同施,比孙氏之方更加混杂。因患者湿热邪气未除,久痢伤津,脾胃受损,四肢厥冷而阴阳两虚,单纯燥湿收涩止泻已不能,兼备各个病机才能达到捷效。用药皆看似繁杂,但并非无章可循的见症用药、胡乱堆砌,而是根据患者临床脉症,辨证完备,灵活用药的兼备之方。裘老后来总结的疑难病证治疗八法中的"大方复治法",就是起源于对兼备法的思考。

　　在这个问题上我也有过深刻的教训。1992 年我刚分配到云南省中医医院担任住院医师,收治了一位急性心肌梗死的 92 岁患者,经过救治挽救了患者的生命,但是患者出现严重心功能不全,活动后气喘、双下肢水肿,住院中西药治疗 3 个月没有明显好转。患者家属到某民间医生处带回几剂治疗心衰的中药。家属出示处方征求我的意见能不能吃。处方是一张温阳滋阴,益气养血,健脾疏肝,活血通络,利水消肿多法组合的杂方,有 40 余味中药,单味药剂量也很大,每剂药需用大锅煎煮。我心里极度鄙视这种大而杂的中药处方,料想根本不会有什么效果,但由于我和上级医生均没有有效的办法,只能同意患者服用试试看。谁知患者服药后症状逐渐好转,水肿全消,活动量大增,最后出院时已能自己步行回家,此后患者又生存了3年。这件事教育了我,我为自己的偏执和孤陋寡闻而羞愧,深感中医之博大精深和学无止境。

准确把握病机是大方复治法用药的根本,复杂疾病多种病机夹杂,决定了用药性质和治法的复杂性和多样性,医者不可局限常规观念和所谓经方窠臼,须量体化裁,紧守病机,对复杂病机的病症施以复法甚至大方,才能切中病情。实际上仲景的经方中有大量寒热夹杂、攻补兼施方剂,并在每方条文加减中体现兼备法的雏形。《金匮要略》用小青龙汤治咳逆倚息不得卧,以干姜、细辛、五味子为主药,根据兼证加减:平冲加桂枝,降饮呕逆加半夏,胃热面红用大黄。另有半夏泻心汤方中黄芩、黄连苦寒清热,半夏和胃降逆,干姜温中散寒,人参、甘草、大枣甘温补中。乌梅丸既有苦寒的黄连、黄柏清热,也有辛热的附子、细辛、桂枝、干姜、蜀椒温寒,乌梅、苦酒酸敛补肝阴,人参、当归补气血。可见滋阴和祛湿不矛盾,清热和温寒不相左,攻补、寒热、升降、散敛、燥润功效作用相反药物共同使用,是由患者具体病机决定的,随证加减才能体现"观其脉证,知犯何逆,随证治之。"的精神。有观点强调使用经方必须用原方,不得随便加减,这种认识恰恰违反了中医辨证论治的精神,如果谁固守上述观点于临床,那真是应了金元医家张元素所说的"古方今病不相能"之言了。学习《伤寒杂病论》不仅仅是熟悉条文,方证对应,更重要的是了解方证对应的病机,以及病机变化时的方药加减。遵从《素问·标本病传论》"谨察间甚,以意调之,间者并行,甚者独行"的精神,力争做到《素问·五常政大论》所言之"无致邪,无失正"。兼备法正是秉承《黄帝内经》上述精神实质。"间者并行"针对多种病机并存,便可标本兼顾,同时用药,祛邪不伤正,补正不留邪;"甚者独行",即对于某一病机占主要矛盾,则单独施治,用药少精力专。先后施治和共同施治尽管不同,遵循的都是"标本缓急""谨守病机"的原则。疑难复杂疾病大多病机复杂,主症兼症混杂,使用兼备法,就可以兼顾主次矛盾,全面平衡,力争面面俱到。多数经方和历代成方多针对一两个相对单纯的病机,多个病机复合的情况下,需综合数个治法,合用多个成方。很多著名医家都是善用兼备大方复治法的高手。正如何绍奇先生所说的:"病情复杂,用药也不得不复杂。"全国名中医余国俊主任也曾说过:虽然疾病类型不同,多个方子的功效和主治大相径庭,但只要确属多种病机共存并列,且都是主要病机病证,不分孰主孰次,便可大胆合用,同时根据兼夹病机加减……由于个体的差异……甚至还可以见到更为复杂的证候,看似互不相关甚至互相矛盾的病机同时并存于一个患者的身上。若照常规思路治之,很难做到理法方药丝丝入扣,其疗效可想而知。此时就应当冲破定势思维的藩篱,另辟捷径,大胆运用大方复治法……大方复治法的关键是准确辨证,而不是具体用什么药物。曹颖甫先生虽擅长使用经方原方,但也不拘成方,也开过寒热混杂、攻补兼施的"杂方",并且说医生临证处方"大要随证酌加,初无成方之可据……盖救逆之方治,原必视病体为进退也"。

运用兼备法困难之处首先是一般医生难以识别和把握复杂病机;二是由于思维定式和世俗观念,担心混杂用药会互相牵制,影响疗效;三是对如何针对多种病机平衡复方和用药没有经验。若病机识别不清,方剂选择不准,药物运用不精,必然导致处方药物繁杂无序,杂而不专,多而无的。所以,善用"兼备法"而疗效显著的医生并不是"假兼备以幸中"的粗工,恰恰是慧眼识证的中医高手。

五十、二尖瓣脱垂并心功能衰竭,肾衰竭案

——漫谈中医"火神派"和附子在老年病临床应用经验

李某某,男,72岁。

2018年4月22日,一诊。

主诉:乏力、气喘、水肿1年,加重3个月。

现病史:患高血压、冠心病十余年。于2017年初逐渐出现乏力、气喘、双下肢水肿,半年后病情加重,心血管病医院诊断为"二尖瓣脱垂并发心功能衰竭(心功能3级,心衰Ⅱ°)"虽积极治疗但病情仍逐渐加重。2018年1月入住心血管病医院胸外科拟手术治疗。其间心衰恶化并发急性肾衰竭,无奈放弃手术治疗,转心内科治疗。3个月后症状无明显改善转寻中医保守治疗。就诊时症见:面容枯槁,双目少神,气喘目眩,动则发作加重,仅能在屋内步行十数米。语低声微、言不能续、精神极度疲惫、足肿尿少、口不渴、纳呆便秘、舌暗红夹青、苔黄腻、脉沉细紧数。

体格检查:BP90/50mmHg,慢性病容,眼睑轻度水肿,颈静脉充盈,肝颈静脉回流征阳性。桶状胸,双肺呼吸音低,双肺底可闻及少量细湿啰音。心界向左下扩大,二尖瓣听诊区可以闻及收缩中期喀喇音和收缩中晚期杂音,HR96次/min,律不齐,每分钟可以闻及3～6次早搏。腹软无压痛,肝于右胁下2cm可扪及,腹部移动性浊音阴性。双下肢膝关节以下轻度水肿。

实验室检查:

心脏彩超:左室射血分数42%,左心房内径45mm,左室舒张末径59mm,室间隔厚度13mm,左室后壁厚度12mm,二尖瓣脱垂,二尖瓣大量反流;

血肌酐:206μmol/L(我院正常值小于127μmol/L);

尿常规:尿蛋白(++)。

西医诊断:二尖瓣脱垂并发心功能衰竭(心功能四级,心衰Ⅲ°);

    全心扩大;

    急性肾衰竭 氮质血症期;

    蛋白尿;

    原发性高血压2级 极高危;

    冠状动脉粥样硬化性心脏病。

中医诊断:虚劳。

证型:阳气虚衰、水湿内蕴。

治法:温阳化气,化湿利水。

方药:大回阳饮合平胃散合二陈汤加味。

> 制附片(另包开水先煎 3 小时)60g、黄芪 40g、干姜 15g、肉桂 15g、葶苈子 15g、茯苓 20g、苍术 15g、厚朴 15g、法半夏 15g、陈皮 10g、炙甘草 20g,3 剂,水煎服,每剂服 2 天,每天服 3 次。

2018 年 4 月 29 日,二诊。诉精神好转,活动量和饮食稍增加、小便增多、足肿稍减轻、口不渴、便秘严重、腹胀、舌暗红夹青、苔黄腻、脉沉细紧数。增强温扶阳气,行气消胀力度。

> 炙附片(另包开水先煎 3 小时)80g、黄芪 40g、干姜 15g、肉桂 15g、葶苈子 15g、茯苓 20g、苍术 15g、厚朴 15g、法半夏 15g、陈皮 10g、枳实 30g、炙甘草 20g,3 剂,水煎服,每剂服 2 天,每天服 3 次。

2018 年 5 月 5 日,三诊。诉精神、活动量和饮食进一步好转,小便增多、足肿减轻、口和、大便还秘结、舌暗红夹青、苔黄腻、脉沉细紧数。尿蛋白定性为阴性。炙附片加大剂量至 100g,继续服 3 剂。

> 炙附片(另包开水先煎 3 小时)100g、黄芪 40g、干姜 15g、肉桂 15g、葶苈子 15g、茯苓 20g、苍术 15g、厚朴 15g、法半夏 15g、陈皮 10g、枳实 30g、炙甘草 20g,3 剂,水煎服,每剂服 2 天,每天服 3 次。

2018 年 5 月 12 日,四诊。诉精神、活动量和饮食进一步好转,小便增多、足肿减轻、大便难解。近日颧部潮红,感面部烘热。舌暗红夹青、苔淡黄腻、脉沉细紧数。于原方中加葱白、猪胆汁交通阴阳,苦寒反佐。

> 炙附片(另包开水先煎 3 小时)100g、黄芪 40g、干姜 15g、肉桂 15g、葶苈子 15g、茯苓 20g、苍术 15g、厚朴 15g、法半夏 15g、陈皮 10g、枳实 30g、葱白(自加)三根、炙甘草 20g,3 剂,水煎服,每剂药服 2 天,每天服 3 次,每次服药时滴入猪胆汁 3 滴。

2018 年 5 月 19 日,五诊。诉面部烘热、颧部潮红症状消除,精神、活动量和饮食进一步好转,水肿、大便仍秘结。舌暗红夹青、苔薄白腻、脉沉细紧数。于五诊方中去葱白、猪胆汁,加当归、决明子养血润肠。

> 炙附片(另包开水先煎 3 小时)100g、黄芪 40g、干姜 15g、肉桂 15g、葶苈子 15g、茯苓 20g、苍术 15g、厚朴 15g、法半夏 15g、陈皮 10g、枳实 30g、当归 30g、决明子 30g、炙甘草 20g,3 剂,水煎服,每剂药服 2 天,每天服 3 次。

治疗至第 8 个月时血肌酐降到 93μmol/L 并稳定,尿蛋白定性阴性。患者已能连续步行 1 ~ 2km。

治疗至第 12 个月时曾停服附子 1 个月,患者自诉有"胸闷、力不从心"之感,遂又恢复附子治疗,每剂 60g,上述症状缓解。

治疗至第 18 个月时复查心脏彩超提示左室射血分数 58%,左心房内径 40mm,左室舒张末径 56mm,室间隔厚度 12mm,左室后壁厚度 11mm,二尖瓣脱垂,二尖瓣中量反流。患者能连续步行 3 ～ 4km。此后一直每天服含附子剂中药治疗 6 年,以后间断服附子剂 5 年直至患者去世。

按:本案以大剂量(60 ～ 100g)、长疗程(11 年)内服附子剂治疗为突出特点,可谓"火神派"用药风格。

所谓"火神派"也称"扶阳派"是指理论上推崇阳气,临床上强调温扶阳气,以擅用附、姜、桂等辛热药物著称的一个医学流派。其中,尤以擅用附子为突出特点。甚至可以说,不善用附子就不能称为"火神派"医家。"火神派"相关理论起源于《黄帝内经》,脱胎于《伤寒论》,成熟于清代。以郑钦安为开山宗师,以郑氏《医理真传》《医法圆通》为代表性著作。

火神派是一个独立的医学流派,其学术思想是独特的、系统的。张存悌教授归纳了火神派的主要学术思想有 4 点:

1. 阴阳为纲,判分万病。这是其最基本的学术观点。郑钦安"认证只分阴阳""功夫全在阴阳上打算"的阴阳辨诀,具有十分重要的临床意义。

2. 重视阳气,擅用附子。重视阳气,强调扶阳是火神派的理论核心;擅用附子,对辛热药物的应用独树一帜。所谓擅用附子,表现为广用、重用、早用、专用附子等方面,其中以广用附子为必要条件,其余三者为或然条件。

3. 详辨阴证,尤精阴火。对阴证的认识十分全面,对阴火的辨识尤其深刻,独具只眼,此为其学术思想最精华的部分。唐步祺先生称:"郑氏所特别指出而为一般医家所忽略的,是阴气盛而真阳上浮之病。"此即指阴火而言。

4. 阴盛阳衰,阳常不足。阴盛阳衰是对群体发病趋势的认识,即阴证多发,阳证少见;阳常不足,阴常有余是对个体阴阳变化的概括。两者结合,可以说是火神派对人群发病的病势观。这是决定其强调扶阳、擅用附子的前提条件。

以上这些观点前后呼应,一以贯之,形成一个独立的思想体系,张存悌教授称之为"四大纲领"。其中,最核心的一点是重视阳气,擅用附子。一个医家如果重视阳气,擅用附子,就可以称之为"火神派"。火神派根源于伤寒派,所以选方用药具有明显的经方法度,风格十分鲜明独特。除擅用附子外,选方以经方为主,加减不过三五味,精纯不杂,法度谨严,绝不随意堆砌药物。具有这种风格者,称之为"经典火神派",即较为忠实地继承了郑钦安的用药风格者。按此标准,吴佩衡、戴丽三、黎庇留、范中林、唐步祺、曾辅民、周连三等人可谓经典火神派的代表。张存悌教授认为,经典火神派是一种较为纯正的境界,一般人需要长久而刻苦的训练方能达到。划分"经典火神派"和"广义火神派",纯粹出于研究的需要。实际上,广义火神派的众多医家以丰富各异的独特风格拓展了火神派的学术内涵,比如祝味菊先生的温潜法中用附子配以龙齿、磁石、酸枣仁、茯神,李可先生"破格救心汤"中四逆汤与人参、山茱萸的合用,补晓岚先生的"补一大汤药"熔温辛于一炉,有病治病、无病强身的思路等,都有着广泛影响,丰富发展了火神派的学术内容。

从现代社会的疾病发病特点和疾病谱的变化看,"火神派"有广泛的适应证和显著的疗效。我国已经进入老龄化社会,慢性疾病、退行性、虚损性和多系统疾病共患是老年病谱的特点。而这些所谓老年慢性病患者，即"火神派"所述的"久病与素禀不足之人"，正是温扶阳气治法的最佳适应人群。我在老年病诊疗实践中体会到"阳气"在保障老年人健康，在治疗疾病中的重要地位。以附子为主要治疗药物或配合药物治疗老年慢性虚损性疾病，疗效显著。现将"火神派"理论在中医老年病诊疗中的主要学术思想和附子用药经验介绍如下：

1. 病因病机

（1）阳气为本，人以赖之。阴阳学说是中医学术的理论核心，元阴元阳为人生命之根本。"火神派"理论强调，在阴阳两纲中，两者虽说是互根的关系，但关键在阳气，阳为主，阴为从。只有阳密于外，阴才能内守。故"阳主阴从"是"火神派"阴阳学说的核心。在《素问·生气通天论》中就指出："阳气者，若天与日，失其所，则折寿而不彰，故天运当与日光明……"明确指出了阳气在人体生命活动中处于主导地位。一旦失去了阳气的生化温煦，阴也不可能成长存在，亦即《素问·阴阳应象大论》所论之"阳生阴长，阳杀阴藏"。阳气旺盛可以促进机体吸收精微，化源充分，阴精形成，阴形牢固，人体健壮。反之，阳气一旦衰弱，营养吸收，阴精的化生成形也就必然减弱、停顿甚至消亡。导致机体虚弱，百病变生。现代社会人类寿命延长，老年人群及老年病患者持续增加，老年病的产生与人体阳气随年龄的递减有密切的相关性。《素问·上古天真论》指出："女子……五七，阳明脉衰，面始焦，发始堕；六七，三阳脉衰于上，面皆焦，发始白；七七，任脉虚，太冲脉衰少，天癸竭，地道不通，故形坏而无子也……丈夫……五八，肾气衰，发堕齿槁；六八，阳气衰竭于上，面焦，发鬓颁白；七八，肝气衰，筋不能动。八八，天癸竭，精少，肾脏衰，形体皆极，则齿发去。"形象地描述了随着人体年龄的增加，脏腑功能逐渐衰退，人的容颜、形体和生理功能均随之出现衰老退化的现象。明确地指出"阳气"在人体自然衰老过程中居于主导地位。老年患者，由于种种先后天因素的影响，自身阳气不足或受到损耗又未能及时地补养，不仅会出现自然衰老进程加速的现象，而且会变生出各系统各种疾病。阳气的不足和过度损耗，正是老年人衰老和患病的关键因素。因此老年人的健康和长寿主要有赖于自身阳气的充足和温养。

（2）疗疾治病，首重扶阳。《内经知要》指出："天之运行惟日为本，天无此日则昼夜不分，四时无序，晦明幽暗，万物不彰矣。在于人者，亦惟此阳气为妥，苟无阳气，孰分清浊？孰布三焦？孰为呼吸？孰为运行？身何由生？食何由化？与天之无日等矣，欲保天年，其可保乎？"即指出了人从出生之时，就一刻不停地依赖阳气，也消耗着阳气，人体新陈代谢的过程也就是阳气气化的过程。人的一生，是阴阳消长的一生，前半生以阳长阴消为主，后半生则以阴长阳消为主。生命的终止则是阴阳运动的停止，主要是阳气的消退、消失，导致阴盛阳竭。人到老年，操劳一生，阳气耗损，失于调摄则百病丛生。老年病的产生也即《素问·经脉别论》所说的"生病起于过用"。"过用"，主要即是指过度地消耗了自身的阳气而得不到补充，当"阴平阳秘"的平衡被打破时就导致邪气外犯，疾病内生。郑钦安在《医法圆通·万病一气论》中说："病有万端，发于一元，一元者，二气浑为一气者也，一气盈缩，病即生焉，有余即火，不足即寒。……病也，病此气也。气也者，周身躯壳之大用也。用药以治病，实以治气也。"对"气"的性质，他又做了阐述："气者，阳也，阳行一寸，阴即行一寸，阳停一刻，阴即停一刻,可知阳者,阴之主也……。阳气不足,稍有阻滞,百病丛生。"所以对于老年病的诊治,首重扶阳,治之但扶真阳。在治疗过程中时时、处处顾护老年人的阳气。以守阳扶阳为要,也就抓住了老年病治疗之精要,此乃"握要之法"。云南著名中医学家吴佩衡也十分推崇"温扶阳气"的治疗大法,对于人身须当保存"元气"的重要意义有深刻的体会。他认为必须抓住"温扶先天心肾阳气"这一主要环节,才能不致陷入头痛医头、脚痛医脚的流弊之中。并指出温扶阳气宜"温"而不宜"补",温则气血流通,补则寒湿易滞,温阳能促使人体因各种原因导致的"阳虚""阴寒"病症得以恢复,而且治疗沉寒痼疾和某些危急重症,尤能显示出化险为夷的巨大作用。亦即"火神派"所谓之"人生立命,在于以火立极;治病立法,在于以火消阴"。

(3)辨识阳虚,舌脉症参。临床上只有确立了阳气虚衰的证型,才能制定温阳益气的大法,不犯"虚虚实实"之误。扶阳派高手善于在纷繁复杂的老年疾病临床表现中甄别出阳气虚衰的证候,辨识阳气不足之真机。辨证之难,难于辨识阴阳,阴阳一明,纲举目张。阳气虚衰之人多为少阴、太阴阳虚,其辨证要点在张仲景《伤寒杂病论》少阴病篇和太阴病篇中已有详细论述,为后世之师表。郑钦安先生进行了创新,他在《医理真传·钦安用药金针》中论述:无论一切上中下诸病,不同男女老幼,但见舌青,满口津液,脉息无神,其人安静,唇口淡白,口不渴,即渴而喜热饮,二便自利者,即外见大热,身疼头痛、目肿、口疮,一切诸症,一概不究,用药专在这先天立极真种子上治之,百发百中……若见舌苔干黄,津液枯槁口渴饮冷,脉息有神,其人烦躁,即身冷如冰,一概不究,专在这先天立极之元阴上求之,百发百中。郑氏上述论述是辨识疾病阴阳之"秘诀"。简而言之,在诊治老年疾病时,如见脉沉、迟、细、弱、紧或浮而无力者;舌质见淡白,暗红夹青,舌体胖,质嫩、多齿痕,舌苔润者;口和不渴,即使渴也饮水不多,或饮也是喜热怕冷者;面白无神、畏寒自汗、困倦欲卧、动则心慌气喘、溺清便溏者,但见二、三脉症,即为阳气不足。其中尤以舌脉和饮水的辨识为要。而不必囿于口干、便秘、苔黄、脉数、舌红等"热性"症状的有无,一概以温阳益气为治疗法则。

2. 附子使用方法

(1)认识附子,辨证正确。附子一药,受到古今众多名医推崇。如明代名医张介宾把附子列为"药中四维"之一,称之"大能引火归原,制伏虚热,善助参芪成功,尤赞术地建效。无论表证里证,但脉细无神,气虚无冗所当急用"。清代名医陆懋修称附子为"药能起死回生者"。《医学正传》对附子的论述最为形象:"附子禀雄壮之质,有斩关夺将之气,能引补气药行十二经,追散失之元阳;引补血药入血分,以养不足之真阴;引发散药走腠理,以逐在表之风寒;引温暖药达下焦,去在里之冷湿。"郑钦安则提出"凡一切阳虚诸症"均可应用,不必等到病至少阴方用。吴佩衡"对附子一药,较有研究……在临床应用方面,具有独到之处",把附子列为"中药十大主帅"之首。认为"只要谙熟其药性,配伍及用量适宜,炮炙及煎煮得法,且不违背辨证论治的精神,附子的应用范围是很广泛的"。自吴佩衡先生以后,擅用、善用附子成为云南中医界的一大特色。在我读大学时期的20世纪80～90年代,云南中医学院、云南省中医医院、昆明市中医医院等教学医疗机构就有很多擅用附子的高手,如严继林先生、吴生元先生。早在火神派尚未兴盛的20世纪80年代末,跟随这些老师学习后,我就从不会用和不敢用附子逐渐敢于用附子,会用附子,常用附子,包括应用川乌和草乌。现在我常对我的研究生说:云南中医学院(现为云南中医药大学)毕业的学生都应该会辨证使用附子,否则就是没有很好地传承云南中医的精华!在学习和临床实践中,我也认识到,传承和应用"火神派"理论及前辈医家的经验,不能偏执僵化,附子是否有效在于对证与否,附子的剂量大小由病情决定,附子疗效取决于恰当的剂量。临床应用附子既不必"畏而远之",也不能逢人就用,每方必用,甚至以使用大剂量附子作为炫耀的资本。应用附子强调认证准确,配伍得当,根本目的是取其"温扶阳气"的功效,同时要避免其毒副作用。正如《吴附子吴佩衡》书中所言:一个临床大家,无论宗从于哪个学派,在倡导本派特色的同时,作为前提,都会坚持辨证论治的原则,这一点可以说是常识。因为辨证论治是中医最基本的原则,缺乎此则不成其为中医。如果有哪个医家为了强调本派的学术特色,而置辨证论治原则于不顾,永远不会成为一个合格的中医。郑钦安在《伤寒恒论·太阳少阴总论》中强调:"用姜附亦必究其虚实,相其阴阳,观其神色,当凉则凉,当热则热。"绝不能有滥用之迹。"究其虚实,相其阴阳,观其神色"可以说是临床辨证的基本内容。吴佩衡先生在倡行火神派的同时,同样强调诊疗时"不违背辨证论治之精神""不可固守一法以邀幸中""医者,苟执一法,鲜有不失且误也。识别阴阳为治病之定法,守约之功也。故治法贵在活泼圆通、宜求阴阳、表里、寒热、虚实之实据而消息之,则所失者寡矣"。(《医验一得录》)说的就是辨证论治原则。某中医同道著有《附子万能论》一书,吴佩衡阅后很不以为然:"怎么说附子万能? 太绝对化了。若说'附子万能',这无异于否定了中医的辨证论治,不符合客观实际。"所以他平时常言:"若病重当用附片而小量使用,则杯水车薪,无济于事;若是遇到湿热病而妄用,则犹如火上加油,必然要发生治疗上的错误。"他对学生说:"我并不是只会用附片,而是因为治疗各种疾病中,遇到虚寒重证,以附子为主治愈的多。阴寒、虚弱重证,非用附子不可。要是遇到热证,我同样用寒凉药。"(《著名中医学家吴佩衡诞辰一百周年纪念专集》)也就是说,"当凉则凉,当热则热",绝非"固守一法"。毫无疑问,吴佩衡先生的言行体现的正是辨证论治的精神。

在高等中医药院校教材中附子的用量为 3 ~ 10g,要求先煎 30 ~ 60 分钟以减弱毒性。"火神派"著名医家临床应用附子剂量有大有小,而多数医家认同上海中医药大学柯雪帆教授关于附子用量的考证结论:汉代的 1 两为今之 15.625g,1 斤为 250g。认为自明代以后,使用经方药物的用量仅为原方的十分之一,用如此小剂量的附子则"经方疗效不佳",若"要救生死于顷刻,诚然难矣"。我现在用附子多在 5 ~ 30g 之间,稍大剂量增加到 60 ~ 100g,只要辨证准确即使小剂量疗效并未见降低。使用附子疗程长短不一,依病情在数日至数月之间,均未见发生中毒者。我认为临床上运用附子并不存在配伍禁忌,如果是单纯阳气虚衰者,多以配伍黄芪、干姜、炮姜、肉桂、桂枝等辛热类药,以温阳散寒;如是热邪伤正,邪实正虚者,也可于清热攻邪方药中佐入附子以扶正以助祛邪,寒凉而不伤阳。老年病患者脏器功能多处于代偿或失代偿状态,很多疾病如心衰、肾衰、肺功能不全、糖尿病、高血压的治疗是终生的,所以温扶阳气的调治也是长期的。这就决定了在老年病治疗中不仅使用附子机会较多,而且疗程较长。也只有这样,才能取得稳定的疗效。

（2）煎煮得法,避免中毒。附子的疗效取决于辨证准确与配伍得当,而避免附子中毒的关键在于煎煮方法正确。吴佩衡先生说过,消除附子毒性"不在制透而在煮透"。病家甚至部分医生惧畏附子,多是担心中毒的缘故。民间和医界流传着很多煎服附子的"注意事项",如"煎煮附子一定要用开水,中途不能掺冷水和不能熄火,服用附子后不得触摸冷水,不得吹风受凉,否则会中毒"等等。昆明地区传统煎煮方法是:附子放入陶制药罐(也可以是搪瓷锅、不锈钢锅),加入开水,煮沸后持续煎煮3个小时,口尝附片心不麻口即可(强调中途不能加入冷水和熄火)。这种煎煮方法是安全的,但是耗时耗力,十分麻烦,与现代人的工作生活节奏不相适应。总结前辈的经验并经过我的多次验证,简便煎煮附子的方法是:炙附片不拘多少,先以冷水浸泡1小时以上,待附片浸透变软时用高压锅加压煎煮。待"出汽"后以文火持续再煮约60分钟后熄火待其自然冷却即可。开盖后一定要观察附子是否煮透,以口尝附片心不麻口为准。取煎煮熟透的附子与汤汁加入其他药物按常法煎煮后即可服用。煮好剩余的附子与汤汁可置于冰箱中冷藏防止变质,以备后几剂药使用。服药后不必刻意增衣避风和禁触冷水,不影响正常生活与工作。如此即能消除附子的毒性,节约了煎煮药物的时间,免去了病家守火煎熬之苦,增加了患者服药的依从性,也即提高了疗效。我二十余年教患者如法煎煮,未发现服附子中毒或蓄积中毒者。当然现在的附子免煎颗粒剂煎制科学,安全有效,服用方便,正在逐渐取代中草药附子。但是作为一个中医,即使全部使用附子颗粒剂也还是需要掌握附子的煎煮方法的!

本案是一个特殊案例,其特殊之处在于附子剂量大、疗程长、治疗结局好。一诊时患者呈现脾肾阳虚,水湿潴留的病机,所以给以温阳补气,健脾利水治疗,前三诊病情逐渐改善。四诊时患者出现面热、颧红症状,考虑是由于使用的附子剂量逐渐加大后,原来的大寒证出现了"格拒"阳药现象。要分析上述现象,追本溯源,要从《伤寒论》少阴病条文讲述。第314条:"少阴病,下利,白通汤主之。"第315条:"少阴病,下利脉微者,与白通汤。利不止,厥逆无脉,干呕烦者,白通加猪胆汁汤主之。服汤脉暴出者死,微续者生。"314条说"少阴病,下利,白通汤主之",315条说"少阴病,下利,脉微者,与白通汤"。仅看原文描述的临床症状,很难判断这是个阴盛戴阳证,充其量我们把它看成是少阴病阳衰阴盛证,有下利清谷,又有脉微,但是仲景用了白通汤。我们在研究这两条条文的时候,只能采取了以方测证的方法,来寻找它的病机的所在。白通汤由附子、干姜、葱白三味组成,是四逆汤去甘草、减少干姜用量,加葱白而成,以葱白为主药。葱白,张仲景是在通脉四逆汤的加减中提到"面色赤者,加葱九茎",由此提示用葱白主要是治疗阴盛戴阳证的。既然白通汤这张方子是以葱白放在第一位,由此我们知道,白通汤必见面色赤(两颧嫩红如妆、游移不定),是治疗阴盛戴阳的。所以314条和315条的主证除了下利和脉微之外,还应当有"其人面色赤"。白通汤方中附子补下焦之阳以治其本。干姜温中焦之阳以通上下,二味相合,破阴散寒,回阳救逆。葱白辛温走窜,宣通上下气机,使被格拒上浮之虚阳得以下潜。315条的后半段出现了"利不止,厥逆无脉,干呕烦者,白通加猪胆汁汤主之。服汤脉暴出者死,微续者生",是指服了白通汤以后出现了一些症状反而加重,如"利不止,厥逆无脉,干呕烦"。阴盛戴阳证用白通汤是正治之法,用方是正确的。如果有个别患者吃了药以后,症状反而加重,由原来的下利出现了利不止,出现了厥逆加深,由原来的脉微变成无脉,这是病重药轻,激惹了邪气的势力,症状反而加重,也就后世医家所说的"格拒"现象。大热证,用了大寒药,人体就会拒而不受。反之,大寒证,用了大热药,人体也会拒而不受。"利不止,厥逆无脉"是正邪相争,邪气占优势的一种表现,这里的"干呕烦",也是正气抗邪出现了"格拒"现象。防止用药发生"格拒"现象的方法之一是热药凉服,冷药热服;另一个方法可以加反佐药,白通汤加了猪胆汁和人尿,这就叫白通加猪胆汁汤。童便是咸寒的,猪胆汁是苦寒的,在大热药中,加上两个偏寒的药,这就是起到一个反佐引阳药入阴的效果,有破阴回阳,交通上下,咸苦反佐益阴的作用。吃了白通加猪胆汁汤会出现不同的转归,其一是"脉暴出者死",是告诫我们服汤药后注意观察患者的脉象,如果发现他的脉突然跳动有力,常常是回光返照的现象,预后不良,所以说"暴出者死"。其二是"微续者生",脉逐渐有力,这是真阳恢复的表现,预后好,患者的生命就可以得到挽救。本案患者服用100g附子后虽未出现"利不止,厥逆无脉,干呕烦"等典型戴阳证症状,但"面热、颧红"的意义和戴阳证(本质上也是格阳证)是一样的,所以我让患者在五诊方中自加葱白和猪胆汁交通阴阳兼反佐引阳药入阴,3剂药后戴阳症消失也证实我的判断是正确的。由于担心附子的毒副作用会蓄积,治疗至第12个月时因检查显示肾功能好转、尿蛋白转阴曾停服附子1个月,患者自诉有"胸闷、力不从心"之感,遂又恢复附子治疗。说明该患者虽经过整整12个月的治疗,心肾阳气尚未恢复稳定。继续治疗至18个月心脏彩超和肾功能指标才基本稳定。治疗期间多次检查肝肾功、血常规未发现毒副作用。

本案以大剂量(60～100g)、长疗程(11年)内服附子剂治疗为突出特点,疗效满意,让一个心肺功能衰竭,预期寿命只有1～2年的患者维持了11年的生命,11年中没有出现附子中毒的迹象。重温其诊疗经过对于我们总结、学习扶阳理论和临床经验,了解附子的临床效应有积极的意义。

主要参考文献

［1］熊继柏学术思想与临证经验研究小组．疑难病辨治回忆录：熊继柏临证医案实录②［M］．北京：中国中医药出版社，2013．

［2］熊继柏．从经典到临床——熊继柏《内经》与临证治验十三讲［M］．北京：人民卫生出版社，2012．

［3］熊继柏学术思想与临证经验研究小组．疑难病辨治回忆录：熊继柏临证医案实录①［M］．北京：中国中医药出版社，2009．

［4］熊继柏．熊继柏讲内经［M］．长沙：湖南科学技术出版社，2016．

［5］熊继柏．熊继柏中医真谛访谈录［M］．北京：中国中医药出版社，2013．

［6］郝万山．郝万山伤寒论讲稿［M］．北京：人民卫生出版社，2008．

［7］刘渡舟．刘渡舟伤寒论讲稿［M］．北京：人民卫生出版社，2008．

［8］王洪图．王洪图内经讲稿［M］．北京：人民卫生出版社，2008．

［9］熊继柏．熊继柏讲内经［M］．长沙：湖南科学技术出版社，2016．

［10］熊继柏．从经典到临床——熊继柏《内经》与临证治验十三讲［M］．北京：人民卫生出版社，2012．

［11］刘景源．刘景源温病学讲稿［M］．北京：人民卫生出版社，2008．

［12］张克光，张家礼，陈国权，等．金匮要略［M］．北京：人民卫生出版社，1989．

［13］李士懋，田淑霄．火郁发之［M］．北京：中国中医药出版社，2012．

［14］叶天士，薛雪．温热论　湿热论［M］．北京：人民卫生出版社，2007．

［15］张介宾．景岳全书［M］．北京：人民卫生出版社，2007．

［16］黄元御．四圣心源［M］．北京：中国中医药出版社，2019．

［17］李东垣．内外伤辨惑论［M］．北京：人民卫生出版社，2005．

［18］李东垣．脾胃论［M］．北京：人民卫生出版社，2005．

［19］吴鞠通．温病条辨［M］．北京：人民卫生出版社，2005．

［20］吴佩衡．吴佩衡医案［M］．北京：人民军医出版社，2010．

［21］戴丽三．戴丽三医疗经验选［M］．北京：人民军医出版社，2011．

［22］姚承济，姚克敏，姚承祖，等．姚贞白医案［M］．北京：人民军医出版社，2013．

［23］裘沛然．壶天散墨［M］．上海：上海科学技术出版社，1985．

［24］王庆其．王庆其医话医案集［M］．北京：人民卫生出版社，2011．

［25］王新陆．医家微言［M］．北京：中国医药科技出版社，2019．

［26］方邦江，裘世轲，周爽，等．国医大师裘沛然治疗疑难危急重症经验集［M］．北京：中国中医药出版社，2017．

［27］北京中医医院．关幼波临床经验选［M］．北京：人民卫生出版社，2006．

［28］刘祖贻，孙光荣，吴永贵，等．中国历代名医名术［M］．北京：中国古籍出版社，2002．

［29］张存悌．中医火神派探讨［M］．北京：人民卫生出版社，2010．

［30］张存悌，顾树华．吴附子吴佩衡［M］．北京：中国中医药出版社，2017．

［31］黄煌．黄煌经方使用手册［M］．北京：中国中医药出版社，2020．

［32］翟双庆，吴弥漫，王小平，等．中医经典百题精解丛书·内经［M］．北京：人民卫生出版社，2009．

［33］李赛美,陈明,周春祥,等.中医经典百题精解丛书·伤寒论［M］.北京:人民卫生出版社,2009.

［34］叶进,林昌松,王苹,等.中医经典百题精解丛书·金匮要略［M］.北京:人民卫生出版社,2009.

［35］谷晓红,沈庆法,刘涛,等.中医经典百题精解丛书·温病学［M］.北京:人民卫生出版社,2009.

［36］王幸福.杏林薪传［M］.北京:中国科学技术出版社,2011.

［37］高建忠,余晖.临证实录与抄方感悟［M］.北京:中国中医药出版社,2014.

［38］马有度,吴朝华.医学新悟点评［M］.北京:中国中医药出版社,2021.

［39］王邦才.经典心悟与临证发微［M］.北京:中国中医药出版社,2014.

［40］印会河,张伯讷,张珍玉,等.中医基础理论［M］.上海:上海科学技术出版社,1984.

［41］田淑霄,李士懋.升降散及临床运用［J］.河北中医学院学报,1994,9（1）:40-44.